Fach-
buch
Klett-Cotta

MENTALISIEREN IN KLINIK UND PRAXIS
Herausgegeben von Ulrich Schultz-Venrath

Mentalisieren ist die Fähigkeit, sich auf innerpsychische (mentale) Zustände (wie z. B. Gedanken, Gefühle, Wünsche, Bedürfnisse) von sich selbst und anderen zu beziehen und diese als dem Verhalten zugrundeliegend zu begreifen. Mentalisieren wird als wesentliche menschliche Kompetenz angesehen.

Die Fähigkeit des Mentalisierens ist bei verschiedenen psychischen Störungen unterschiedlich stark eingeschränkt oder nicht vorhanden. Dies hat häufig schwerwiegende Folgen. Die Mentalisierungsfähigkeit wieder herzustellen ist eine zentrale therapeutische Aufgabe in den verschiedenen Psychotherapien.

Die einzelnen Bände der Reihe stellen in kompakter Form die Anwendungsmöglichkeiten mentalisierungsbasierter Maßnahmen auf wichtigen Störungsfeldern vor.

Die Einzelbände behandeln folgende Themen:

1. Band: Mentalisieren in Gruppen
2. Band: Mentalisieren bei Depressionen
3. Band: Mentalisieren mit Kindern und Jugendlichen
4. Band: Mentalisieren mit Paaren
5. Band: Mentalisieren des Körpers
6. Band: Mentalisieren bei Persönlichkeitsstörungen
7. Band: Mentalisieren bei Traumatisierungen (Frühjahr 2022)
8. Band: Mentalisieren bei Psychosen (2022)

Weitere Bände in Vorbereitung

Sebastian Euler

Mentalisieren bei Persönlichkeitsstörungen

Unter Mitarbeit von Esther Stalujanis

Mit einem Geleitwort von Peter Fonagy

Klett-Cotta

MIX
Papier aus verantwortungsvollen Quellen
FSC® C083411
www.fsc.org

Klett-Cotta
www.klett-cotta.de

Cover: Bettina Herrmann, Stuttgart
unter Verwendung einer Abbildung von © photocase/like.eis.in.the.sunshine
Gesetzt von Eberl & Koesel Studio, Altusried-Krugzell
Gedruckt und gebunden von CPI Clausen & Bosse GmbH, Leck
ISBN 978-3-608-96288-8
E-Book ISBN 978-3-608-11676-2
PDF-E-Book ISBN 978-3-608-20517-6

Bibliografische Information der Deutschen Nationalbibliothek
Die Deutsche Nationalbibliothek verzeichnet diese Publikation in der Deutschen Nationalbibliografie; detaillierte bibliografische Daten sind im Internet über http://dnb.d-nb.de abrufbar.

Inhalt

Geleitwort von Peter Fonagy

Die Mentalisierungsbasierte Therapie wurde in den 1990er-Jahren aus der psychodynamischen Psychotherapie heraus als Behandlungsform für Menschen mit der Diagnose einer Borderline-Persönlichkeitsstörung (BPS) entwickelt. Seither wurde sie um zahlreiche Techniken erweitert, die ihren Ursprung auch in anderen Verfahren als der Psychoanalyse haben, aber alle miteinander einem bestimmten Zweck dienen: Es geht darum, die Mentalisierungsfähigkeit von Menschen zu verbessern, die infolge ihrer genetischen oder sozialen Prädisposition eine entwicklungsbedingte Anfälligkeit aufweisen, in bindungsrelevanten Situationen die Fähigkeit zu verlieren, über ihre eigenen Handlungen und die Handlungen anderer sowie über die zugrundeliegenden mentalen Zustände nachzudenken. Noch wichtiger ist vielleicht, dass ein systematischer Fokus auf die Fähigkeit des Mentalisierens es den Therapeuten ermöglicht, eigentlich intuitive Formen der Interaktion mit dem Patienten zu vermeiden, die dessen vulnerable Fähigkeiten zum Mentalisieren unter Umständen übermäßig beanspruchen und so den Therapieerfolg unterminieren könnten. Oft zitierte Übersichtarbeiten zur Behandlung von Patienten mit einer BPS im vergangenen Jahrhundert berichten, dass in den USA 97% der Anwärter auf eine Therapie im Schnitt von sechs verschiedenen ambulanten Therapeuten behandelt wurden. Eine Analyse des zwei bis drei Jahre später ermittelten Therapieerfolgs ergab, dass diese Behandlung in der Regel bestenfalls marginal wirksam gewesen (Lieb et al. 2004) und dass in den meisten Fällen keine Besserung eingetreten war beziehungsweise das Befinden der Patienten sich sogar verschlechtert hatte. Das spricht dafür, dass die – damals größtenteils psychodynamisch orientierte – Psychotherapie die Remission behinderte und die Patienten eher noch davon abhielt, positive Veränderungen in ihren sozialen Lebensumständen vorzunehmen. In Michael Stones klassischer Follow-up-Studie wurde bei Borderline-Patienten in zwanzig Jahren eine Remissionsrate von nur 66 % erreicht (Stone 1990). Es musste also über neue Behandlungsansätze nachgedacht werden. Der größte Vorteil einer Orientierung an den Grundsätzen der Mentalisierungsbasierten Therapie dürfte in der Minimierung iatrogener Wirkungen von Interventionen liegen, die ihrerseits das Potenzial haben, Mentalisieren zu unterlaufen. Das Lesen und Befolgen der Empfehlungen, die der erfahrene Kliniker Sebastian Euler mit seinem wunderbaren Blick für klinische Details in diesem exzellenten Buch ausspricht, ermöglicht es dem Therapeuten, die – für die hier in Rede stehende Gruppe von Patienten abträglichen – Folgen gut gemeinter therapeutischer Bemühungen zu vermeiden.

Welchen Grundsätzen folgt das Prinzip des Mentalisierens? Was machen Sie anders, wenn Sie mit Menschen arbeiten, denen eine Persönlichkeitsstörung diagnostiziert wurde, und Ihnen bewusst wird, dass es an der Fähigkeit zu mentalisieren fehlt? Was wird die Lektüre dieser anschaulichen und praxisnahen Darstellung der Methode der Mentalisierungsbasierten Therapie Ihnen ermöglichen? Was wird Sie zu einem besseren Therapeuten machen? Im Mittelpunkt steht vielleicht der Gedanke des Respekts: Dieses Buch wird Sie lehren, den Unterschied zwischen der Erfahrung Ihres eigenen mentalen Erlebens und der entsprechenden Erfahrung einer anderen Person zu respektieren; es wird Sie lehren anzuerkennen, dass unsere automatische Annahme, was die Welt- und Lebenserfahrung der Patienten angeht, falsch sein könnte, und die Perspektive dieser Patienten zu respektieren, selbst wenn wir sie für falsch halten. Sehr wichtig ist es, alternative Perspektiven anzubieten, um den Patienten zu Einsichten zu verhelfen, aber ebenso wichtig ist es, ihnen zu gestatten, diese Perspektiven zurückzuweisen und zugleich sicherzustellen, dass allen Perspektiven nachgegangen wird, bevor irgendeine fallen gelassen wird. Ein Therapeut, der sich imstande weiß, die eigene Perspektive zu überdenken – dessen Denken und Fühlen sich durch das Denken und Fühlen des Patienten verändert –, fördert das Mentalisieren. Den Patienten zur verlässlichen Integration seines augenblicklichen mentalen Erlebens mit der vom Kliniker präsentierten alternativen Sicht zu befähigen, scheint einfach zu sein und kann in Fällen einer milden bis moderaten Psychopathologie mühelos gelingen. Es ist aber schwer zu erreichen, wenn eine ernsthafte psychische Störung vorliegt – und dabei ist es eben genau das, worauf der Prozess der Veränderung aufbaut. Die in diesem Buch exzellent beschriebenen Patienten sind nicht imstande, einen fruchtbaren Gebrauch von den alternativen Perspektiven zu machen, die ihnen ihr Psychotherapeut präsentiert. Mit ihrem geringen, manchmal sehr geringen Verständnis für das, was in ihrem eigenen Innern und im Innern anderer Personen vorgeht, dürfte es ihnen kaum möglich sein, Gewinn aus traditionellen (und damit vor allem einsichtsorientierten) Therapieformen zu ziehen.

Wie das vorliegende Buch klar und systematisch aufzeigt – ohne dabei je das essentiell Menschliche der beschriebenen Personen außer Acht zu lassen –, zeigen Patienten, denen das Mentalisieren nicht gelingt, schematische, starre und mitunter extreme Vorstellungen, sowohl was ihre eigenen mentalen Zustände als auch was die mentalen Zustände anderer Personen angeht. Solche übertriebenen Gedanken, Gefühle und Überzeugungen können sie anfällig machen für heftige Gefühlsausbrüche und offensichtlich impulsive, wenig vorausschauende Handlungen, in deren Folge es zu massiven Problemen in der Affekt- und Verhaltensregulation kommt. Aber das Verständnis für die eigene wie auch für die andere Person ist abhängig vom gleichen Mentalisierungssystem. Ohne die kohärente und robuste Fähigkeit, das Selbst zu mentalisieren, ist das Gefühl des Individuums für die eigene Subjektivität sehr wahrscheinlich unvollständig, oberflächlich, inakkurat, unrealistisch, eigennützig und raschen Veränderungen unterworfen. Das untergräbt und behindert die Fähigkeit der Betroffenen, die eigene Wahrnehmung dessen, was in ihrem Innern vorgeht, mit der Sichtweise zu vergleichen, die ein »Seelenfachmann« ihnen anbietet. Psychologische Interventionen müssen modifiziert werden können, wie Sebastian Euler in seinem Buch anschaulich aufzeigt. Anhand bewegender klinischer Beispiele wird hier auch gezeigt, dass unbefriedigende frühe Bindungsbeziehungen und nachfolgende traumatische Erfahrungen genügend

Gründe liefern, Störungen des Mentalisierens als nachvollziehbare Anpassung an unzuträgliche Gegebenheiten anzuerkennen. Gezeigt wird überdies, dass das ineffektive Mentalisieren dieser Patientengruppen kein permanentes Defizit in einer evolutionsbiologisch tradierten Funktion ist, sondern eher, dass die genetische Vulnerabilität mancher Individuen in Kombination mit negativen frühen Beziehungserfahrungen, etwa Vernachlässigung und Trauma, diese Personen in hochemotionalen Momenten für den Verlust der Mentalisierungsfähigkeit anfällig machen kann. Therapeuten müssen sich neue Techniken zu eigen machen, um ihre Bemühungen an die Bedürfnisse und aktuell vorhandenen Kapazitäten ihrer Patienten anzupassen, indem sie sorgfältig den Schritten folgen, die in diesem Buch detailliert beschrieben werden.

Durch dieses Buch zieht sich ein schönes Paradoxon, das Sebastian Euler auf gelungene Weise auflöst. Wie wir alle aus eigener Erfahrung wissen, ist Mentalisieren in intensiven Bindungssituationen sehr störungsanfällig. Jede Behandlung für die in diesem Buch beschriebenen schwer deprivierten Patienten wird (und muss auch) eine Bindung an den Therapeuten stimulieren, und zugleich sieht der jeweilige Patient sich aufgefordert, über die eigene mentale Verfassung und über die mentale Verfassung anderer nachzudenken, zu prüfen, ob seine Überlegungen zutreffen, und sie gegebenenfalls zu modifizieren. Die Wirksamkeit der Behandlung liegt im ausgeglichenen Verhältnis dieser Komponenten vor einem zunehmend komplexen Hintergrund, ohne dass es zu ernsthaften »Nebenwirkungen« der Behandlung kommt. Um das zu erreichen, muss der MBT-Therapeut sich an eine sorgfältig erarbeitete therapeutische Strategie halten. Sie möchten wissen, wie diese Strategie aussieht? Dann können Sie nichts Besseres tun, als dieses großartige Buch zu lesen, das die Probleme erklärt und die Lösungen in Schritten beschreibt, die leicht zu befolgen sind – im Interesse der Genesung des Patienten, aber auch im Interesse des Selbstwirksamkeitsgefühls und Wohlbefindens des Therapeuten.

Übersetzung Ulrike Stopfel

Danksagung

Mein besonderer Dank gilt allen Patientinnen und Patienten sowie dem Team der Psychotherapeutischen Abteilung PTA der Universitären Psychiatrischen Kliniken (UPK) Basel, wo ich über viele Jahre meinen »Playground« für das Spiel mit Haltung und Technik der MBT hatte. Ebenso bin ich den zahlreichen Teilnehmenden in meinen MBT-Workshops sowie meinen Supervisandinnen und Supervisanden zu Dank verpflichtet, deren Inputs mich zu vielen Überlegungen inspiriert haben, die auch in dieses Buch eingeflossen sind. Zudem danke ich Anthony Bateman und Martin Debbané für ihre sorgfältige fachliche Begleitung auf dem Weg zum Supervisor und Trainer für MBT sowie Peter Fonagy für die exzellente wissenschaftliche Betreuung während meines Forschungsaufenthalts am UCL in London. Von vielen mir persönlich verbundenen MBT-Weggefährtinnen und -Weggefährten aus dem deutschsprachigen Raum möchte ich Svenja Taubner, Almut Zeeck und Sylke Andreas namentlich erwähnen, mit denen Austausch und Zusammenarbeit in Bezug auf die MBT für mich eine große Bereicherung ist. Meinem (ehemaligen) Mitarbeiter Hyeon Su Kim und ganz besonders meiner Kollegin Esther Stalujanis gilt mein herzlicher Dank für die Mitwirkung an der Gestaltung dieses Buchs.

Schließlich danke ich Ulrich Schultz-Venrath, der mich vor weit über zehn Jahren als Erster mit MBT in Verbindung gebracht und für die Methode begeistert hat. In diesem Zusammenhang gilt mein Dank außerdem dem Herausgeberteam von Klett-Cotta, namentlich Heinz Beyer und Katharina Colagrossi für die reibungslose Zusammenarbeit.

Vorwort

In den letzten Jahrzehnten hat unser Verständnis von Persönlichkeitsstörungen eine grundlegende Wandlung erfahren. Dies betrifft unter anderem das Potenzial zur Remission und die Vielfältigkeit der Symptomatik, die psychosoziale Beeinträchtigung im Langzeitverlauf und besonders ihre psychotherapeutische Behandelbarkeit. Persönlichkeitsstörungen werden heute stärker als dimensionales Konstrukt denn als kategorial voneinander abgrenzbar betrachtet. Dieses Verständnis hat auch Eingang in die im Jahr 2013 publizierte 5. Auflage des Diagnostischen und Statistischen Manuals (DSM-5) der American Psychiatric Association (APA; 2013) gefunden. Sie wird die Diagnostik von Persönlichkeitsstörungen in der 11. Auflage der Internationalen Klassifikation der Erkrankungen (ICD-11) der Weltgesundheitsorganisation (WHO) ganz wesentlich kennzeichnen, die voraussichtlich 2022 herausgegeben und innerhalb einer mehrjährigen Übergangszeit eingeführt wird. Die Borderline-Persönlichkeitsstörung (BPS) wird hier als einzige spezifische Persönlichkeitsstörung klassifizierbar sein. Dafür ist nicht zuletzt die Tatsache verantwortlich, dass für die meisten anderen Persönlichkeitsstörungen nur wenige Forschungsbefunde vorliegen, die ihre Validität untermauern konnten. Neben der BPS können am ehesten die antisoziale (ASPS), die ängstlich-vermeidende (ÄVPS) und die narzisstische Persönlichkeitsstörung (NPS) als wissenschaftlich fundiert angesehen werden. Diese Persönlichkeitsstörungen gelten aufgrund ihrer Häufigkeit und den damit einhergehenden Schwierigkeiten in den Behandlungen auch klinisch als besonders relevant. Für diese vier Persönlichkeitsstörungen ist die spezifische Entwicklung von psychotherapeutischen Behandlungskonzepten daher am weitesten fortgeschritten (Euler & Walter 2020). Eines dieser störungsspezifischen Behandlungsverfahren ist die Mentalisierungsbasierte Therapie (MBT), die von Anthony Bateman und Peter Fonagy in den 1990er Jahren in einer Londoner Tagesklinik für Patienten mit BPS entwickelt wurde. Für die BPS liegen inzwischen gut replizierte Wirksamkeitsnachweise vor, sodass die MBT neben der Dialektisch-Behavioralen Therapie (DBT) als Behandlungsverfahren höchster Evidenz für die BPS gilt. Entsprechend hat sie sich vor allem in Europa und den USA rasch verbreitet. Für ASPS, ÄVPS und NPS liegen ebenfalls klinische Ausarbeitungen der MBT vor, während qualitativ hochstehende Forschungsbefunde für den Nachweis der Wirksamkeit für diese Persönlichkeitsstörungen bisher ausstehen.

In diesem Buch werden analog der neusten Auflage des Handbuchs »Mentalizing in Mental Health Practice« (Bateman & Fonagy 2019a) und der Vorgehensweise anderer Autoren (Euler & Walter 2020) die Anwendung der MBT für BPS, ASPS, ÄVPS und NPS behandelt. Es ist davon auszugehen, dass diese vier Persönlichkeitsstörungen als klinisch hoch relevante Entitäten in Psychiatrie, Psychotherapie und Psychosomatik auch jenseits der Einführung der ICD-11 als deskriptive Diagnosen erhalten bleiben (Euler et al. 2018b). Dieses Vorgehen ist auch deshalb sinnvoll, weil die vier Persönlichkeitsstörungen unterschiedlich gelagerte Störungen des Mentalisierens aufweisen und differenzierte therapeutische Vorgehensweisen in der MBT erfordern.

Neben einer theoretischen Ausarbeitung des der MBT zugrundeliegenden Konzepts des Mentalisierens, die auch seine transdiagnostische und Schulen übergreifende Relevanz würdigt, werden dementsprechend spezifische Beeinträchtigungen des Mentalisierens für BPS, ASPS, ÄVPS und NPS dargestellt. Das therapeutische Vorgehen in der MBT wird anhand von klinischen Beispielen mit besonders ausführlichen Fallvignetten für die BPS und die NPS erläutert. Spezifisch angelehnt an die Versorgung im deutschsprachigen Raum erfolgen Empfehlungen zur Behandlung mit MBT in Gruppentherapien sowie im stationären und teilstationären Setting.

Der vorliegende Band »Mentalisieren bei Persönlichkeitsstörungen« vermittelt somit auf die Leserschaft zugeschnitten den aktuellen Wissensstand und eine Anleitung für das praktische Vorgehen mit dieser Patientengruppe. Das Buch bietet damit allen in Psychiatrie, Psychotherapie und Psychosomatik Tätigen einen gut fundierten und aktuellen Überblick über das Konzept Mentalisieren und die Anwendung der MBT bei Persönlichkeitsstörungen. Es eignet sich aufgrund des Fokus auf Persönlichkeitsstörungen, in deren Behandlung die MBT ursprünglich entwickelt wurde und somit genuin verankert ist (Bateman et al. 2019a), auch bestens als Einführungslektüre.

Aus Gründen der besseren Lesbarkeit wurde auf eine gendergerechte Schreibweise verzichtet. Es sind jeweils alle Geschlechter (m/w/d) gemeint.

KAPITEL 1

Persönlichkeitsstörungen

Für Persönlichkeitsstörungen wird aufgrund epidemiologischer Studien in der Bevölkerung eine Prävalenz von 10 % angenommen (Torgersen et al. 2001; Volkert et al. 2017). Persönlichkeitsstörungen sind in der aktuell noch vorherrschenden Betrachtungsweise der ICD-10 (Dilling et al. 2006) durch Verhaltens-, Gefühls- und Denkmuster gekennzeichnet, die von den Erwartungen der soziokulturellen Umgebung signifikant abweichen und sich in vielschichtigen Situationen bemerkbar machen. Diese sogenannten maladaptiven Muster im Bereich von Kognition, Gestaltung zwischenmenschlicher Beziehungen, Affektivität und Impulskontrolle müssen zeitlich überdauernd vorhanden sein und zu Leiden oder Beeinträchtigung in wichtigen Funktionsbereichen führen. Die Unterscheidung zwischen Persönlichkeitsvariante und Persönlichkeitsstörung ist primär eine Frage des quantitativen Ausprägungsgrades dieser Muster, ohne dass hier von einer klaren Grenzlinie ausgegangen werden kann (Fiedler & Herpertz 2016; Stieglitz & Ermer 2007).

Sind die allgemeinen Kriterien für eine Persönlichkeitsstörung der ICD-10 erfüllt, können spezifische Persönlichkeitsstörungen definiert werden (s. Tabelle 1). Aufgrund der schwierigen Grenzziehung zwischen den kategorialen Subtypen in der klinischen Praxis können Persönlichkeitsstörungen allerdings häufig nicht eindeutig voneinander abgegrenzt werden, sodass vielfach kombinierte Persönlichkeitsstörungen diagnostiziert werden. Dieser Problematik wird in DSM-5 und ICD-11 teilweise Rechnung getragen (s. Kapitel 1.1).

Zur Diagnostik von Persönlichkeitsstörungen existieren halbstrukturierte Interviews und dazu korrespondierende Screening-Fragebögen: der mit dem DSM-5 korrespondierende SCID-5-PD (Beesdo-Baum et al. 2019), der den auf dem DSM-IV basierenden

Tabelle 1: Persönlichkeitsstörungen nach DSM-5 und ICD-10

DSM-5 (2013)	ICD-10 (1990)
▪ Paranoide PS (301.0) ▪ Schizoide PS (301.2) ▪ Schizotype PS (301.22) ▪ Borderline-PS (301.83) ▪ Histrionische PS (301.5) ▪ Antisoziale PS (301.7) ▪ Vermeidende PS (301.82) ▪ Dependente PS (301.6) ▪ Zwanghafte PS (301.4) ▪ Narzisstische PS (301.81)	▪ Paranoide PS (F60.0) ▪ Schizoide PS (F60.1) ▪ Emotional instabile PS (F60.3) – Borderline-Typ (F60.31) – Impulsiver Typ (F60.30) ▪ Histrionische PS (F60.4) ▪ Dissoziale PS (F60.2) ▪ Ängstliche PS (F60.6) ▪ Abhängige PS (F60.7) ▪ Anankastische PS (F60.5) ▪ Narzisstische PS (F60.80) ▪ Passiv-aggressive PS (F60.81)

SKID-II (Fydrich et al. 1997) abgelöst hat, und die mit der Klassifikation der ICD-10 korrespondierende International Personality Disorder Examination (IPDE, Loranger et al. 1994). Darüber hinaus können ergänzend Selbstbeurteilungsfragebögen zur dimensionalen Erfassung von spezifischen Persönlichkeitsmerkmalen eingesetzt werden (Fiedler & Herpertz 2016). Obwohl die Diagnosestellung erst für das frühe Erwachsenenalter empfohlen wird (Fiedler 2011), kann eine Persönlichkeitsstörung gemäß DSM-5 (außer der ASPS) und ICD-11 bereits vor dem Alter von 18 Jahren gestellt werden.

Aufgrund der Collaborative Longitudinal Personality Disorders Study (CLPS) von Mary Zanarini und John Gunderson konnte vor allem für die BPS, aber auch für andere Persönlichkeitsstörungen gezeigt werden, dass die Symptomatik weit weniger stabil ist, als bisher angenommen, und es häufig zu Remissionen kommt (Gunderson et al. 2011). So erfüllen etwa ein Drittel der Patienten nach zwei Jahren 0, 1 oder 2 der Kriterien (von z. B. mindestens 5 von 9 für die Diagnose der BPS) der ursprünglich diagnostizierten Persönlichkeitsstörung. Gleichzeitig geraten die häufig langfristig weiter bestehenden psychosozialen Beeinträchtigungen immer mehr in den Fokus der Aufmerksamkeit (Zanarini et al. 2010a).

Neben diesen Verlaufsuntersuchungen haben Forschungsbefunde zu den neurobiologischen Grundlagen von Persönlichkeitsstörungen wesentlich zu ihrem Verständnis beigetragen. Hier ist die Forschung allerdings auf die BPS und die ASPS fokussiert (Cummings 2015; Herpertz et al. 2018; Perez-Rodriguez et al. 2018). Für die anderen Persönlichkeitsstörungen gibt es nur vereinzelt neurobiologische Studien.

Es liegt eine Reihe von Untersuchungsbefunden zu genetischen Einflussfaktoren sowie hirnstrukturellen und -funktionellen Korrelaten bei Persönlichkeitsstörungen, v. a. für die BPS, vor. Diese zeigen neben einer Vererbbarkeit von etwa 40 % (Amad et al. 2014; Cloninger 2005) hirnfunktionelle Abweichungen, die vor allem das limbische und paralimbische System mit Amygdala, Hippocampus und Insula und ihre Interaktion mit kortikalen Zentren, insbesondere dem orbitofrontalen Kortex (OFC) und dem anterioren cingulären Kortex (ACC) umfassen. Obwohl es nach Gabbard (2011, S. 123) sicher naiv sei »zu denken, dass die Neurobiologie die Komplexität der (…) inneren Welt von Borderline-Patienten« erklären könnte, haben die genannten Forschungsergebnisse klinische und experimentelle Beobachtungen zur Emotionsregulation und sozialen Interaktion von Patienten mit BPS wissenschaftlich untermauert.

Psychotherapie wird als Methode erster Wahl bei der Behandlung von Persönlichkeitsstörungen erachtet, während pharmakologische Behandlungsansätze in der Regel off-label (also außerhalb der Indikation, für die ein Medikament zugelassen ist) zur rein symptombezogenen Behandlung oder zur Behandlung von komorbid vorliegenden psychischen Störungen erfolgen (Doering & Sachse 2017). Obwohl Menschen mit Persönlichkeitsstörungen im Erlangen von Zufriedenheit und dem Erreichen persönlicher Ziele häufig sehr eingeschränkt sind, werden viele Aspekte der Störung als ich-synton erlebt, sodass die Patienten nicht immer aufgrund des eigenen Leidensdrucks therapiemotiviert sind. Darüber hinaus manifestieren sich Persönlichkeitsstörungen primär interaktionell. Diese Manifestationen zeigen sich auch in der Psychotherapie und stellen für Therapeuten zum Teil eine große Herausforderung dar (Fiedler & Herpertz 2016). Verschiedene therapeutische Methoden haben diesen spezifischen interpersonellen Schwierigkeiten für die Psychotherapie Rechnung getragen. Für den deutschsprachigen Raum sind hier die strukturelle Psychotherapie nach Rudolf (2013) und die psychoanalytisch-interaktionelle Methode (PIM) nach Heigl/Heigl-Evers (Streeck & Leichsenring 2015) mit psychodynamischer Provenienz sowie die klärungsorientierte Psychotherapie nach Sachse und Mitarbeitern mit verhaltenstherapeutischer Provenienz zu nennen (Sachse et al. 2011). International und auch im deutschsprachigen Raum etabliert sind neben MBT und DBT nach Linehan (1993) die Übertragungsfokussierte Therapie nach Kernberg (TFP, Clarkin et al. 2008) und die Schematherapie nach Young und Mitarbeitern (Young et al. 2005). Diese vier Verfahren sind für die BPS evidenzbasiert (Cristea et al. 2017; Stoffers et al. 2012; Storebø et al. 2020) und bieten teilweise modifizierte Ansätze für andere Persönlichkeitsstörungen, so etwa die Schematherapie und die TFP für narzisstische Persönlichkeitsstörungen (Dieckmann 2014; Lohmer & Wernz 2019). Ihre Anwendung ist aber bisher nur klinisch evaluiert, sodass eine der zukünftigen Herausforderungen darin liegt, ihre Wirksamkeit auch empirisch zu untermauern.

Daneben beziehen sich aktuelle Entwicklungen der Forschung auf die Frage nach den spezifischen Wirkmechanismen in der Psychotherapie von Persönlichkeitsstörungen sowie der notwendigen Länge (Dosis-Wirkungs-Beziehung) von etablierten Behandlungsverfahren (Euler et al. 2018c; Volkert et al. 2019). Nicht zuletzt mangelt es allerdings trotz dieser Bemühungen immer noch am Transfer von wissenschaftlichen Erkenntnissen in die klinische Wirklichkeit der ambulanten und (teil-)stationären Versorgung von Patienten mit Persönlichkeitsstörungen (Bohus & Kröger 2011; Euler et al. 2018a).

1.1 Diagnostik der Persönlichkeitsstörungen in DSM-5 und ICD-11

Im Hinblick auf die Revision der beiden Diagnosesysteme für psychische Störungen (DSM und ICD, Kapitel F) sollten die Schwächen der rein kategorialen Diagnosestellung für Persönlichkeitsstörungen eliminiert werden. Für eine dimensionale Klassifikation sprechen gemäß Herpertz (2018) folgende Forschungsbefunde:

- Kontinuum zwischen Normalität und Persönlichkeitspathologie
- Häufige artifizielle Komorbidität verschiedener Persönlichkeitsstörungen
- Heterogene Manifestation der spezifischen Persönlichkeitsstörungen
- Psychosoziale Beeinträchtigung trotz diagnostischer Remission im Längsschnittverlauf

Die Umsetzung der Revisionen erfolgte in einem jeweils langwierigen Prozess mit einer kontrovers geführten wissenschaftlichen Diskussion. Als deren Ergebnis wurde für das DSM-5 schließlich von der Einführung einer dimensionalen Diagnostik abgesehen, in der ICD-11 wird diese demgegenüber umfassend umgesetzt. Der Prozess der Entstehung der PS-Diagnostik in DSM-5 und ICD-11 mit Verweis auf entsprechende Literatur wird anhand der BPS an anderer Stelle anschaulich dargestellt (Mitmansgruber 2020).

1.1.1 DSM-5

Im DSM-5 wurde die Diagnostik von Persönlichkeitsstörungen gegenüber der Systematik in der Vorversion des DSM-IV (American Psychiatric Association 2001) nur leicht modifiziert. Zentrale Änderung ist die Aufhebung der Altersgrenze von 18 Jahren als Voraussetzung für die Diagnose einer Persönlichkeitsstörung (mit Ausnahme der ASPS). Die Erfassung von Persönlichkeitsstörungen auf einer separaten Achse wurde aufgegeben, wohingegen die Klassifikation weiterhin unverändert gemäß der deskriptiven und kategorialen Systematik der Vorgängerversion erfolgt. Zusätzlich wurde ein Alternativmodell (AMPD), welches ursprünglich dafür vorgesehen war, die kategoriale Diagnostik ganz abzulösen, in den Anhang (Kapitel III) aufgenommen. Hier dienen die Kriterien A und B zur diagnostischen Spezifizierung einer Persönlichkeitsstörung; Kriterium A zur Einschätzung des Funktionsniveaus der Persönlichkeit anhand der Level of Personality Functioning Scale (LPFS, Bender et al. 2011), Kriterium B zur spezifischen Klassifizierung von beeinträchtigten Persönlichkeitsfaktoren (Kriterium B, s. Tabelle 2, S. 24).

Im Kriterium A werden vier Fähigkeitsbereiche unterschieden: 1) Identität und 2) Selbststeuerung mit Bezug auf das eigene Selbst sowie 3) Empathie und 4) Nähe mit Bezug auf andere Menschen. Das Ausmaß der Beeinträchtigung in diesen vier Bereichen wird auf einer 5-stufigen Skala (0–4) erfasst. Daraus wird dann ein Gesamtwert (Funktionsniveau des Patienten insgesamt) angegeben. Für die Diagnose einer Persönlichkeitsstörung ist mindestens eine mittelgradige Beeinträchtigung (Level 2) nötig. Das Kriterium A hat Ähnlichkeiten mit der Strukturachse der Operationalisierten Psychodynamischen Diagnostik (OPD, 2006), welche überwiegend unter deutschsprachigen psychodynamisch orientierten Klinikern und Forschern verwendet wird. Level 2 der LPFS entspricht dort einem Strukturniveau von 2,5 (mäßig – gering; Zimmermann et al. 2015). Eine für den klinischen Gebrauch einsetzbare und gut validierte Screening-Methode zur Bestimmung des Kriterium A ist die LPFS-BF (deutsch: Kurzversion der Skala zur Erfassung des Funktionsniveaus der Persönlichkeit) mit 12 Items (Weekers et al. 2019; Zimmermann et al. 2020).

Kriterium B bezieht sich auf maladaptive Persönlichkeitseigenschaften mit 25 Facetten, die fünf übergeordneten Domänen (negative Affektivität, Verschlossenheit, Antagonismus, Enthemmtheit und Psychotizismus) zugeteilt sind. Die Persönlichkeitsfacetten werden anhand eines Persönlichkeitsinventars (PID-5; Zimmermann et al. 2014) mit 220 Items erfasst. In einer Kurzversion mit 36 Items können diese in Verbindung mit den sehr ähnlichen Traits der ICD-11 (s. u.) gemeinsam erfasst werden (PID-5-BF+; Bach et al. 2020; Kerber et al. 2019). Die ersten vier Domänen entsprechen in beiden Systemen in etwa den negativen Polen der »Big Five«-Persönlichkeitsdimensionen: emotionale Stabilität, Extraversion, Verträglichkeit und Gewissenhaftigkeit (Costa & McCrae 1992). Anhand der Einschätzungen der Kriterien A und B des AMPD im DSM-5 lassen sich die festgestellten dimensionalen Beeinträchtigungen sechs prototypischen Persönlichkeitskategorien zuordnen: antisoziale, ängstlich-vermeidende, Borderline-, narzisstische, zwanghafte und schizotype Persönlichkeit. Deshalb bezeichnet man das AMPD auch als Hybrid-Modell (Zimmermann et al. 2015). Wenn das Muster der Beeinträchtigung keinem der Typen entspricht, kann anhand der genannten Domänen eine sog. traitspezifische Persönlichkeitsstörung diagnostiziert werden.

Erste Forschungsergebnisse zur klinischen Anwendbarkeit des AMPD zeigen zum Beispiel, dass mithilfe des Kriteriums A ein möglicher Therapieabbruch im stationären Rahmen bei Patienten mit Persönlichkeitsstörungen vorhergesagt werden kann (Busmann et al. 2019). Es bedarf jedoch weiterer Studien zur Beurteilung der klinischen und empirischen Relevanz des AMPD, um zu evaluieren, ob es in seiner relativen Komplexität auch im Praxisalltag anwendbar ist (Herpertz 2015; Zimmermann et al. 2015).

1.1.2 ICD-11

Grundsätzlich folgt die Diagnostik der Persönlichkeitsstörungen in der ICD-11 einem ähnlichen Ansatz wie das AMPD des DSM-5, löst jedoch die kategoriale Diagnostik der Vorversion vollständig ab. Dabei kann der Schweregrad einer Persönlichkeitsstörung ebenfalls anhand von Schwierigkeiten im Bereich des Selbst (Identität, Selbstwert, Selbstbild, Selbststeuerung) und der interpersonellen Beziehungen (Interesse, Empathie, Vertrautheit und Wechselseitigkeit in zwischenmenschlichen Beziehungen, Konfliktlösung) bestimmt werden. Kognitive, emotionale und behaviorale Manifestationen dieser Schwierigkeiten und ihrer psychosozialen Konsequenzen (Leiden und Einschränkungen im privaten und beruflichen Bereich) werden definiert und anhand des Grads ihrer Beeinträchtigung wird daraus eine leichte, mittelschwere oder schwere Persönlichkeitsstörung klassifiziert (s. Abb. 1, S. 26). Zur Erfassung der drei Skalen wurde das Standardized Assessment of Severity of Personality Disorder (SASPD) mit 9 Items entwickelt, das eine gute Reliabilität für die leichte und mittelschwere Persönlichkeitsstörung zeigt (Olajide et al. 2018), aber auch einige methodische Probleme aufweist (Rek et al. 2020). Wie oben erwähnt können die Merkmale beider Systeme gemeinsam mit dem PID-5-BF+ erfasst werden.

Zusätzlich zum Schweregrad können sogenannte Qualifikationsmarker (»Qualifier«) bestimmt werden. Diese entsprechen wie im

Kriterium B des AMPD den Persönlichkeitsmerkmalen negative Emotionalität, Distanziertheit, Dissozialität, Enthemmung. Anstelle des Psychotizismus wurde hier als fünfter Qualifikationsmarker Anankasmus aufgenommen (Bach & First 2018). Als sechster Qualifikationsmarker wurde zusätzlich das Borderline-Muster eingeführt. Die diagnostischen Merkmale von ICD-11 und Kriterium B des AMPD des DSM-5 sind in Tabelle 2 einander gegenübergestellt:

Tabelle 2: Die dimensionale Klassifikation von Persönlichkeitsstörungen in der ICD-11 und im AMPD (Kriterium B) des DSM-5

ICD-11 (Qualifier)	DSM-5 (Domänen)	
Negative Emotionalität	Negative Affektivität	Häufige negative Emotionen, emotionale Labilität, Probleme in der Emotionsregulation, geringes Selbstwertgefühl, Pessimismus und Misstrauen
Dissozialität	Antagonismus	Selbstbezogenheit, manipulatives Verhalten, Mangel an Empathie, Feindseligkeit
Enthemmung	Enthemmtheit	Impulsivität im Verhalten, hohe Ablenkbarkeit, Verantwortungslosigkeit und Mangel an Planung
Distanziertheit	Verschlossenheit	Soziale und emotionale Distanziertheit, Beziehungsvermeidung, Unnahbarkeit und Mangel an emotionalen Erfahrungen
Anankasmus	–	Perfektionistisch und rigide, Absicherungsverhalten in Entscheidungssituationen
–	Psychotizismus	Exzentrisch, ungewöhnliche Überzeugungen, Wahrnehmungsstörungen
Borderline		Instabilität in interpersonellen Beziehungen, im Selbstbild sowie in den Emotionen, Impulsivität und selbstschädigendes Verhalten

Eine BPS kann gemäß ICD-11 diagnostiziert werden, wenn folgende Merkmale vorliegen (nach Herpertz 2018):

- Einschränkungen des Selbstfunktionsniveaus manifestieren sich als mangelnde Kohärenz des Selbstkonzeptes, als Selbsthass bzw.

Selbstverachtung, als chronische Gefühle innerer Leere und Selbstentfremdung

- Schwierigkeiten in der interpersonellen Beziehungsgestaltung gruppieren sich um den gleichzeitigen Wunsch nach und der Angst vor Nähe und Intimität mit den Merkmalen Übersensibilität gegenüber Zurückweisung, verzweifeltes Bemühen, angenommene oder reale Ablehnung zu vermeiden, mangelnde Akzeptanz der Grenzen anderer, hohes Misstrauen und Argwohn sowie mangelnde Perspektivübernahme und verzerrte Interpretation sozialer Signale.
- Schließlich zeichnet sich das Qualifikationsmerkmal »Borderline« durch emotionale Eigenarten wie emotionale Übersensibilität, Stimmungsschwankungen und emotionales Hyperarousal sowie durch maladaptives Verhalten wie z. B. Selbstverletzungsverhalten, wiederholte Selbstmordversuche, riskantes Verhalten oder reaktiv-aggressives Verhalten aus, die dazu dienen, innere Anspannungszustände zu bewältigen.

Andere spezifische Persönlichkeitsstörungen als die BPS lassen sich in der ICD-11 nur noch näherungsweise über die Merkmale negative Affektivität und Dissozialität (NPS), niedrige negative Affektivität, Disinhibition und Dissozialität (ASPS) sowie Distanziertheit, negative Affektivität und niedrige Dissozialität (ÄVPS) kennzeichnen. Gemäß Hauser et al. (2021) ist die neue klassifikatorische Systematik beispielsweise für die ASPS mit Schwierigkeiten in der Begutachtung verbunden, während sie für die Behandlungsplanung durch die individuelle Bestimmung von Schweregrad und Problembereichen (Traits) durchaus Verbesserungen bringen könnte.

Grundsätzlich sind für jede Person mit einer leichten, mittelschweren oder schweren Persönlichkeitsstörung Kombinationen aus allen sechs Qualifikationsmarkern möglich. Das Kriterium einer seit der Kindheit und Jugend bestehenden anhaltenden Störung wird dadurch abgelöst, dass die Symptomatik – mit unbestimmtem Beginn im Lebensverlauf – mindestens zwei Jahre anhalten muss. Abbildung 1 bietet eine Übersicht über die Diagnosestellung von Persönlichkeitsstörungen.

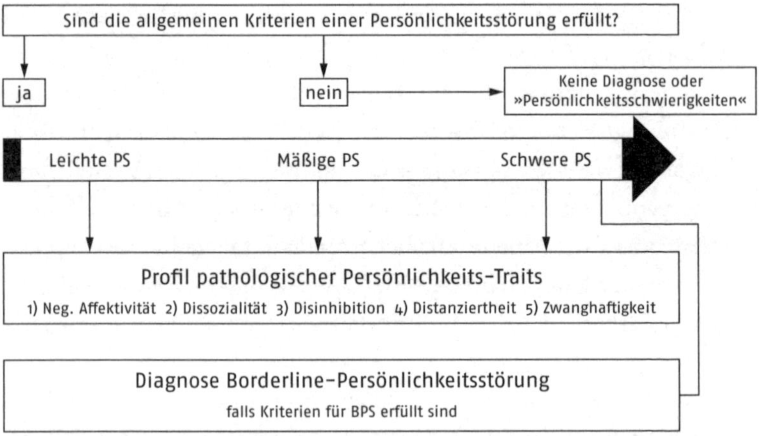

Abbildung 1: Schematische Darstellung der Diagnostik von Persönlichkeitsstörungen in der ICD-11 (Darstellung modifiziert nach Schmeck & Birkhölzer 2020)

1.2 Borderline-Persönlichkeitsstörung (BPS)

Der Begriff »Borderline« geht auf Adolph Stern zurück und diente zur Charakterisierung einer Patientengruppe, die sich hinsichtlich des Störungsbildes im *Grenz*bereich zwischen Neurose und Psychose befand. Stern beschrieb die Patienten als »extrem schwer zu behandeln« (Stern 1938). Es handle sich um »schwer kranke Menschen«, die »unseren gesamten Erfindungsreichtum und all unser Wissen sowie all unsere Geschicklichkeit und Geduld« erfordern (Stern 1945). In späteren Arbeiten wurde das »Borderline-Syndrom« primär als Charakterstörung angesehen (Gunderson & Singer 1975; Kernberg 1985; Spitzer et al. 1979). Offiziell als Diagnose anerkannt wurde die BPS mit der Aufnahme ins DSM-III (Spitzer & Williams 1980).

Obwohl die BPS mit einer geschätzten Prävalenz von 1,6 bis 5,9 % in der Allgemeinbevölkerung nicht die häufigste Persönlichkeitsstörung ist (Grant et al. 2004; Torgersen 2009), wird sie in klinischen Stichproben mit einer Häufigkeit von 15 bis 28 % als für die Gesundheitsversorgung bedeutsamste Persönlichkeitsstörung angesehen (Gunderson et al. 2018; Gunderson et al. 2013; Kernberg & Michels

2009). In klinischen Populationen sind Frauen mit einer BPS mit einem Verhältnis von 3:1 überrepräsentiert, obwohl die BPS bei Frauen und Männern in der Bevölkerung gleich häufig vertreten ist (Paris et al. 2013; Silberschmidt et al. 2015). Vermutlich begeben sich Frauen einerseits häufiger in Behandlung, andererseits wird die Störung von Klinikern bei Männern womöglich zu selten diagnostiziert (Spitzer et al. 2019).

Die Kernsymptome der BPS sind Emotionsregulationsstörungen, Impulsivität und die Beeinträchtigung interpersoneller Beziehungen (Skodol et al. 2002). Damit sind häufig selbstverletzendes Verhalten und Suizidalität assoziiert (Grilo et al. 2007; Gunderson & Lyoo 1997; Leichsenring et al. 2011). Aufgrund von Suiziden besteht eine Mortalitätsrate von bis zu 10 % (American Psychiatric Association 2001). Patienten mit einer BPS haben weitreichende soziale und berufliche Schwierigkeiten (Zanarini et al. 2005). In der Behandlung ergeben sich unter anderem aufgrund von interpersonellen Problemen und komorbiden psychischen Erkrankungen besondere Schwierigkeiten (Euler et al. 2015; Tomko et al. 2014).

Trotz dieser bedeutsamen Merkmale wird die BPS häufig zu selten oder zu spät diagnostiziert (Biskin 2013; Gunderson 2016). Eine valide Diagnosestellung ist von besonderer Bedeutung, da die bloße Behandlung komorbider psychischer Erkrankungen wie Depressionen, Substanz- oder Angststörungen in der Regel nicht zu einem anhaltenden Therapieerfolg führt (Ross et al. 2003). Umgekehrt verbessern sich aber bei der Behandlung einer BPS auch die meisten Komorbiditäten (Gunderson 2010). Darüber hinaus werden eine frühzeitige Diagnosestellung und Behandlung heute für die Prognose als besonders bedeutsam angesehen. Zunehmend findet in diesem Zusammenhang die besondere Relevanz der Störung in der Adoleszenz Beachtung. Wenn die BPS bereits im Jugendalter diagnostiziert wird, verbessert sich durch die frühzeitigen spezifischen Behandlungsmöglichkeiten die Prognose (Newton-Howes et al. 2015; Sharp & Fonagy 2015).

Zur reliablen und validen Diagnosestellung einer BPS dienen die bereits erwähnten strukturierten Interviews bzw. Screening-Fragebögen auf Grundlage von DSM-5 und ICD-10 (American Psychiatric

Association 2013; World Health Organization 1992). Die Kriterien für die BPS nach ICD-10 und DSM-5 sind in Tabelle 3 gegenübergestellt. Von den neun aufgeführten Kriterien des DSM-5 müssen fünf zutreffen, damit die Diagnose gestellt werden kann. Daraus resultieren 265 mögliche Subtypen (Hallquist & Pilkonis 2012). Unter anderem deshalb wurde die Rationale des kategorialen, polythetischen Ansatzes kritisiert, bevor er schließlich erneut in das DSM-5 aufgenommen wurde.

Im AMPD werden als Hauptkriterien für die Diagnosestellung Beeinträchtigungen des Selbst und der interpersonellen Beziehungen definiert (s. Tabelle 4). Für die dimensionale Erfassung klinischer Aspekte werden verschiedene Erhebungsinstrumente wie die Borderline Symptom Liste (BSL, Bohus et al. 2007) oder der BPD Severity Index empfohlen (Arntz et al. 2003). Sie können insbesondere der Verlaufsuntersuchung dienen (Euler & Walter 2020).

Hinsichtlich der Ätiologie der Störung wird von einem multifaktoriellen biopsychosozialen Krankheitsmodell ausgegangen (Chanen & Kaess 2012). Psychosoziale Faktoren, die entwicklungspsychologisch zur Entstehung einer BPS beitragen, sind beeinträchtigte frühe Bindungsbeziehungen (Fonagy et al. 2015) und traumatische Kindheitserfahrungen (Kaess et al. 2014; Stepp et al. 2016). Die Rolle genetischer Faktoren ist inzwischen wissenschaftlich ebenso gut untermauert (Amad et al. 2014) wie die Bedeutung multipler neurobiologischer Korrelate der Erkrankung. Dazu gehören Volumenreduktionen in verschiedenen Hirnregionen sowie funktionelle Beeinträchtigungen des fronto-limbischen Netzwerks, die mit affektiven und exekutiven Defiziten verbunden sind (Krause-Utz et al. 2014).

In Langzeitstudien konnte gezeigt werden, dass die Symptomatik der BPS ebenso wie die Diagnose selbst im Längsschnitt weniger stabil ist, als bisher angenommen, und es häufig zu Remissionen kommt. Allerdings halten die psychosozialen Beeinträchtigungen, die oft schwerwiegender als bei anderen Persönlichkeitsstörungen sind, häufig auch nach Symptomremission an (Gunderson et al. 2011; Zanarini et al. 2010b).

Parallel zur diagnostischen Abgrenzung gegenüber anderen Stö-

Tabelle 3: Borderline-Persönlichkeitsstörung nach ICD-10 und DSM-5

Diagnostische Kriterien gemäß ICD-10	Diagnostische Kriterien gemäß DSM-5
Emotional instabile Persönlichkeitsstörung ▪ Für die Diagnose des »Borderline-Typs« sind drei der Kriterien 1–5 und weitere zwei der Kriterien 6–10 erforderlich ▪ Die Störung ist unter F60.31 klassifiziert ▪ Die Diagnose sollte nicht vor dem Alter von 16 Jahren gestellt werden	**Borderline-Persönlichkeitsstörung** ▪ Für die Diagnose sind 5 der 9 Kriterien erforderlich ▪ Die BPS ist in der Kategorie 301.83 im Cluster B eingeordnet ▪ Unter 18 Jahren müssen die Charakteristika seit mindestens 1 Jahr vorliegen
1 Deutliche Tendenz, unerwartet und ohne Berücksichtigung der Konsequenzen zu handeln	4 Impulsivität in mindestens zwei potenziell selbstschädigenden Bereichen (Geldausgaben, Sexualität, Substanzmissbrauch, rücksichtsloses Fahren, »Essanfälle«) (Beachte: Hier werden keine suizidalen oder selbstverletzenden Handlungen berücksichtigt, die in Kriterium 5 enthalten sind)
2 Deutliche Tendenz zu Streitereien und Konflikten mit anderen, vor allem dann, wenn impulsive Handlungen unterbunden oder getadelt werden	
3 Neigung zu Ausbrüchen von Wut oder Gewalt mit Unfähigkeit zur Kontrolle explosiven Verhaltens	8 Unangemessene, heftige Wut oder Schwierigkeiten, die Wut zu kontrollieren (z. B. häufige Wutausbrüche, andauernde Wut, wiederholte körperliche Auseinandersetzungen)
4 Schwierigkeiten in der Beibehaltung von Handlungen, die nicht unmittelbar belohnt werden	
5 Unbeständige und launische Stimmung	6 Affektive Instabilität infolge einer ausgeprägten Reaktivität der Stimmung (z. B. hochgradige episodische Dysphorie, Reizbarkeit oder Angst, wobei diese Verstimmungen gewöhnlich einige Stunden und nur selten mehr als einige Tage andauern)

Tabelle 3: Borderline-Persönlichkeitsstörung nach ICD-10 und DSM-5 *(Fortsetzung)*

Diagnostische Kriterien gemäß ICD-10	Diagnostische Kriterien gemäß DSM-5
6 Störungen und Unsicherheit bezüglich Selbstbild, Zielen und »inneren Präferenzen« (einschließlich sexueller)	3 Identitätsstörung: ausgeprägte und andauernde Instabilität des Selbstbildes oder der Selbstwahrnehmung
7 Neigung, sich auf intensive, aber instabile Beziehungen einzulassen, oft mit der Folge von emotionalen Krisen	2 Ein Muster instabiler und intensiver zwischenmenschlicher Beziehungen, das durch einen Wechsel zwischen den Extremen der Idealisierung und Entwertung gekennzeichnet ist
8 Übertriebene Bemühungen, das Verlassenwerden zu vermeiden	1 Verzweifeltes Bemühen, tatsächliches oder vermutetes Verlassenwerden zu vermeiden (Beachte: Hier werden keine suizidalen oder selbstverletzende Handlungen berücksichtigt, die in Kriterium 5 enthalten sind)
9 Wiederholt Drohungen oder Handlungen mit Selbstschädigung	5 Wiederholte suizidale Handlungen, Selbstmordandeutungen oder -drohungen oder Selbstverletzungsverhalten
10 Anhaltende Gefühle von Leere	7 Chronische Gefühle von Leere
	9 Vorübergehende, durch Belastungen ausgelöste paranoide Vorstellungen oder schwere dissoziative Symptome

rungskategorien entwickelten sich etwa ab den 1980er Jahren Überlegungen zur spezifischen psychotherapeutischen Behandlung der BPS. Bis dahin wurden die Patienten häufig als nicht behandelbar beschrieben. Pioniere spezialisierter Behandlungsformen waren Otto Kernberg (1985) mit der Entwicklung des Modells der Borderline-Persönlichkeitsorganisation, auf dessen Grundlage er später die Übertragungsfokussierte Psychotherapie (Transference-Focused Psychotherapy, TFP; Clarkin et al. 2008) konzeptualisierte, und Marsha Linehan (1993) mit der Entwicklung des biosozialen Krankheits-

Tabelle 4: Diagnostische Merkmale der BPS nach Kriterium A des AMPD (DSM-5)

Mittelgradige oder stärkere Beeinträchtigung im Funktionsniveau der Persönlichkeit, die sich durch typische Schwierigkeiten in mindestens zwei der folgenden Bereiche manifestiert:	
SELBST	**INTERPERSONELL**
Identität: Deutlich verarmtes, wenig entwickeltes oder instabiles Selbstbild, oft mit exzessiver Selbstkritik; chronische Gefühle von innerer Leere; durch Belastung ausgelöste dissoziative Symptome. **Selbststeuerung:** Instabilität in Zielsetzungen, Vorlieben, Wertvorstellungen und beruflichen Plänen.	**Empathie:** Eingeschränkte Fähigkeit, die Gefühle und Bedürfnisse anderer Personen zu erkennen, verbunden mit zwischenmenschlicher Überempfindlichkeit (beispielsweise eine Neigung, sich geringgeschätzt oder beleidigt zu fühlen); die Wahrnehmung anderer fokussiert auf negative Eigenschaften oder Vulnerabilitäten. **Nähe:** Intensive, aber instabile und konfliktreiche enge zwischenmenschliche Beziehungen, die durch Misstrauen, Bedürftigkeit und ängstliche Beschäftigung mit tatsächlichem oder vermeintlichem Verlassenwerden gekennzeichnet sind; nahe Beziehungen werden oftmals in Extremen von Idealisierung und Abwertung erlebt und alternieren zwischen Überinvolviertheit und Rückzug

modells und der darauf basierenden Dialektisch-Behavioralen Therapie (DBT). Ihr dialektisches Behandlungsmodell, welches das subjektive Erleben des Patienten besonders gewichtet, hat wesentlich zur Entstigmatisierung und optimistischeren Einschätzung der Behandelbarkeit der BPS beigetragen.

Grundsätzlich gilt die störungsspezifische Psychotherapie heute als Behandlungsmethode der Wahl für die BPS und wird von allen Leitlinien als primäre Behandlungsform empfohlen, während von medikamentösen Interventionen eher abgeraten wird (Euler & Walter 2020; Simonsen et al. 2019).

Auf der Basis randomisiert-kontrollierter Studien (RCT) hat sich neben der MBT, DBT und TFP die Schematherapie (ST; Young et al. 2003) als evidenzbasiertes Verfahren international etabliert, wobei

DBT und MBT als Verfahren mit der besten Evidenz gelten (Cristea et al. 2017; Herpertz et al. 2017). Im Rahmen dieser störungsspezifischen Behandlungsverfahren konnten die Verbesserung der Lebensqualität, der Impulskontrolle und des psychosozialen Funktionsniveaus im Vergleich zu unspezifischen Behandlungsformen sowie eine Reduktion der borderlinespezifischen Symptomatik, von selbstschädigendem und suizidalem Verhalten sowie Hospitalisationen, Notfallkonsultationen und Therapieabbrüchen nachgewiesen werden (Euler et al. 2018b; Stoffers et al. 2012). Auch die Wirtschaftlichkeit der Anwendung konnte gezeigt werden (Meuldijk et al. 2017). Trotz unterschiedlicher zugrundeliegender Konzepte weisen die vier evidenzbasierten Verfahren in einigen Bereichen Überschneidungen auf. Dazu zählen neben der aktiven Haltung des Therapeuten eine strukturierte Vorgehensweise sowie die explizite Besprechung der Diagnose und der Behandlungsziele (Bateman et al. 2015).

Im deutschsprachigen Raum sind neben den oben aufgeführten vier Verfahren für die Behandlung sogenannter struktureller Störungen, v.a. der BPS, die strukturbezogene Psychotherapie sowie die psychoanalytisch-interaktionelle Methode (PIM) bekannt geworden (Rudolf 2013; Streeck 2011; Streeck & Leichsenring 2015). Beide Ansätze entstammen einer modifizierten psychoanalytischen Tradition.

Trotz der im internationalen Vergleich auch mit anderen Industrienationen sehr guten Versorgungsbedingungen erhält in Deutschland nur ein geringer Anteil der Patienten eine leitliniengerechte Behandlung (Bohus & Kröger 2011). Im Allgemeinen wird ein mangelnder Transfer der Forschungsbefunde zur Psychotherapie der BPS in die Praxis konstatiert (Choi-Kain et al. 2016). Als jüngste Herausforderung für Forschung und Versorgung der BPS werden die der Wirksamkeit zugrundeliegenden Veränderungsmechanismen, die Modifikation der Behandlung unter Berücksichtigung von Komorbiditäten sowie die Auswirkung der Behandlung auf die soziale Lebensrealität angesehen (Links et al. 2017).

1.3 Antisoziale Persönlichkeitsstörung (ASPS)

Die antisoziale Persönlichkeitsstörung (ASPS, DSM-5) bzw. dissoziale Persönlichkeitsstörung (ICD-10; WHO 1992) hat eine Prävalenz von 1–4 % in der Bevölkerung mit einem Verhältnis von 3(–5) : 1 zwischen Männern und Frauen. Bei Gefängnisinsassen wird von einem Auftreten von ca. 21 % bei Frauen und 47 % bei Männern ausgegangen (Doering & Sachse 2017; Paris et al. 2013). Die zum DSM-IV unveränderten diagnostischen Kriterien der ASPS gemäß DSM-5 (American Psychiatric Association 2013) sind:

- Wiederholtes Begehen von strafbaren Handlungen
- Falschheit (z. B. Betrügen)
- Impulsivität
- Reizbarkeit und Aggressivität
- Missachtung der eigenen Sicherheit bzw. der Sicherheit anderer
- Verantwortungslosigkeit
- Fehlende Reue

Von diesen sieben Kriterien müssen mindestens drei zutreffend sein, um die Diagnose stellen zu können. Anders als für die anderen Persönlichkeitsstörungen wurde die Altersgrenze von 18 Jahren im DSM-5 nicht aufgehoben. Ebenso sind im Gegensatz zu den anderen Persönlichkeitsstörungen im DSM-5 Verhaltensauffälligkeiten bereits vor dem Alter von 15 Jahren Voraussetzung für die Diagnosestellung. Ein Großteil der Patienten mit ASPS leidet zusätzlich an einer Komorbidität, besonders häufig sind komorbide Substanzabhängigkeiten (Walter et al. 2015). Diese Komorbidität wirkt sich besonders negativ auf Schwere und Verlauf beider Erkrankungen aus (Galen et al. 2000).

Ein Hauptkritikpunkt in der Diagnostik der ASPS besteht darin, dass zur Diagnosestellung überwiegend das beobachtbare (kriminelle) Verhalten anstatt der zugrundeliegenden Merkmale in der Persönlichkeitsstruktur herangezogen wird (Coid & Ullrich 2010; Herpertz & Habermeyer 2004). Diese Merkmale werden wiederum im AMPD des DSM-5 beschrieben. Dabei beschreibt das Kriterium A

Tabelle 5: Diagnostische Merkmale der ASPS nach Kriterium A des AMPD (DSM-5)

Mittelgradige oder stärkere Beeinträchtigung im Funktionsniveau der Persönlichkeit, die sich durch typische Schwierigkeiten in mindestens zwei der folgenden Bereiche manifestiert:	
SELBST	**INTERPERSONELL**
Identität: Egozentrik; das Selbstwertgefühl ist abhängig vom persönlichen Vorteil, Macht oder Vergnügen. **Selbststeuerung:** Die persönliche Zielsetzung orientiert sich am eigenen Nutzen; es fehlt an prosozialen inneren Maßstäben, verbunden mit dem Versagen, sich gesetzeskonform oder gemäß den ethisch-kulturellen Normen zu verhalten.	**Empathie:** Fehlende Anteilnahme an den Gefühlen, Bedürfnissen oder dem Leiden anderer; fehlende Reue nach dem Verletzen oder Misshandeln anderer. **Nähe:** Abneigung gegenüber wechselseitigen nahen Beziehungen, da Ausnutzen eine bevorzugte Form der Beziehungsgestaltung ist, dies auch unter Einschluss von Täuschung und Nötigung; Einsatz von Dominanz oder Einschüchterung, um andere zu kontrollieren.

typische Defizite antisozialer Patienten in Bezug auf Empathie und Selbstregulation (s. Tabelle 5), während im Kriterium B wesentliche Persönlichkeitsmerkmale wie Impulsivität, Gefühlskälte und Neigung zu manipulativem und betrügerischem Verhalten als Spezifikationsmerkmal *(specifier)* der ASPS definiert werden. Die Konzeptualisierung der ASPS im AMPD hat Ähnlichkeiten mit dem Konzept der Psychopathie, welche große Überschneidungen mit der ASPS aufweist bzw. auch als Subtyp gesehen wird (Glenn et al. 2013).

Nach Bateman und Mitarbeitern ist die antisoziale Persönlichkeitsstörung durch folgende Charakteristika gekennzeichnet (Bateman et al. 2013):

- Allgemeine Übersteuerung bezüglich emotionaler Zustände
- Suche nach einem hierarchisch organisierten Beziehungsnetz
- Bei emotionaler Anspannung drohender Verlust von Selbstwerterleben und Überflutung mit Schamgefühlen
- Die damit einhergehende Angst vor Kontrollverlust führt zu gewalttätigem Verhalten mit dem Ziel der emotionalen Selbst-Reorganisation

- Die mangelnde Fähigkeit, die Gefühle anderer korrekt zu identifizieren, fördert die Ausübung gewalttätigen Verhaltens

Neben einer genetischen Komponente, die etwa die Hälfte der Ätiopathogenese einer ASPS ausmachen könnte, spielen Vernachlässigung und Missbrauchserfahrungen im Kindesalter vermutlich eine wesentliche Rolle (Liu et al. 2012; Shi et al. 2012). Dies könnte hirnphysiologisch mit Volumenreduktionen und Funktionsbeeinträchtigungen u. a. im präfrontalen Kortex einhergehen, was in neurobiologischen Studien wiederholt nachgewiesen werden konnte (Glenn et al. 2013; Narayan et al. 2007; Raine 2018; Yang & Raine 2009).

Die Behandlung von Patienten mit ASPS gestaltet sich von Behandler- und Patientenseite kompliziert. Ängste der Behandler sowie verbreiteter Zweifel an der Behandelbarkeit antisozialer Patienten spielen dabei ebenso eine Rolle wie das Erleben von Demütigung und Kontrollverlust in Bezug auf eine Behandlung auf der Patientenseite (Bateman et al. 2019b).

Während medikamentöse Therapien als unwirksam gelten, stellt die Psychotherapie die Methode der Wahl dar. In einem Cochrane Review (Gibbon et al. 2010) wurde die Wirksamkeit von Psychotherapien zur Behandlung der ASPS untersucht. Dabei zeigte sich die Überlegenheit von Kognitiver Verhaltenstherapie (KVT) und Kontingenzmanagement bei Patienten mit ASPS und Kokainmissbrauch gegenüber einer Kontrollgruppe. Eine Meta-Analyse (Wilson 2014) konnte nur einen Trend in Richtung eines Rückgangs an kriminellen Rezidiven bei Personen mit ASPS im Anschluss an eine psychiatrisch-psychotherapeutische Behandlung finden. Obwohl die ASPS nach der BPS als am besten wissenschaftlich untersuchte Persönlichkeitsstörung gilt (Raine 2018), ist die Evidenzlage insgesamt zu schwach, um eine Aussage darüber treffen zu können, welche Form der Psychotherapie wirksam ist (Euler et al. 2018b).

1.4 Narzisstische Persönlichkeitsstörung (NPS)

Für die narzisstische Persönlichkeitsstörung (NPS) wird eine Prävalenz von etwa 1% in der Allgemeinbevölkerung (Coid et al. 2006; Vater et al. 2013) und bis 16% in klinischen Stichproben (Doering & Sachse 2017) angegeben. Männer sind häufiger betroffen (Stinson et al. 2008a). Wie bei allen Persönlichkeitsstörungen wird von einem dimensionalen Störungsmodell ausgegangen, das vom gesunden Narzissmus über eine subsyndromale narzisstische Störung bzw. narzisstische Persönlichkeitsakzentuierung bis zur narzisstischen Persönlichkeitsstörung reicht (Ritter & Lammers 2007; Walter & Bilke-Hentsch 2020). Dafür hat sich auch der Begriff des Pathologischen Narzissmus (PN) etabliert (Pincus & Lukowitsky 2010).

Personen mit NPS zeichnen sich durch eine Konzentration des psychischen Interesses auf das Selbst und ein übersteigertes Bedürfnis nach Bewunderung aus (Moore & Fine 1967; Wink 1991). Da damit häufig eine mangelnde Einfühlung in andere einhergeht, kommt es primär zu Störungen im zwischenmenschlichen Bereich (Fiedler & Herpertz 2016). Solange Personen mit NPS genügend Bestätigung durch ihr Umfeld erhalten, ergibt sich meist kein Anlass zur Aufnahme einer Psychotherapie, da sie selbst selten primär unter ihrer Persönlichkeitsstruktur leiden (Ronningstam 2005). Oft kommt es erst zu behandlungsrelevanten Störungen, wenn Quellen der Anerkennung und Bewunderung in wesentlichen Lebensbereichen (Beruf, Sport, Partnerschaft, Sexualität etc.) bedroht sind oder wegfallen. Diese manifestieren sich dann primär in depressiven Episoden, Substanzstörungen oder suizidalen Krisen (Euler et al. 2015; Vater et al. 2013).

Entwicklungspsychologisch zeichnen sich Personen mit NPS durch Gefühle von Unterlegenheit, Insuffizienz, Scham, Wut und Neid aus, häufig als Folge von Vernachlässigung oder chronischem Mangel an emotionaler Unterstützung durch primäre Bindungsfiguren (Bennett 2006; Lorenzini & Fonagy 2013). Aufgrund einer internalisierten, andauernd drohenden Selbstentwertung entwickelt sich kompensatorisch ein grandioses Selbst. Diese beiden Facetten wurden auch als Spaltung (Kernberg 1984) oder Paradoxie (Morf &

Rhodewalt 2001) des Narzissmus beschrieben. Ihre phänomenologischen Manifestationen sind auch als dick- bzw. dünnhäutig (Rosenfeld 1987) oder offen bzw. verdeckt (Wink 1991) bezeichnet worden. Bei verdeckten Narzissten verbergen sich hinter einer selbstunsicheren, schüchternen, empfindsamen Fassade typische narzisstische Merkmale wie Größenfantasien, Egozentrik, Kränkbarkeit und mangelnde Empathie (Ritter et al. 2014).

Inzwischen gilt die phänotypische Unterscheidung zwischen vulnerablem und grandiosem Narzissmus als State of the Art (Cain et al. 2008; Gore & Widiger 2016; Miller & Campbell 2008). Dabei zeichnet sich grandioser Narzissmus durch ein überhöhtes Selbstbild, aggressives und arrogantes Verhalten, selbstidealisierende Fantasien und hohe Selbstbezogenheit aus. Die Reaktionen des Gegenübers werden wenig oder gar nicht wahrgenommen, die Empathiefähigkeit ist gering und es besteht eine scheinbare Unempfindlichkeit gegenüber Kritik. Vulnerabler Narzissmus ist gekennzeichnet durch ein geringes Selbstwertgefühl, Scham, Depression, Vermeidung von Aufmerksamkeit, übertriebene Bescheidenheit und eine selbstkritische Einstellung. Es besteht eine hohe Sensibilität und Aufmerksamkeit gegenüber den Reaktionen des Gegenübers (Pincus & Lukowitsky 2010). Bezüglich der beiden Facetten werden sowohl charakteristische klinische Subtypen als auch intrapersonelle Fluktuationen bei narzisstischen Patienten beschrieben (Gore & Widiger 2016; Ronningstam 2009).

Die Unterscheidung zwischen grandiosem und vulnerablem Narzissmus ist klinisch relevant, da sich beide Ausdrucksformen in Psychopathologie, Inanspruchnahmeverhalten bezüglich psychotherapeutischer Behandlungen und Gegenübertragungsreaktionen unterscheiden (Busmann & Euler 2019; Ellison et al. 2013; Hyatt et al. 2018; Pincus & Roche 2014).

Narzisstische Vulnerabilität wird diagnostisch zum Teil auch nahe bei der BPS verortet (Euler et al. 2018c; Miller et al. 2010). Entsprechend sind NPS und BPS häufig komorbid vorhanden. So leidet fast ein Drittel der Patienten mit NPS auch unter einer BPS (Stinson et al. 2008b) und ein Viertel der Patienten mit BPS hat auch eine NPS (Grant et al. 2008). Eine NPS als komorbide Störung bedingt schlechtere Verläufe auch bei anderen psychischen Erkrankungen (Jansson et al. 2009).

Die Diagnostik der NPS fußt ganz überwiegend auf dem Konzept des grandiosen Narzissmus. Dies gilt sowohl für DSM-5 als auch für ICD-10. Dadurch sind narzisstische Persönlichkeitsstörungen unterdiagnostiziert (Olsson et al. 2016; Pincus & Lukowitsky 2010; Skodol et al. 2014). Im Kriterium A des AMPD sind die beiden Ausprägungen Vulnerabilität und Grandiosität etwas besser integriert. Auch die oben beschriebene Dimensionalität des Narzissmus wird hier abgebildet (s. Tabelle 6).

Ausgehend von Freuds Narzissmusbegriff wurde das Konzept der NPS von den Psychoanalytikern Kernberg und Kohut weiter entwickelt (Freud 1914; Kernberg 1967, 1970; Kohut 1966). Während Kernberg aggressive Aspekte des Narzissmus in den Vordergrund stellte, die therapeutisch in der Übertragung konsequent aufgedeckt werden müssten, war für Kohut das narzisstische Defizit in der

Tabelle 6: Diagnostische Merkmale der NPS nach Kriterium A des AMPD (DSM-5)

Mittelgradige oder stärkere Beeinträchtigung im Funktionsniveau der Persönlichkeit, die sich durch typische Schwierigkeiten in mindestens zwei der folgenden Bereiche manifestiert:	
SELBST	**INTERPERSONELL**
Identität: Übermäßiger Vergleich mit anderen zur Selbstdefinition und Selbstwertregulation; übertriebene Selbstüber- oder -unterschätzung oder schwankend zwischen den Extremen; die Emotionsregulation hängt stark von Fluktuationen im Selbstwertgefühl ab. **Selbststeuerung:** Die persönliche Zielsetzung orientiert sich am Erlangen von Anerkennung durch andere; die persönlichen Maßstäbe sind unangemessen hoch, um sich als außergewöhnlich erleben zu können, oder zu niedrig aus einer überzogenen Anspruchshaltung heraus; die Person ist sich oftmals eigener Motivationen nicht bewusst.	**Empathie:** Eingeschränkte Fähigkeit, die Gefühle und Bedürfnisse anderer Personen zu erkennen oder sich mit ihnen zu identifizieren; übertriebene Ausrichtung auf die Reaktionen anderer, jedoch nur, wenn diese als wichtig für die eigene Person betrachtet werden. **Nähe:** Zwischenmenschliche Beziehungen sind weitgehend oberflächlich und dienen der Selbstwertregulation; die Gegenseitigkeit ist eingeschränkt durch geringes echtes Interesse an den Erfahrungen anderer und durch das vorherrschende Bedürfnis nach persönlichem Gewinn.

Selbstentwicklung zentral, das vor allem durch empathische Interventionen behandelbar sei.

Den Schwerpunkt der Therapie bildet zunächst der Aufbau einer tragfähigen therapeutischen Beziehung (Doering & Sachse 2017; Euler et al. 2018b). Aufgrund der interaktionellen Dynamik von Patienten mit NPS kommt es allerdings häufig zu Therapieabbrüchen (Ellison et al. 2013; Ronningstam 2017; Tanzilli et al. 2017). Weitere Gefahren in der Behandlung bestehen darin, dass sich eine narzisstische Kollusion von Patient und Therapeut entwickeln kann (Busmann & Euler 2019) oder sich der Therapeut zu passiv verhält (Ronningstam 2017).

Bislang liegen keine Studien zur Behandlung der NPS vor, die allgemeine oder störungsspezifische Therapiemethoden wissenschaftlich fundiert nachweisen. Neben Modifikationen der MBT (Choi-Kain et al., in press; Drozek & Unruh 2020; Simonsen & Euler 2019; Stalujanis & Euler 2019) gibt es konzeptionelle Ausarbeitungen für kognitiv-behaviorale und schematherapeutische Ansätze (Dieckmann 2014; Lammers et al. 2014) sowie für die TFP (Caligor et al. 2015; Diamond et al. 2014; Lohmer & Wernz 2019).

1.5 Ängstlich-vermeidende Persönlichkeitsstörung (ÄVPS)

Die ängstlich-vermeidende Persönlichkeitsstörung (ÄVPS)[1] ist im ambulanten Rahmen und in speziellen Zentren zur Behandlung von Persönlichkeitsstörungen häufig anzutreffen (Karterud & Wilberg 2007; Simonsen et al. 2017; Zimmerman et al. 2005). Es wird geschätzt, dass die Lebenszeitprävalenz der ÄVPS 1,7% in der Allgemeinbevölkerung und bis zu 14,7% im klinischen Kontext beträgt (Doering & Sachse 2017). Eine komorbide ÄVPS könnte eine besondere Rolle bei der Chronifizierung und Schwere von depressiven Störungen spielen (Staun et al. 2010; Taubner et al. 2011).

1 Ängstlich-vermeidende PS ist der Begriff der ICD-10; alternativ können auch die Begriffe vermeidende PS (DSM) oder vermeidend-selbstunsichere PS (DSM, deutsche Version) verwendet werden.

Trotzdem hat die ängstlich-vermeidende Persönlichkeitsstörung lange Zeit ein Schattendasein hinsichtlich der prominenteren Persönlichkeitsstörungen wie der BPS und der sozialen Phobie geführt. Dies hängt vermutlich auch damit zusammen, dass sie erst ab dem DSM-III (1980) von der sozialen Phobie unterschieden wurde. Auf den damit einhergehenden unzureichenden Stand der Forschung zum klinischen Bild und der Behandlung der ÄVPS wird in Übersichtsarbeiten hingewiesen (Doering & Sachse 2017; Fiedler & Marwitz 2016; Lampe 2016). Schüchternheit und fehlende soziale Kompetenz sowie Gefühle von Anspannung, Besorgtheit, Unsicherheit und Minderwertigkeit gelten als Kardinalsymptome der ÄVPS (Barnow 2007). Die Sehnsucht nach Zuneigung und Akzeptanz, gekoppelt mit einer Überempfindlichkeit gegenüber Zurückweisung und Kritik, führt zu Schwierigkeiten in Beziehungen, die in besonders schweren Fällen aufgrund des Meidens sozialer Situationen zu einer zunehmenden Isolation führen können. Dabei ist der Wunsch nach Sicherheit und Nähe, einhergehend mit simultan bestehenden Bindungsängsten, kennzeichnend für das Beziehungsverhalten der Betroffenen (Fiedler & Herpertz 2016). Betroffene streben danach, ganz sicher zu sein, dass sie vom Gegenüber nicht verletzt oder beschämt werden. Häufig reicht dieser Konflikt zwischen Bindungsangst und Bindungssehnsucht weit in die Lebensgeschichte zurück. Das daraus resultierende widersprüchliche Verhaltensmuster mit Vermeidung von und Suche nach Nähe ist ebenso typisch wie die Hypervigilanz für potenzielle Gefahren in sozialen Situationen und die damit verbundene kritische Selbstbeurteilung (Wälte 2003). Diese Merkmale sind im Kriterium A des AMPD anschaulich ausgearbeitet (s. Tabelle 7).

Bei der ÄVPS ist die Abgrenzung zur sozialen Phobie schwierig, da beide Störungsbilder große Überschneidungen zeigen und gehäuft auch komorbid vorhanden sind (Alden et al. 2002; Doering & Sachse 2017; Eikenaes et al. 2013). Eine kategoriale Abgrenzung der beiden Störungsbilder ist nicht ausreichend validiert und es wird eine eher dimensionale Ausprägung sozialer Ängstlichkeit als Grundlage beider Störungsbilder angenommen. Die Symptomatik ist bei der ÄVPS allerdings stärker ausgeprägt und schließt ein negatives Selbstbild sowie eine stark ausgeprägte Angst vor Zurückweisung und Ab-

Tabelle 7: Diagnostische Merkmale der ÄVPS nach Kriterium A des AMPD (DSM-5)

Mittelgradige oder stärkere Beeinträchtigung im Funktionsniveau der Persönlichkeit, die sich durch typische Schwierigkeiten in mindestens zwei der folgenden Bereiche manifestiert:	
SELBST	**INTERPERSONELL**
Identität: Geringes Selbstbewusstsein, verbunden mit der Selbsteinschätzung, sozial unbeholfen, persönlich unattraktiv oder unterlegen zu sein; ausgeprägte Gefühle von Scham. **Selbststeuerung:** Unrealistische Erwartungen an sich selbst, verbunden mit der Abneigung, eigene Ziele zu verfolgen, persönliche Risiken auf sich zu nehmen oder neue Unternehmungen in Angriff zu nehmen, wenn diese zwischenmenschliche Kontakte mit sich bringen.	**Empathie:** Starke Beschäftigung mit und Empfindlichkeit gegenüber Kritik oder Zurückweisung, verbunden mit der verzerrten Annahme, von anderen negativ gesehen zu werden. **Nähe:** Abneigung dagegen, sich mit Menschen einzulassen, sofern man sich nicht sicher ist, gemocht zu werden; eingeschränkter gegenseitiger Austausch in nahen Beziehungen aus Angst, beschämt oder lächerlich gemacht zu werden.

lehnung mit ein (Renneberg & Ströhle 2006). Es wird davon ausgegangen, dass sich die Unterschiede beider Störungen auf der Basis einer gemeinsamen genetischen Vulnerabilität sowohl quantitativ im Sinne eines Kontinuums des symptomatischen Ausprägungsgrades als auch qualitativ mit unterschiedlichen phänotypischen Manifestationen darstellen. Diese umfassen bei der ÄVPS vor allem Defizite im Selbst und in den interpersonellen Beziehungen, was mit einer ausgeprägteren Bindungsstörung als bei der sozialen Phobie einhergehen könnte (Lampe 2016).

Neben der vermuteten biologisch bedingten Vulnerabilität werden entwicklungspsychologisch vor allem ein vermeidender Bindungsstil sowie belastende Lebensereignisse mit Ablehnung und Kritik als disponierende Faktoren angenommen (Renneberg & Ströhle 2006). Dabei spielt Vernachlässigung in der elterlichen Beziehung vermutlich eine größere Rolle als eine Missbrauchserfahrung (Eikenaes et al. 2015). Das Bemühen, die Wiederholung schmerzhafter interpersoneller Erfahrungen zu vermeiden, ist ein wesentlicher Faktor bei der Entstehung der ÄVPS (Fiedler 2011). Zwischenmenschliche Situationen und Krisen werden – biographisch bedingt – von den Betroffenen als bedrohlich und gefahrenvoll eingestuft. Dadurch können zunächst keine neuen Erfahrungen gemacht werden (Wälte 2003). Der kognitive Selbstregulationsprozess führt zu überzogener Selbstkritik mit automatischen Gedanken, kognitiven Verzerrungen und negativen Erwartungen. Das negative Selbstbild ist gekennzeichnet von der Überzeugung, sozial unbeholfen, unattraktiv und minderwertig zu sein (Fiedler 2007).

In der Psychotherapie der ÄVPS steht zunächst der Aufbau einer vertrauensvollen therapeutischen Beziehung im Fokus, die durch Transparenz und eine nicht-beurteilende freundliche, offene und unterstützende Haltung gekennzeichnet sein sollte. Es geht vor allem darum, den Teufelskreis aus übermäßig selbstkritischer Haltung, Angst, sozialem Rückzug und der wiederholten Bestätigung negativer Erwartungen zu durchbrechen, damit neue wohlwollende, korrigierende interaktionelle Erfahrungen gemacht werden können.

Bezüglich der geeigneten Behandlung der ÄVPS gibt es bisher nur wenige Studien, sodass kaum evidenzbasierte Empfehlungen vorliegen (Doering & Sachse 2017). In Fallberichten zur ÄVPS wird jeweils der Fokus auf das maladaptive Coping durch Vermeidung sowie auf die verbesserte Wahrnehmung und Regulation von Emotionen gelegt (Lampe 2016). Fiedler und Herpertz (2016) empfehlen aus klinischer Sicht vor allem die Kombination der Behandlung in der Gruppe zum Training sozialer Kompetenzen in Verbindung mit einer Einzeltherapie, die Reflexion und Einsicht in eigene Unsicherheiten und Widersprüche fördert.

Die Wirksamkeit von kognitiv-verhaltenstherapeutischen Verfahren konnte in einer RCT-Studie mit einem signifikant besseren Therapieerfolg im Vergleich zu einer nicht manualisierten psychodynamischen Kurzzeittherapie gezeigt werden (Emmelkamp et al. 2006). Daneben hat sich auch ein psychodynamisches Verfahren, die sogenannte dynamische Kurzzeit-Psychotherapie (STDP/Short-Term Dynamic Psychotherapy; McCullough & McGill 2009), bei der Behandlung der ÄVPS als wirksam herausgestellt. Eine Multicenterstudie konnte mittels RCT die Wirksamkeit der Schematherapie auch für die Gruppe der Cluster-C-Persönlichkeitsstörungen erbringen (Bamelis et al. 2014).

KAPITEL 2

Mentalisieren bei Persönlichkeitsstörungen

2.1 Definition Mentalisieren

Die Begriffe Mentalisieren bzw. Mentalisierung[2] beschreiben die Fähigkeit, sich auf innerpsychische (mentale) Zustände, unter anderem Gedanken, Gefühle, Wünsche und Bedürfnisse von sich selbst und anderen zu beziehen, diese als dem Verhalten zugrundeliegend zu begreifen und darüber nachdenken zu können (Euler & Walter 2020). Der Fähigkeit liegt die basale Annahme zu Grunde, dass das Selbst wie auch andere intentionale Wesen darstellen, deren Verhalten auf *intentionalen* Motiven im Sinne psychischer Befindlichkeiten basiert (Fonagy & Target 2002). Die Fähigkeit zu mentalisieren unterliegt Schwankungen, d. h. sie variiert in Abhängigkeit vom aktuellen emotionalen Zustand und der sozialen Situation. Demzufolge kann Mentalisieren am besten als ein Prozess verstanden werden, der stark kontextabhängig ist (Euler & Schultz-Venrath 2014).

Mentalisieren ist ein jüngeres psychologisches Konstrukt, welches Elemente aus den Kognitionswissenschaften, der Psychoanalyse, der Entwicklungspsychologie, der Affektforschung und der Neurobiologie miteinander verbindet (Brockmann & Kirsch 2010; Dornes 2004; Fonagy et al. 2004). Es kann als ein schulenübergreifendes »Brückenkonzept« verstanden werden (Euler & Walter 2020). Beeinflusst ist das Konzept unter anderem durch die »Theory of Mind« (ToM), die Bindungsforschung und die intersubjektive Psychoanalyse (Sowislo & Euler 2017).

---

2 Inzwischen hat sich primär der Begriff Mentalisieren *(Mentalizing)* etabliert.

Mentalisieren stellt eine Entwicklungserrungenschaft dar, die sich innerhalb der ersten vier bis fünf Lebensjahre durch die Erfahrung des Kindes, sich als denkendes und fühlendes Wesen durch die Spiegelung früher Bezugspersonen erleben zu können, entwickelt (Fonagy & Target 2002). Die Qualität der Affektspiegelung durch die Bezugspersonen beeinflusst die Entwicklung der Fähigkeit zu mentalisieren sowie auch der Affektregulation und Selbstkontrolle (Fonagy & Luyten 2009).

2.2 Entwicklungspsychologie des Mentalisierens

Die Fähigkeit zum Mentalisieren wird uns teilweise in die Wiege gelegt: Jede und jeder von uns wird mit der grundlegenden Fähigkeit zum Mentalisieren geboren. Diese angeborene Fähigkeit wird dann durch die frühe soziale Umwelt ausgeformt und moduliert (Bateman & Fonagy 2019a). Wie stabil und ausgewogen sich das Mentalisieren eines Kindes schließlich entwickelt, hängt vor allem davon ab, inwieweit seine inneren Zustände durch fürsorgliche, aufmerksame und nichtbedrohlich wirkende erwachsene Bezugspersonen hinreichend und angemessen aufgenommen und interpretiert wurden (Fonagy & Luyten 2016).

In diesem Zusammenhang spielt der Prozess des markierten Spiegelns eine wichtige Rolle. Hierbei ist es wichtig, dass die primäre Bezugsperson des Säuglings dessen affektive Zustände aufmerksam und verstehend aufnehmen und dem Säugling in einer modulierten Art zurückspiegeln kann, sodass die Spiegelung bereits einen Teil der Affektregulation mit beinhaltet (Fonagy et al. 2004; Gergely & Watson 1996). Die Erfahrung von angemessen gespiegelten Interaktionen mit seinen Bezugspersonen hilft dem Säugling, sogenannte Repräsentationen zweiter Ordnung seiner subjektiven Erfahrungen zu bilden. Dadurch entwickelt er zunehmend die Fähigkeit, die unmittelbare (körpernahe) Empfindung von Affekten (Repräsentation erster Ordnung) auf die Ebene der psychischen Integration z. B. durch allmähliche Identifikation und Differenzierung (Repräsentation zweiter Ordnung) zu bringen. Daraus entwickeln sich schließlich Emotionsregulation und Impulskontrolle, da die Fähigkeit, unmittelbaren Empfindungen auf übergeordneter Ebene Bedeutungen zuzuschreiben, die Grundlage für diese regulativen Prozesse darstellt (Volkert & Euler 2018).

Die Fähigkeit zum markierten Spiegeln kennzeichnet eine aufmerksame und für die Bedürfnisse des Kindes empfängliche Bezugsperson. Diese ist dazu in der Lage, die psychologische Komplexität und emotionale Urheberschaft des Kindes zu erkennen, dessen Signale zu interpretieren und angemessen darauf zu reagieren. Dazu gehört es auch, die große Bandbreite an Emotionen, die das Kind erlebt und ausdrückt, auszuhalten und diese verhältnismäßig und nicht zu intensiv zurückzuspiegeln (Target & Fonagy 1996). Sicher gebundene Kinder profitieren deshalb sowohl von der physischen als auch von der psychologischen Nähe und Erreichbarkeit ihrer Eltern.

Im Gegensatz dazu führen andauernde und schwerwiegende Versäumnisse im Prozess des markierten Spiegelns durch frühe Bindungspersonen zu Beeinträchtigungen in der Fähigkeit des Kindes, über sich selbst und andere nachdenken zu können, weil diese zu unmentalisierten Erfahrungen des Selbst führen – mit der Folge eines sogenannten »fremden Selbst«. Hier wurde die subjektive Erfahrung des Säuglings nicht ausreichend validiert und fühlt sich dadurch als nicht dem Selbst zugehörig an (Fonagy & Target 2000). Als Konsequenz entsteht daraus ein Drang, sich – im Dienst eines kohärenten Selbstgefühls – durch projektive Mechanismen von diesen fremden Selbstanteilen (z. B. Hilflosigkeit) freizumachen (z. B. durch Entwertung bei NPS oder Demütigung bei ASPS). Selbstverständlich kann keine Bindungsperson immer und überall adäquat die Gefühlszustände ihres Säuglings spiegeln, sodass in uns allen unmentalisierte Selbstzustände vorhanden sind. Bei bestimmten Psychopathologien – und hier exemplarisch bei der BPS – dominieren jedoch diese unmentalisierten Selbstzustände die eigene Subjektivität (Volkert & Euler 2018).

Eine wichtige Rolle bei der Entstehung von späteren Psychopathologien spielt hierbei die Erfahrung von frühkindlichen traumatischen Bindungsbeziehungen. Hier machen die Kinder ihre ersten

Erfahrungen mit Mentalisieren. Im Fall von Missbrauch, Vernachlässigung oder Misshandlung erfährt das Kind, dass seine Bedürfnisse nicht mit der erlebten Realität übereinstimmen. Das wiederum signalisiert dem Kind, dass sein soziales Umfeld keines ist, in welchem die mentalen Zustände von anderen verlässlich oder vorhersagbar wären oder dass für sein Wohlergehen gehandelt würde (Euler & Walter 2020).

2.3 Dimensionen des Mentalisierens

Neurowissenschaftlich können vier verschiedene Aspekte oder Dimensionen (siehe Tabelle 8) bezüglich des Mentalisierens unterschieden werden, die verschiedene sozio-kognitive Prozesse widerspiegeln. Das flexible Zusammenspiel zwischen den jeweiligen Polen dieser Dimensionen zeichnet gelungenes Mentalisieren aus (Volkert & Euler 2018). Mentalisieren lässt sich somit als dynamische Kapazität definieren (Bateman & Fonagy 2016; Lieberman 2007). Gelungenes Mentalisieren erfordert vom Individuum nicht nur, ein Gleichgewicht zwischen den Polen aufrechterhalten zu können, sondern auch, je nach sozialem Kontext, flexibel zwischen den Polen hin- und herwechseln zu können.

Es gibt empirische Hinweise darauf, dass verschiedene psychische Störungen mit unterschiedlichen Beeinträchtigungen in der Mentalisierungsfähigkeit zusammenhängen (Fonagy et al. 2011).

Bei einer Person mit einer Persönlichkeitsstörung kann man ein durchgehend vorhandenes Ungleichgewicht zwischen zwei Polen auf mindestens einer der vier Dimensionen beobachten (Bateman & Fonagy 2019a, 2019b):

Tabelle 8: Dimensionen des Mentalisierens

Automatisch (implizit)	Kontrolliert (explizit)
Internal fokussiert	External fokussiert
Selbst-orientiert	Andere(r)-orientiert
Kognitiv	Affektiv

Automatisches vs. kontrolliertes Mentalisieren

Hierbei handelt es sich um eine sehr grundlegende Dimension des Mentalisierens. Kontrolliertes Mentalisieren ist ein aufeinander aufbauender und vergleichsweise langsamer Prozess, der Reflexionsfähigkeit und -vermögen, Aufmerksamkeit und Aufwand erfordert. Automatisches Mentalisieren läuft viel schneller ab, benötigt kaum Reflexionsvermögen und Aufmerksamkeit und kann eher als direkte emotionale Reaktion auf ein inneres oder äußeres Ereignis angesehen werden. Diese Dimension ist neurowissenschaftlich gut abgestützt als Dichotomie zwischen einem auf neuronaler Ebene wirkenden, willentlich ablaufenden reflexiven System und einem eher reflexartigen System, das unmittelbarer auf Affekte antwortet (Metcalfe & Mischel 1999; Strack & Deutsch 2004).

In alltäglichen sozialen Interaktionen greift eine Person in der Regel auf das schnellere, automatische Mentalisieren zurück. Vor allem in bindungssicheren Situationen, in denen soziale Interaktionen vergleichsweise störungsfrei stattfinden, wird kontrolliertes Mentalisieren nicht zwangsläufig benötigt. Eine Person mit gut entwickelten Mentalisierungsfähigkeiten kann schnell vom automatischen zum kontrollierten Pol umschalten, wenn es erforderlich ist.

Wenn einer Person fast ausschließlich automatische Schlussfolgerungen über den mentalen Zustand von sich selbst oder anderen zur Verfügung stehen, die kein Hinterfragen der eigenen Annahmen erlauben, entstehen Schwierigkeiten in sozialen Interaktionen. In der Psychotherapie geht es nun bei interaktionellen Störungen darum, über diese im Patienten oder auch im Therapeuten zugrundeliegenden Annahmen ins Gespräch zu kommen, also gemeinsam zu mentalisieren.

Emotionale Erregung und Stress, vor allem in einem bindungsrelevanten Kontext, bringen automatisches Mentalisieren in den Vordergrund und hemmen neuronale Systeme, die mit kontrolliertem Mentalisieren in Zusammenhang stehen (Nolte et al. 2013). Als Beispiel hierfür ist ein Paarkonflikt zu nennen, im Rahmen dessen einer oder beide Partner so wütend sind, dass sie sich gegenseitig nur mit Vorwürfen überschütten und nicht mehr in der Lage sind, sachlich über die Ursache des Konflikts nachzudenken und bei der

Argumentation sowohl die eigene subjektive Beteiligung als auch die Perspektive des anderen einzubeziehen (Bateman & Fonagy 2019b; Rottländer 2015).

Internal vs. external fokussiertes Mentalisieren

Auf der Dimension internal vs. external fokussiertes Mentalisieren werden äußerlich erkennbare Informationsquellen (z. B. Verhalten, Mimik) von Schlussfolgerungen bezüglich innerer mentaler Zustände (z. B. aufgrund von Kenntnissen der Vergangenheit einer Person) unterschieden. Eine Unausgeglichenheit in dieser Dimension kann beispielweise eine Verunsicherung über die Motive einer anderen Person bewirken, wenn diese nicht anwesend ist und äußere Merkmale nicht beobachtet werden können. Dagegen kann jedoch der zu einseitige Fokus auf beobachtete äußere Merkmale von anderen Personen ebenfalls verunsichern. Dies sieht man häufig in der Therapie mit Patienten mit BPS, die gegenüber der Mimik des Therapeuten sehr aufmerksam sind. Wenn dieser nachdenklich die Stirn runzelt, kann dies vom Patienten als Zeichen für Ärger oder Abneigung interpretiert werden. Hier wäre es wichtig, mit dem Patienten gemeinsam in einem Prozess des kontrollierten und internal fokussierenden Mentalisierens zu schauen, was denn in dem Moment im Inneren des Therapeuten sonst noch vorgegangen sein könnte (Bateman & Fonagy 2019a).

Mentalisieren des Selbst vs. des Anderen

Bei der Dimension Mentalisieren des Selbst vs. des Anderen geht es um eine Flexibilität und Balance des Erfassens eigener, Selbst-bezogener mentaler Zustände gegenüber einem Verständnis der Psyche einer anderen Person. Beide Facetten bedingen einander und eine Unausgewogenheit kann mit Beeinträchtigungen sowohl im Verständnis des Selbst als auch des anderen einhergehen.

Letzteres kann aus der Entwicklungspsychologie des Mentalisierens hergeleitet werden. Ein Kleinkind beobachtet, spiegelt und internalisiert schließlich die Fähigkeiten seiner primären Bindungsperson, es kommt zur Repräsentation mentaler Zustände mit der damit einhergehenden Fähigkeit, darüber nachdenken zu können. Neurobiologische Befunde deuten darauf hin, dass die Fähigkeit, über sich selbst nachzudenken, mit der Fähigkeit, über andere nachzudenken, gemeinsame neuronale Korrelate aufweist (Lieberman 2007). Es ist deshalb nicht überraschend, dass psychische Störungen, die mit schweren Beeinträchtigungen in der Wahrnehmung des Selbst einhergehen – wie beispielweise die BPS –, durch schwere Beeinträchtigungen in der Fähigkeit, über innere Zustände des anderen nachzudenken, gekennzeichnet sein können. Gleichzeitig gibt es Personen, die auf einem Pol stärker sind als auf dem anderen, wie zum Beispiel Personen mit ASPS, die häufig sehr begabt darin sind, den mentalen Zustand von anderen Personen zu lesen, jedoch kaum über eine Idee verfügen, ihre eigene innere Welt wahrzunehmen (Bateman & Fonagy 2019b).

Kognitives vs. affektives Mentalisieren

Starke Emotionen scheinen nicht kompatibel mit einem reflexiven Nachdenken über mentale Zustände zu sein. Diese augenscheinliche Feststellung konnte durch neurobiologische Befunde bestätigt werden (Beyer et al. 2014).

Die Dimension kognitives vs. affektives Mentalisieren beschreibt nun eine Ausgeglichenheit zwischen einem empathisch mitfühlenden Nachvollziehen eigener und fremder psychischer Zustände in Ergänzung zu einer primär kognitiv ausgerichteten Auseinandersetzung mit Psychischem. Ein zu starker affektiver Fokus kann zu einer Übersensibilität für emotionale Hinweise, erhöhter Affektansteckung sowie zu einer potenziellen Affektüberflutung beim Nachdenken über mentale Befindlichkeiten führen, wie es bei Patienten mit einer BPS häufig zu beobachten ist. Dagegen ist ein zu starker kognitiver Fokus mit eingeschränkter Empathie, unbeteiligtem *Mindreading* und einer Überbetonung kognitiver Verhaltensaspekte assoziiert (Bateman & Fonagy 2016).

2.4 Prämentalistische Modi

Sogenannte prä- oder nonmentalistische Modi gehen der Entwicklung der Mentalisierungsfähigkeit im Kleinkindalter voraus. Diese Modi stellen eine unreife Form mentaler Verarbeitungsprozesse dar und treten bei Patienten mit PS im Sinne einer das psychische Selbst schützenden Funktion regelmäßig auch im Erwachsenenalter auf, vor allem im Kontext von hoher emotionaler Erregung in bindungsrelevanten Situationen (Übersicht bei Euler & Walter 2020). Bateman und Fonagy unterscheiden drei entwicklungspsychologisch und klinisch beobachtbare Modi: Teleologischer Modus, Äquivalenz-Modus und Als-ob-Modus. Diez Grieser und Müller (2018) sowie Schultz-Venrath (2021) grenzen vom Teleologischen Modus zusätzlich den Körper-Modus ab.

In der psychotherapeutischen Situation ist es wichtig, diese Modi zu erkennen und entsprechend zu intervenieren, da diese zu beträchtlichen interpersonellen Schwierigkeiten führen können und einen konstruktiven Entwicklungsprozess unterminieren (Euler & Schultz-Venrath 2014).

Im *Teleologischen Modus* ist nur real Beobachtbares von Bedeutung. Die Umwelt muss »funktionieren«, um innere Spannungszustände zu mindern. Nur real befriedigende Handlungen oder körperliche Eingriffe können mentales Erleben beeinflussen. Eigene Handlungen werden eingesetzt, um andere zu etwas zu bewegen, verbunden mit intentionaler (Fehl-)Interpretation des Verhaltens der anderen. Neben der Handlungsebene mit teleologischem Bezug auf andere bezieht sich der Teleologische Modus auch auf körperliche Prozesse: Ein Säugling kann seinen diffusen körperlich-affektiven Notzustand, z.B. Hunger, Unruhe, (noch) nicht mentalisieren und benötigt direkte Beruhigung durch eine reale Handlung des »Stillens« durch die Mutter. Die Bedeutung des Körpers für die ganz frühe Entwicklung des Selbst wird durch die Abgrenzung des Körper-Modus vom Teleologischen Modus noch stärker betont (Schultz-Venrath 2021). Das Konzept des Körper-Modus kann insbesondere bei Patienten mit psychosomatischen Erkrankungen für das Verständnis von nonmentalistischen Vorstufen des Mentalisierens hilfreich sein.

Beispiele Teleologischer Modus

Ein Patient mit BPS wertet die Ablehnung eines Zusatztermins als Beweis dafür, dass der Therapeut ihn ablehnt. Eine wohlwollend-fürsorgliche Haltung kann nur durch den »Beweis« eines Zusatztermins erlebt werden.

Eine Patientin beklagt sich zunächst, dass sie auf der psychotherapeutischen Station allein gelassen werde und sich niemand um sie kümmere. Als sie schließlich starke Suizidgedanken äußert, schaut das Behandlungsteam viertelstündlich nach ihr. Erst dieses konkrete Verhalten wertet sie als Zeichen, dass man sich (endlich) um sie sorgt.

Ein Patient wird von seiner Partnerin verlassen. Er schlägt den Kopf solange gegen die Wand, bis er mehrere Platzwunden und eine Gehirnerschütterung davonträgt. Erst das körperliche Empfinden des dumpfen Schmerzes bringt die Auswirkung des Verlassenwerdens auf eine für den Patienten wahrnehmbare Ebene.

Im Äquivalenz-Modus findet wiederum eine Überbetonung der inneren Welt (mentales Erleben) statt, inneres Erleben und äußere Realität werden als identisch erlebt. Das Individuum erlebt seine eigene Perspektive als die einzig mögliche. Es besteht eine Intoleranz gegenüber alternativen Perspektiven und es existiert keine Vorstellung von Subjektivität. Erschreckende innere Bilder (Ängste, Albträume, Flashbacks) bekommen den Charakter des Realen.

Beispiele Äquivalenz-Modus

Ein Kleinkind sieht nachts allein in seinem Zimmer ein Gespenst, welches es in Panik versetzt. Dem Vater gelingt es zunächst nicht, das Kind davon zu überzeugen, dass es sich um einen Vorhang aus weißem Stoff handelt und es Gespenster gar nicht gibt. Erst durch ein einfühlsames und spielerisches Beziehungsangebot, bei dem das subjektive Erleben des Kindes durch gemeinsames Nachschauen ausreichend validiert wird, verliert die ängstigende Fantasie ihren Realitätscharakter und das Kind kann wieder einschlafen.

Eine junge Ärztin wird in einer angespannten Gruppentherapie mit einer kollektiven Feindseligkeit konfrontiert, die sie nicht mentalisieren kann. Sie wähnt sich real angegriffen und verlässt fluchtartig den Raum.

Im *Als-ob-Modus* werden das Innere und das Äußere (Realität) voneinander getrennt erlebt. Entwicklungspsychologisch ist der Als-ob-Modus eng mit dem Spiel verknüpft[3]. Der erlebte innere Zustand hat keine Implikation für die Außenwelt und umgekehrt. In der Psychotherapie kommt es zu Gesprächen über Gedanken und Gefühle, ohne dass eine »innere Berührung« erfolgt bzw. Veränderungsprozesse induziert werden. Insbesondere wenn in der Therapie eine psychologisierte Sprache verwendet wird, spricht man auch vom »Pseudomentalisieren« (Schultz-Venrath et al. 2012). In diesem Zustand scheinen die Patienten über innere Zustände zu sprechen, aber ohne wirkliche Bedeutsamkeit oder eine innere Verbindung zur äußeren Realität. Patienten wirken wie abgeschottet (»Die Patientin ist nicht spürbar«) und sind durch Fragen oder Aufforderungen kaum erreichbar. Als Gegenüber wird man ungeduldig, fühlt sich gelangweilt, schweift ab oder gerät selbst in einen tranceähnlichen Zustand. Der Modus kann sich in extremen Fällen auch in dissoziativen Phänomenen äußern.

Beispiele Als-ob-Modus

Ein vierjähriger Junge spielt, er sei ein Prinz in einem großen Königreich, während der Vater im Hintergrund das Abendessen vorbereitet. Beide Welten sind unverbundene Realitäten und er kann dieses Spiel nur aufrechterhalten, solange sein Vater das Spiel nicht unterbricht oder es kaputt macht (»Jetzt setz dich endlich mal an den Tisch, das Essen ist fertig«).

---

3 Der Begriff »Als-ob« ist missverständlich. Im deutschen Sprachgebrauch wird er häufig im Zusammenhang mit der Fähigkeit zu symbolisieren verwendet. Im Gegensatz zum Symbolisieren stellt der prämentalistische Als-ob-Modus aber keine reife psychische Leistung dar. Im Englischen heißt dieser Modus *Pretend Mode*.

Eine Patientin beklagt sich in der Psychotherapie, von allen ungerecht behandelt zu werden. Die Therapeutin versucht durch empathische Validierung und explorierendes Hinterfragen das starre Narrativ aufzulockern. Plötzlich wirkt die Patientin abwesend, wie abgeschottet und reagiert nicht mehr auf Nachfragen. Später berichtet sie, dass sie von imperativen Stimmen (»Hör auf zu erzählen, du hast schon zu viel gesagt«) abgelenkt gewesen sei und den Gesprächsfaden verloren habe.

Eine Patientin mit einer schweren BPS wird in einer bindungsunsicheren Situation vom Therapeuten gefragt, warum das Gefühl, nicht verstanden zu werden, in verschiedenen Beziehungen immer wieder auftrete. Ohne vorhandenen Zugriff auf mentale Repräsentanzen antwortet sie im Als-ob-Modus: »Weil ich mir wahrscheinlich Leute aussuche, die mir das vermitteln, um in irgendeinem kindlichen Unterbewusstsein die Situation meiner Familie wieder um mich zu bilden.« Auf erneute Nachfrage des Therapeuten sagt sie weiter: »Ja, manchmal bildet man sich ja wieder dieselbe Umgebung, wie man's früher hatte als Kind, weil das kindliche Bewusstsein meint, es sei schuld, an dem, was geschehen ist, und dann versucht man das unterbewusst später wieder zu fabrizieren, um es besser zu machen ... mit einer Affinität, das wieder erleben zu wollen, weil man denkt, man ist schuld.«

Die prämentalistischen Modi hängen mit einer Unausgewogenheit innerhalb der Mentalisierungsdimensionen zusammen. Beim Äquivalenz-Modus dominiert affektives Mentalisieren über kognitives. Beim Teleologischen Modus dominiert ein Fokus auf das Äußere gegenüber dem Inneren. Der Als-ob-Modus weist darauf hin, dass kontrolliertes Mentalisieren nicht gut genug ausgebildet ist (Bateman & Fonagy 2019a).

2.5 Bindung, Trauma und epistemisches Vertrauen

Es wurde bereits erwähnt, dass die Qualität der frühen Bindungsbeziehung ein entscheidender Faktor für die Entwicklung der Fähigkeit zum Mentalisieren ist. Zugleich sind Störungen in den Bindungsbeziehungen als ätiologischer Faktor beim Entstehen von Persönlichkeitsstörungen inzwischen evidenzbasiert (Buchheim 2011; Levy 2005; Lorenzini & Fonagy 2013). Verbunden mit kindlichen Bindungstraumatisierungen erfolgt Mentalisieren bei Aktivierung des Bindungssystems auch im Erwachsenenalter stereotyp bzw. automatisch und es treten zum Erhalt der Selbstkohärenz prämentalistische Modi auf (Fonagy et al. 2015).

Bei frühkindlichem Stress sucht das Kind die Nähe zur Bindungsperson, im (evolutionsbiologisch tradierten) Vertrauen darauf, dass diese verlässlich verfügbar ist und Sicherheit vermittelt (Bowlby 1973). Falls die Beziehung zur Bindungsperson jedoch durch Vernachlässigung oder Missbrauch gekennzeichnet ist, kommt es zur Entwicklung sekundärer Bindungsstrategien mit Deaktivierung (vermeidender Bindungstyp) oder Hyperaktivierung (ängstlich-anklammernder Bindungstyp) des Bindungssystems in emotionalen Stresssituationen. Ein desorganisierter Bindungstyp mit wechselnden Hyper- und Hypoaktivierungen tritt auf, wenn die Bindungsperson selbst neben Vernachlässigung oder Ausübung von Missbrauch immer wieder auch das Bedürfnis nach Geborgenheit befriedigt (Luyten et al. 2020). Daraus folgen die Nähe-Distanz-Schwierigkeiten, die für die Beziehungen von Patienten mit einer BPS typisch sind (Agrawal et al. 2004). Zum Teil sind diese dysfunktionalen Beziehungen im Erwachsenenalter auch mit sogenannten Reviktimisierungen verbunden, was als Wiederholung der vertrauten Beziehungskonstellation verstanden wird, bei der Misshandlung durch die Bezugsperson gleichzeitig das Bedürfnis nach Fürsorge induziert und so paradoxerweise die Bindung zur Täterfigur stärkt. Wenn wiederum neben der Täterfigur Bezugspersonen zur Verfügung stehen, die selbst über eine ausreichende Kapazität zu mentalisieren verfügen, ist das für die Resilienz des Kindes im Sinne der Verarbeitung des Traumas bedeutsam (Luyten & Fonagy 2019). Wenn die Bindungsfigur allerdings selbst traumatisiert und ihre Kapazität zu mentalisieren entsprechend beeinträchtigt ist, ist die Wahrscheinlichkeit hoch, dass auch beim Kind ein unsicheres bzw. desorganisiertes Bindungsmuster entsteht (Lorenzini & Fonagy 2013).

Wiederholte Beziehungstraumata in den Bindungsbeziehungen werden auch als komplexe Traumata beschrieben, die bei der BPS bei bis zu 90 % der Patienten vorkommen (Chanen & Kaess 2012; Stepp et al. 2016). Entsprechend hoch ist der Anteil der Patienten mit BPS mit ängstlich-anklammerndem oder desorganisiertem Bindungstyp. Gemäß der Mentalisierungstheorie sind die mit komplexen Bindungstraumata verbundenen Prozesse für die BPS mit einer Störung des Selbst und der Beziehungen zu anderen verantwortlich und vermögen den Großteil der Symptomatik der Patienten zu erklären. Dabei spielt die Fähigkeit zu mentalisieren eine Rolle als Mediator zwischen der traumatischen Beziehungserfahrung und der Stärke der psychischen Beeinträchtigung (Chiesa & Fonagy 2014). Entsprechend dieser Sicht auf Persönlichkeitsstörungen, spezifisch auf die BPS, ist das Konstrukt einer komplexen posttraumatischen Belastungsstörung verzichtbar (Euler et al. 2020; Lewis & Grenyer 2009; Luyten & Fonagy 2019).

Durch das Paradigma des epistemischen Vertrauens *(epistemic trust)*, das Aspekte des evolutionsbiologisch tradierten sozialen Lernens integriert, ist das Verständnis der Interaktion von Bindung, Traumatisierung und Störung des Mentalisierens in den letzten Jahren noch anschaulicher ausgearbeitet worden (Fonagy et al. 2015).

Danach ist das Beziehungserleben von Patienten mit (komplexen) Bindungstraumatisierungen durch epistemisches Misstrauen *(epistemic mistrust)* gekennzeichnet. Da Interaktionen mit anderen keine zuverlässigen und hilfreichen Signale enthalten, entsteht eine übermäßige misstrauische Wachsamkeit *(epistemic hypervigilance)* in sozialen Situationen. Beim Gefühl einer bedrohlichen Umgebung kann auch eine epistemische Erstarrung *(epistemic freezing)* als rigider Schutzmechanismus auftreten, der in einer traumatisierenden Umgebung adaptiv ist (Fonagy et al. 2017a).

Epistemisches Vertrauen, das in genügend guten Bindungsbeziehungen entwickelt werden kann, bezeichnet wiederum die Fähigkeit eines Individuums, von einer anderen Person gesendete Signale und Informationen als relevant, vertrauenswürdig und generalisierbar einschätzen zu können. Epistemisches Vertrauen stellt eine spezifisch menschliche Fähigkeit dar, um eine schnelle intergenerationale Transmission von kulturellem Wissen zu ermöglichen (Fonagy et al. 2017b). Ostensive verbale und nonverbale Hinweisreize (wie Augenkontakt, die Nennung des Namens oder ein speziell unterlegter Tonfall) zu Beginn der Kommunikation bereiten den Empfänger darauf vor, dass die Kommunikation für ihn persönlich bedeutsam ist. Er fühlt sich von seinem Gegenüber als subjektives, aktiv-handelndes Selbst wahrgenommen. Entwicklungspsychologische Studien zeigen, dass dieses Gefühl, wahrgenommen zu werden, den Kanal zur schnellen Transmission von Wissen freigibt und somit auch den Weg, salutogenetisch von positiven Einflüssen in der eigenen Umwelt zu profitieren (Csibra & Gergely 2011; Luyten et al. 2020).

Ein komplexes Trauma ist dadurch gekennzeichnet, dass es epistemisches Vertrauen unterminiert, da die Fähigkeit zur Resilienz und Salutogenese in anderen, auch therapeutischen, Beziehungen (durch *relationale Referenzierung*) nicht gegeben ist. Insofern ist bei

Tabelle 9: Auswirkungen von Beziehungstraumata auf Bindung, Mentalisieren und epistemisches Vertrauen (modifiziert nach Luyten et al. 2020)

Bindungssystem	Mentalisieren	Epistemisches Vertrauen
▪ Aktivierung sekundärer Bindungsstrategien ▪ Beeinträchtigung der Stressregulation ▪ Selbsterleben geprägt von Gefühlen der Vernachlässigung und Verlassenheit	▪ Nonmentalistische Modi – Hoffnungslosigkeit und Angst (Äquivalenz-Modus) – Selbstverletzungen (Teleologischer Modus) – Dissoziation (Als-ob-Modus) ▪ Externalisierung der fremden Selbstanteile ▪ Re-Inszenierung von traumatischen Erlebnissen	▪ Epistemische/s – Misstrauen – Hypervigilanz – Erstarrung ▪ Beeinträchtigte Salutogenese ▪ Isolation und Rückzug

komplex traumatisierten Patienten die Wiederherstellung des epistemischen Vertrauens in der therapeutischen Beziehung eine Grundvoraussetzung für die Besserung der mit den traumatischen Beziehungen verbundenen Störung des Selbst und der interpersonellen Beziehungen. Dieser Prozess ist eine notwendige Grundlage, sich sicher in der sozialen Welt bewegen zu können und entwicklungsfördernde Erfahrungen zu machen (s. Tabelle 9; Fonagy et al. 2019).

2.6 Operationalisierte Diagnostik des Mentalisierens

Das operationalisierte, messbare Konstrukt für Mentalisieren wird als Reflexive Funktion *(reflective functioning)* bezeichnet. Diese wird experimentell mit der Reflective Functioning Scale (RFS; Fonagy et al. 1998; Taubner et al. 2013a) auf der Basis des Adult Attachment Interview (AAI, George et al. 1996) bestimmt (Übersicht bei Daudert 2002). Patienten bzw. Probanden werden im AAI aufgefordert, in Bezug auf verschiedene Szenarien Bindungserfahrungen zu beschreiben und auf der Grundlage mentaler Befindlichkeiten zu reflektieren. Die Interviewaussagen werden auf einer elfstufigen Skala von »antireflexiv« (–1; z. B. »Woher soll ich das denn wissen? Sie sind doch der verdammte Psychologe!«) bis »außergewöhnlich reflektiert« (9; z. B. mentale Zustände aller an einer Interaktion Beteiligter werden umfassend berücksichtigt) kodiert.

Die RFS zeigt eine gute Interrater-Reliabilität, wenn die Kodierer geschult sind (Fonagy et al. 1998). Die Validität der RFS konnte durch unabhängige Forschergruppen belegt werden (Bouchard et al. 2008; Müller et al. 2006). Ihre klinische Relevanz konnte neben anderen Störungsbildern insbesondere für die BPS nachgewiesen werden (Katznelson 2014). Kritisch ist anzumerken, dass durch die Methode zu sehr auf kognitives und zu wenig auf affektives Mentalisieren fokussiert wird.

Inzwischen konnte gezeigt werden, dass sich Mentalisieren mit der RFS auch anhand transkribierter Psychotherapiesitzungen – also ohne Durchführung eines AAI – bestimmen lässt (Talia et al. 2019). Dadurch kann der große Aufwand von deutlich über zehn Stunden für das Interview, die Transkription und die Codierung etwas reduziert werden.

Auf der Basis der RFS wurde mit dem Reflective Function Questionnaire (RFQ) ein Fragebogen entwickelt, der ursprünglich 54, in seiner Kurzform 8 (RFQ-8) Items enthält (Fonagy et al. 2016). Dazu zählen beispielsweise:

- Ich finde die Gedanken anderer verwirrend
- Ich weiß nicht immer, warum ich tue, was ich tue
- Starke Gefühle machen es mir oft schwer, klare Gedanken zu fassen

Mentalisieren wird auf der »Certainty«-Skala als Hypermentalisieren und auf der »Uncertainty«-Skala als Non- oder Hypomentalisieren quantifiziert. Der Fragebogen ist in seiner deutschen Fassung bereits untersucht worden (Spitzer et al. 2020). Insbesondere die Certainty-Skala wird methodisch sehr kritisch gesehen und hat sich bisher in mehreren Studien als nicht brauchbar erwiesen (De Meulemeester et al. 2017; Euler et al. 2019a; Ross et al. 2003; Zeeck et al. 2021).

Es gibt weitere Instrumente zur Erfassung des Mentalisierens (Übersicht bei Euler & Walter 2020). Zusätzlich sind hier als experimentelle Methode noch der Movie for the Assessment of Social Cognition (MASC) und als Fragebogen der Mentalization Questionnaire (MZQ) zu nennen (Dziobek et al. 2006; Hausberg et al. 2012).

Zur Erfassung des epistemischen Vertrauens ist kürzlich ein Fragebogen (Epistemic Trust Questionnaire, ETQ) entwickelt und validiert worden (Campbell et al. 2021). Dieser umfasst neben den Skalen epistemisches Vertrauen und epistemisches Misstrauen die Skala epistemische Gutgläubigkeit *(epistemic credulity)*. Die letzteren beiden sind sowohl mit unsicherem Bindungsverhalten als auch mit Psychopathologie assoziiert.

KAPITEL 3

Mentalisieren bei spezifischen Persönlichkeitsstörungen

3.1 Borderline-Persönlichkeitsstörung (BPS) als Mentalisierungsstörung

Die BPS zeichnet sich durch eine Vielzahl an Symptomen aus (s. Kapitel 1.2). Die Kernsymptomatik besteht aus emotionaler Dysregulation, Impulsivität und interpersonellen bzw. sozialen Schwierigkeiten (Bateman et al. 2019a). Die emotionale Dysregulation ist alsdas Kardinalsymptom bei Patienten mit BPS mit Schwierigkeiten der Wahrnehmung und Prozessierung eigener Emotionen sowie der Emotionen anderer assoziiert (Review bei Carpenter & Trull 2013). Das in Kapitel 1 beschriebene Kriterium A des AMPD des DSM-5 zeigt für die BPS phänomenologisch große Überlappungen mit dem Mentalisierungsmodell (Bateman & Fonagy 2016), was inzwischen auch empirisch belegt werden konnte (Zettl et al. 2020).

Schwierigkeiten mit dem Mentalisieren sind also für die Kernprobleme der BPS verantwortlich, sodass die Mentalisierungsstörung auch als »Endophänotyp« bezeichnet wurde, der den sonstigen Symptomen basal zugrunde liegt (Sharp & Kalpakci 2015).

Aus Sicht des Mentalisierungsmodells besteht hierbei insbesondere eine Störung der Poldimensionen affektiv vs. kognitiv. Auf Grund einer neurobiologisch nachweisbaren Aktivierung automatischer Mentalisierungsprozesse (Luyten et al. 2012) werden Affekte im Äquivalenz-Modus erlebt und können nicht durch kognitive bzw. neurobiologisch übergeordnete Kontrolle modifiziert werden. Affekte bzw. Affektkorrelate sind hyperreal und werden sehr körpernah erlebt. Getriggert wird dieser Prozess meist interpersonell durch die Aktivierung des Bindungssystems. Das auf automatisierten Mentalisierungsprozessen basierende Verhalten verschärft die interpersonelle Situation weiter. Zudem führt der Versuch, die Affektregulation von außen (z. B. therapeutisch) zur Verfügung zu stellen, ggf. zu einer weiteren Aktivierung des Bindungssystems mit entsprechend negativem Einfluss auf die Emotionsregulation (s. Kapitel 5.1).

Intensive negative Affekte sind wiederum eng mit Störungen der Impulskontrolle assoziiert. Das zeigt sich klinisch besonders in Form von Suizidversuchen und Selbstverletzungen, die auch als Versuch verstanden werden können, der emotionalen Dysregulation bzw. dem damit einhergehenden Mentalisierungsverlust entgegenzuwirken (Paris 2005; Terzi et al. 2017; Tragesser & Robinson 2009). In Bezug auf das Mentalisierungsmodell sind hier wiederum die Poldimensionen automatisch vs. kontrolliert entscheidend. Die Auswirkungen des Verhaltens auf das Selbst und andere sind eingeschränkt oder nicht reflektierbar. Aufgrund des vorherrschenden Automatismus führt der Versuch, die den impulsiven Handlungen zugrundeliegenden mentalen Beweggründe zu eruieren, häufig zum Pseudomentalisieren (Euler & Walter 2020).

Emotionale Dysregulation, Impulsivität und interpersonelle Schwierigkeiten sind also eng miteinander verknüpft. Empirisch konnte an einer großen Gruppe von Patienten mit BPS gezeigt werden, dass dieser Zusammenhang indirekt über Mentalisierungsprobleme zu erklären ist (Euler et al. 2019a).

Das Mentalisierungsversagen in interpersonellen Situationen wird auf der Grundlage des Bindungsmodells gut nachvollziehbar. Das unsicher-verstrickte und ängstliche Bindungsmuster (s. Kapitel 2.5; Bateman & Fonagy 2016; Buchheim & George 2011; Fonagy 1995) ist darüber hinaus mit einer ausgeprägten Zurückweisungssensitivität verbunden. Dies konnte experimentell bestätigt werden (Euler et al. 2018d; Staebler et al. 2011) und fand Eingang ins Kriterium A des AMPD. Daraus resultiert eine ständige Suche nach Bestätigung bzw. eine Hypervigilanz gegenüber Zurückweisung, die mit Fixierung auf automatische und externale (Fehl-)Mentalisierung verbunden ist. Eine abhängige Beziehungsgestaltung mit andauernder

Anpassung an die Affekte und Befindlichkeiten anderer kann hier die Folge sein, um Zurückweisung zu vermeiden.

Die external starke Ausprägung des Mentalisierens anderer bei gleichzeitig unterrepräsentiertem internalen Mentalisieren wird auch als »Borderline-Empathie-Paradox« (Dinsdale & Crespi 2013) bezeichnet und führt häufig zur Verzerrung der Vorstellung von mentalen Zuständen anderer.

Zusammengefasst äußert sich die Mentalisierungsstörung bei Patienten mit BPS durch eine Verschiebung der Dimensionen auf die Pole external, automatisiert und affektiv (s. Abb. 2, S. 74).

Im Hinblick auf die Dimensionen des Mentalisierens kann die Beeinträchtigung von Menschen mit BPS im Einzelnen folgendermaßen beschrieben werden:

Automatisch – Kontrolliert

Automatisches Mentalisieren erfolgt intuitiv, nonreflexiv und unbewusst. Es kann deshalb auch nicht verbalisiert werden. Bei getriggertem Bindungssystem kann es interpersonell bei Patienten mit BPS zu starkem Misstrauen bzw. unkritischem Vertrauen führen (s. Kapitel 2.5). Das Denken folgt automatisierten Zuschreibungen, die Handlungen sind impulsiv und berücksichtigen weder die Konsequenzen für das Selbst noch für die anderen.

Selbst – Andere

Eine Fokussierung auf das Selbst ist beobachtbar, wenn Patienten mit BPS im Hyperarousal ganz auf das Selbst, die überflutenden Affekte und die unzweifelhafte Gewissheit ihrer Wahrnehmung im *Äquivalenz-Modus* fixiert sind. Das Erleben und die Perspektive des anderen haben dann keine Chance berücksichtigt zu werden. Auch im umgekehrten Sinne kann der Verlust der Selbst-Objekt-Differenzierung z. B. bei emotionaler Ansteckung *(emotional contagion)* dieser Dimension zugeordnet werden. Hypermentalisieren als extremer Ausprägungsgrad der Dimension andere(r) scheint wiederum besonders charakteristisch für Jugendliche mit BPS zu sein (Bo et al. 2017).

Kognitiv – Affektiv

Bei Patienten mit BPS ist besonders die fehlende kognitive Relativierung von Affekten relevant. Differenzierte Kognitionen sind dialektisch zwischen Zweifeln und Gewissheit organisiert. Patienten mit BPS tendieren zu Extremen, die eine positive Auswirkung auf heftige Affekte verunmöglichen.

Internal – External

Die Hypersensitivität gegenüber mimischen und gestischen Ausdrücken anderer kann unter die External-Dimension gefasst werden. In der Interaktion im klinischen Setting kann dies zu extremer Hypervigilanz gegenüber äußeren Anzeichen für mangelnde Wertschätzung oder Zurückweisung führen. Ebenso gehört zum externalen Pol die Gefahr, sich von beobachtbaren Affekten anderer »infizieren« zu lassen. Dies ist besonders in Gruppentherapien zu berücksichtigen.

Ein Beispiel für das Mentalisierungsprofil einer Patientin mit BPS findet sich in Kapitel 5.2.

Spezifische Aspekte beeinträchtigten Mentalisierens bei der Borderline-Persönlichkeitsstörung

- Mentalisieren ist external, automatisiert und affektiv betont
- Mentalisieren erfolgt automatisiert durch Zuschreibung aufgrund von durch die Aktivierung unsicherer Bindungsmuster wahrgenommener externaler Aspekte
- Mentalisieren ist affektiv dominiert mit mangelnder Kontrolle durch Kognitionen
- Impulsive Handlungen wie Selbstverletzungen und Suizidversuche können aufgrund ihres automatisierten Ablaufs nicht ohne weiteres mit mentalen Beweggründen erklärt werden

3.2 Antisoziale Persönlichkeitsstörung (ASPS) als Mentalisierungsstörung

Bei der ASPS ist die Störung des Mentalisierens im Kontext verschiedener Formen der Gewaltausübung zentral. Da es bei den meist männlichen Patienten im Rahmen dieser Persönlichkeitsstörung häufig zu Straffälligkeit kommt, besteht ein enger Bezug zu forensischen Behandlungssettings (s. Kapitel 5.2). Die Mentalisierungstheorie bietet einen Ansatz, mit dem u. a. Gewalt auf der Grundlage eines Mentalisierungsversagens mit Vorherrschen nonmentalistischer Modi und entsprechendem Beziehungsversagen verstanden werden kann.

Entwicklungspsychologisch ist eine spätere ASPS häufig mit Aggressionserfahrungen durch frühe Bezugspersonen assoziiert. Das kindliche Selbst muss sich bezüglich eines misshandelnden Elternteils auf äußere Merkmale für vorhersagbares Verhalten fokussieren (»Sind beim Vater äußere Anzeichen für Gereiztheit beobachtbar, dann droht Prügel, also gehe ich ihm besser aus dem Weg«). Gleichzeitig entwickelt sich eine Mentalisierungsblockade gegenüber eigenen Affekten (da für das Kind unerträgliche Angst, Unsicherheit und Bedrohung nicht mentalisiert werden können, sofern keine ausgleichenden, reparativen Bezugspersonen zur Verfügung stehen). Auch gegenüber den Affekten anderer entwickelt sich eine Mentalisierungsstörung. Die emotionale Einfühlung in einen misshandelnden Vater, dem gegenüber gleichzeitig Gefühle von Zuneigung und Abhängigkeit bestehen, ist für das Kind nicht zu bewältigen.

Mentalisierungsdefizite bei ASPS und ihre Folgen

Mehrere Studien illustrierten bei Patienten mit ASPS neurobiologische Korrelate einer mangelnden Affektwahrnehmung unter Stress sowie Fehlinterpretationen bei der Einschätzung emotionaler Gesichtsausdrücke (Domes et al. 2009; Preissler et al. 2010). Mit dem mangelnden Erkennen ängstlicher Gesichtsausdrücke ist bei antisozialen Patienten beispielsweise eine Hyporesponsivität der Amygdala assoziiert (Marsh & Blair 2008). Patienten mit ASPS und psychopathischen Traits zeigen im Bereich des kognitiven Mentalisierens wiederum bessere Resultate als ASPS-Patienten ohne psychopathische Traits (Dolan & Fullam 2004). Andererseits wiesen sie Reduktionen der grauen Substanz in Bereichen des Gehirns auf, in denen prozedurales Mentalisieren und prosoziale Affekte lokalisiert sind (Gregory et al. 2012). Defizite des Mentalisierens sind mit Psychopathie und proaktiver Aggression verbunden (Taubner et al. 2013b). In einer eigenen Studie in der Arbeitsgruppe von Peter Fonagy konnten wir durch Kombination einer Erhebung via Fragebogen (RFQ) mit einer experimentellen Methode (MASC) ebenfalls zeigen, dass das Mentalisierungsdefizit bei ASPS mit Psychopathie und Aggressivität verbunden ist (Griem et al., under review). Mit einem komplexen Design zur Untersuchung des Mentalisierens bei Straftätern mit und ohne ASPS konnten spezifische Defizite in Bezug auf Perspektivenübernahme und Affektwahrnehmung, besonders ausgeprägt bei Straftätern mit ASPS, festgestellt werden (Newbury-Helps et al. 2017).

Diese Forschungsbefunde verdeutlichen, dass bei ASPS-Patienten mit psychopathischen Zügen bzw. bei Straftätern mit ASPS Mentalisierungsdefizite prosoziales Verhalten hemmen und aggressive Impulse und Verhaltensweisen nur mangelhaft unterdrücken können (Bateman et al. 2013; Bateman & Fonagy 2016). Für die Ausübung von Gewalt ist also letztlich ein interpersonelles Mentalisierungsversagen verantwortlich (McGauley et al. 2011).

Andererseits ist eine höhere Mentalisierungskapazität als protektiver Moderator nachgewiesen worden, der bei Jugendlichen mit psychopathischen Traits aggressives Verhalten hemmt (Taubner et al. 2016). Bei Erwachsenen zeigte sich, dass (Selbst-)Achtsamkeit als Aspekt des Mentalisierens den Zusammenhang zwischen Aggression und ASPS mediiert (Velotti et al. 2016).

Zusammenfassend besteht also bei Patienten mit ASPS ein Zusammenhang zwischen Mentalisierungsdefiziten einerseits und Merkmalen bezüglich Gewaltneigung, Psychopathie, Aggression und Straffälligkeit andererseits. Umgekehrt könnten diese Aspekte durch eine Verbesserung des Mentalisierens bei Patienten mit ASPS positiv beeinflusst werden.

Im Hinblick auf die Dimensionen des Mentalisierens bestehen bei Menschen mit ASPS Ungleichgewichte mit Vorherrschen automatischer, kognitiver und externaler Mentalisierung (s. Abb. 2, S. 74). Diese können im Einzelnen folgendermaßen beschrieben werden:

Automatisch – Kontrolliert

Durch häufig rein automatisches Mentalisieren erfolgen Handlungen ohne reflexive Kontrolle.

Selbst – Andere und Kognitiv – Affektiv

Menschen mit ASPS können Experten für das (kognitive) Erkennen der mentalen Zustände anderer sein (kognitive Hypermentalisierung) und verstehen es, dies für ihre eigenen Zwecke nutzbar zu machen. Gleichzeitig sind antisoziale Persönlichkeiten nicht in der Lage, sich affektiv in das innere Erleben anderer, zum Beispiel in die Verzweiflung eines Opfers, einzu*fühlen*. Andere Menschen können dadurch auf der Verhaltensebene häufig gut kontrolliert werden. Daneben besteht auch eine mangelnde Fähigkeit, eigene affektive innere Zustände wie Angst, Beschämung und Demütigung zu mentalisieren.

Internal – External

In der Regulation von Interaktion und Verhalten sind antisoziale Menschen vollständig auf äußere Zeichen angewiesen. Dabei fokussieren sie primär auf äußerlich beobachtbare Aspekte des Mentalen (Fokus auf external), innere Dimensionen mentaler Zustände sind in der Vorstellung nicht existent.

Beispiele für typische Formen prämentalistischer Modi bei antisozialer Persönlichkeitsstörung (Bateman & Fonagy 2016; Bateman et al. 2019b):

Äquivalenz-Modus

- Treten Ansätze von Gefühlen wie Scham, Demütigung oder Unterlegenheit auf, werden diese so »hyperreal« (und unmodifizierbar) erlebt, dass sie existenziell bedrohlich sind. In Verbindung mit einem interpersonellen Hyperarousal stehen zu deren Bewältigung nur Angst-Kampf-Reflexe (z. B. Gewalttätigkeit) zur Verfügung

Als-ob-Modus

- Das innere Erleben anderer, z. B. eines Opfers, ist abgekoppelt von der eigenen Bedürfnisbefriedigung und insofern weder wahrnehmbar noch einfühlbar; zwischen den »Mindsets« von Opfer und Täter besteht keine Verbindung

Teleologischer Modus

- Die soziale Welt wird in eine physische (hierarchische) Ordnung gebracht, in der ein System von Loyalität und Ehrenkodizes gilt. Erfahrungen sind nur bedeutsam, wenn sie beobachtbare Konsequenzen haben, Vergeltungsmaßnahmen erfolgen körperlich. Attribute wie Selbstwert und Loyalität werden durch äußere Merkmale (teure Gegenstände) und Handlungen (großzügige Einladungen) zum Ausdruck gebracht.

Spezifische Aspekte beeinträchtigten Mentalisierens bei der antisozialen Persönlichkeitsstörung (ASPS)

- Bei Straftätern mit ASPS und ASPS mit psychopathischen Persönlichkeitsmerkmalen zeigen sich in wissenschaftlichen Untersuchungen besonders häufig Defizite in der Mentalisierungsfähigkeit
- Das Mentalisierungsprofil von antisozialen Persönlichkeiten ist auf externale Faktoren bei anderen und deren Kognitionen fokussiert. Dies ermöglicht die Vorhersagbarkeit von Verhalten und dessen Manipulation
- Gleichzeitig besteht eine mangelnde oder gar fehlende Kapazität, sich affektiv in andere einzufühlen und eigene Emotionen wahrzunehmen
- Häufig dominiert der Teleologische Modus, bei dem nur beobachtbares Verhalten zählt, auf das auf der Handlungsebene reagiert werden kann

3.3 Narzisstische Persönlichkeitsstörung (NPS) als Mentalisierungsstörung

Bei der NPS bzw. beim Pathologischen Narzissmus (PN)[4] kommt es ähnlich wie bei den anderen beschriebenen Persönlichkeitsstörungen in der Entwicklungsgeschichte zu Irritationen in den Beziehungen mit den primären Bindungspersonen, die die Entwicklung des Mentalisierens beeinträchtigen (Stalujanis & Euler 2019). Die Abhängigkeit von Bezugspersonen in der Kindheit wird als existenziell verunsichernd erfahren, sodass Abhängigkeit in einem Beziehungskontext im Erwachsenenalter (z. B. in der Partnerschaft, bei Krankheit oder im Rahmen einer therapeutischen Beziehung) sehr schwer oder gar nicht toleriert werden kann. In der Folge entsteht bei vielen narzisstischen Patienten ein hypoaktives Bindungsverhalten (Britton 2004; Dimaggio et al. 2008). Das vermeidende Bindungsverhalten, verbunden mit epistemischer Ausblendung *(disregard)*, führt zu einer spezifischen Beziehungsstörung von narzisstischen Patienten, welche die Behandlung besonders schwierig macht (Choi-Kain et al., in press).

Insbesondere beim grandiosen Narzissmus besteht ein vermeidender Bindungstyp (Diamond et al. 2014) mit zwanghaft übersteigertem Selbstbezug und Verleugnung von interpersoneller Bezogenheit (Bowlby 1969; Dickinson & Pincus 2003; Lorenzini & Fonagy 2013). Dabei spielt unter anderem die elterliche Vermittlung von Überwertigkeit, verbunden mit einer nichtkontingenten bzw. fehlenden Spiegelung verletzlicher Selbstanteile eine Rolle (Blatt & Levy 2003; Fonagy et al. 2008). Negative bzw. verletzliche Selbstzustände wie Trauer, Scham oder Unsicherheit können daher im interpersonellen Kontext nicht zugelassen bzw. toleriert werden. In Analogie zur BPS entsteht beim PN ein narzisstisches fremdes Selbst als Repräsentanz, das mit einer ständigen Notwendigkeit zur Selbstüberhöhung verbunden ist, um die Selbstkohärenz zu erhalten (Drozek & Unruh 2020).

Das Bindungsverhalten ist bei vulnerablem Narzissmus aufgrund

---

4 Das Konzept des Pathologischen Narzissmus (PN) ist umfassender als das der NPS und berücksichtigt stärker die aktuelle Entwicklung hin zu einer dimensionalen Perspektive (s. Kapitel 3.3).

des negativen Selbstbildes gleichzeitig vermeidend und ängstlich. Die Angst vor Ablehnung und Hypersensibilität für Kritik führen in der Folge zu einem vermeidenden Bindungsverhalten (Smolewska & Dion 2005). Vulnerable Narzissten streben interpersonelle Übereinstimmung an und vermeiden deshalb Meinungsverschiedenheiten (Bateman 1998).

Auch wenn die Evidenzlage zum Teil etwas widersprüchlich ist, kann bei NPS bzw. PN von unsicheren Beziehungsmustern mit vorwiegend ängstlicher Bindung bei vulnerablem Narzissmus und überwiegend vermeidender Bindung bei grandiosem Narzissmus ausgegangen werden (Dickinson & Pincus 2003; Kealy et al. 2015).

Das vermeidende Bindungsmuster zeigt sich im Behandlungskontext durch geringere Bereitschaft zur psychotherapeutischen Behandlung, in Schwierigkeiten der therapeutischen Beziehung und häufigeren Therapieabbrüchen (Ellison et al. 2013; Gamache et al. 2018; Pincus et al. 2014; Ronningstam 2017). Patienten versuchen interpersonale Bezogenheit zu vermeiden, einschließlich Gefühlen von Abhängigkeit und Bedürftigkeit (Lorenzini & Fonagy 2013). Das Beziehungsangebot des Therapeuten per se kann für narzisstische Patienten eine Bedrohung darstellen, insbesondere wenn sie sich nicht vollkommen verstanden fühlen oder wenn der Therapeut eine andere Meinung vertritt als sie selbst – und nicht zuletzt auch bei übermäßiger empathischer Zuwendung durch den Therapeuten. Das kühle, verachtende und herablassende Verhalten des Narzissten kann auch bei Therapeuten wiederum aversive Reaktionen bzw. Frustration und Hilflosigkeit hervorrufen (Bennett 2006; Colli et al. 2014; Links & Prakash 2014; Luchner et al. 2008; Tanzilli et al. 2017). Dies führt häufig zum Versuch des Therapeuten, die Aussagen des Patienten inhaltlich zu widerlegen bzw. auf einer kognitiven Ebene zu argumentieren.

Der Zusammenhang von NPS bzw. PN mit Mentalisierungsdefiziten lässt sich aufgrund des Mangels an empirischer Evidenz primär aus der Forschung mit verwandten Konstrukten herleiten. Die NPS bzw. PN sind mit neurobiologisch nachweisbaren empathischen Defiziten verbunden; dabei ist insbesondere die affektive Empathie betroffen (Jonason & Krause 2013; Baskin-Sommers et al. 2014; Fan et al. 2011; Ritter et al. 2011; Schulze et al. 2013). Narzisstische Menschen weisen Beeinträchtigungen der Metakognition und Emotionsregulation auf und sind alexithym (Bilotta et al. 2018; Marissen et al. 2012; Ritzl et al. 2018). Dabei schätzen sie selbst ihre Fähigkeit, mentale Zustände zu erfassen, größer ein, als sie ist (Ames 2004, Baskin-Sommers et al. 2014, Billotta et al. 2018).

Im Hinblick auf die Dimensionen des Mentalisierens (s. Abb. 2, S. 74) kann die Beeinträchtigung von Menschen mit PN oder NPS folgendermaßen beschrieben werden:

Automatisch – Kontrolliert
Personen mit NPS fühlen sich in Bezug auf einen potenziellen Kontrollverlust in der Beziehungsgestaltung leicht bedroht. Je größer sie die Bedrohung bezüglich ihrer Eigenständigkeit wahrnehmen, desto tiefgreifender wird ihr Bindungssystem aktiviert. Als Folge wechselt ihr Mentalisieren in einen automatischen Modus. Ihr Mentalisieren ist dann von stereotypen Mustern gekennzeichnet, die weniger dynamisch und flexibel sind (Luyten & Fonagy 2015; Ronningstam 2010).

Selbst – Andere und Kognitiv – Affektiv
Gemäß dem Konzept des Mentalisierens sind narzisstische Personen im Allgemeinen durch ihren überwiegenden Aufmerksamkeitsfokus auf ihre eigenen mentalen Zustände charakterisiert. Sie kontrollieren, was andere für sie selbst tun, um einen inneren psychischen Gewinn zu erreichen, jedoch sind sie nicht in der Lage, sich affektiv in ihr Gegenüber einzufühlen (Bateman et al. 2013). Patienten mit NPS können Gedanken und Gefühle anderer aus ihrer eigenen Sicht beschreiben, kommen jedoch in Schwierigkeiten, wenn sich der mentale Zustand des anderen von ihrem eigenen unterscheidet. Sie haben auch Schwierigkeiten, unterschiedliche Facetten der Affekte und deren zugrundeliegenden interpersonalen Kontext zu beschreiben als auch Verständnis für andere aufzubringen (Dimaggio et al. 2008). Die unterentwickelte Differenzierung zwischen Selbst und anderen führt zu emotionalem Stress, wenn Patienten mit NPS mentale Zustände von anderen mentalisieren sollen. Zudem erschwert ihnen ihre Selbstfokussierung die Wahrnehmung der Mitgefühle anderer. Erst wenn ihr Selbstwert durch das Verhalten anderer be-

droht ist, fokussieren sie deren mentale Zustände, um diese in ihrem Sinne beeinflussen zu können.

Internal – External
Narzisstische Patienten sind vor allem auf die innere Regulation ihres Selbstwertes fokussiert. Auf innere Zustände der anderen fokussieren sie nur, um deren Verhalten den eigenen Absichten entsprechend zu beeinflussen.

Spezifische Manifestationen der nonmentalistischen Modi bei PN (Drozek & Unruh 2020; Simonsen & Euler 2019):

Äquivalenz-Modus
- Uneingeschränkte Wahrnehmung des Selbst als besonders oder höherwertig und der anderen als insuffizient und fehlbar
- Bei Verlust der Selbstkohärenz können Affekte wie Scham und Demütigung »hyperreal« und damit vernichtend erlebt werden

Als-ob-Modus
- Narrative sind durch Pseudomentalisieren mit Intellektualisierung gekennzeichnet, mentale Zustände von Selbst und anderen werden rein kognitiv erfasst
- Entkoppelung der Affekte vom Selbst (Affektisolation)

Teleologischer Modus
- Bewunderung und Anerkennung müssen physisch erfass- bzw. messbar sein (z. B. beruflicher Aufstieg, sportliche Erfolge, eigene körperliche Attraktivität)
- Beobachtbares fehlerhaftes Verhalten von anderen beweist deren Wert- oder Respektlosigkeit

3.4 Ängstlich-vermeidende Persönlichkeitsstörung (ÄVPS) als Mentalisierungsstörung

Die Einschränkung der Kapazität zu mentalisieren steht bei der ÄVPS in engem Bezug zu der das Störungsbild kennzeichnenden übermäßigen Selbstkritik sowie der damit verbundenen Sorge, von anderen abgelehnt zu werden. Mentalisieren von Patienten mit ÄVPS ist oft charakterisiert durch Hypermentalisieren. Ein andauernder, negativ getönter, analytisch-kognitiver Reflexionsprozess gegenüber dem Selbst hat die Intention, sich vor einem authentischen Kontakt mit schmerzhaften Gefühlen von sich und anderen zu schützen (Simonsen & Euler 2019). Es besteht ein hoher Leidensdruck, da Gefühle von Sicherheit und Geborgenheit weder durch den Bezug auf das Selbst noch durch Bezugnahme auf andere erlebt werden. Insofern sind Patienten mit ÄVPS für andere, auch im therapeutischen Kontext, emotional sehr schwer erreichbar. Während Patienten mit anderen Persönlichkeitsstörungen u.a. im Rahmen ihrer affektiven Instabilität eine größere Varianz ihrer Mentalisierungsfähigkeit zeigen, ist bei Patienten mit ÄVPS die Fähigkeit des Mentalisierens überdauernder und kontextunabhängiger beeinträchtigt (Simonsen & Euler 2019).

Bindung und ÄVPS

Einige Studien konnten den Zusammenhang zwischen ungünstigen kindlichen Entwicklungsbedingungen und ÄVPS aufzeigen. Dabei unterschieden sich Patienten mit sozialer Phobie und ÄVPS hinsichtlich der frühen Beziehungserfahrungen (Torvik et al. 2016). Patienten mit sozialer Phobie und ÄVPS erlebten eine signifikant größere Vernachlässigung in der Kindheit als Patienten mit sozialer Phobie ohne ÄVPS (Eikenaes et al. 2015). Dabei spielen neben Vernachlässigung auch eine durch Kälte und Kritik gekennzeichnete elterliche Haltung einer Rolle (Lampe 2016). In einer weiteren Studie konnte Hänseln durch die Eltern als stärkster Prädiktor für spätere Symptome einer ÄVPS identifiziert werden (Hageman et al. 2015).

In mehreren Untersuchungen konnten entsprechend dieser frühen Beziehungserfahrungen bei Patienten mit ÄVPS ängstliche und vermeidende Bindungsrepräsentanzen nachgewiesen werden (Beeney et al. 2015; Eikenaes et al. 2016; MacDonald et al. 2013; Meyer et al. 2004).

Beeinträchtigtes Mentalisieren bei ÄVPS

Nur wenige Studien haben Mentalisieren oder konzeptionell benachbarte Konstrukte bei Patienten mit ÄVPS untersucht. Nolte und Mitarbeiter verknüpfen die unsicheren Bindungsrepräsentanzen konzeptionell mit einer dysfunktionalen Stressregulation und Einschränkungen des Mentalisierens bei Angststörungen (Nolte et al. 2011). So konnten u. a. für Patienten mit ÄVPS Defizite in emotionaler Empathie *(empathic concern)* sowie empathieassoziiertem Stress festgestellt werden, bezüglich kognitiver Empathie wurden wiederum keine Defizite festgestellt (Hengartner et al. 2014). Patienten aus dem Cluster C, zu dem neben der ÄVPS die dependente und die zwanghafte Persönlichkeitsstörung gehören, übertreffen sowohl nichtklinische Stichproben als auch BPS-Patienten in kognitiver Mentalisierung (Theory of Mind) (Arntz et al. 2009). Beide Studien unterstützen die klinische Beobachtung, dass affektives Mentalisieren von Selbst und anderen, das emotionalen Stress verursachen könnte, bei Patienten mit ÄVPS durch (kognitives) Hypermentalisieren ausgeschaltet wird.

In der Studie von Beeney und Mitarbeitern wurde der Zusammenhang zwischen unsicherer Bindung und ÄVPS nicht durch Mentalisierungs-, sondern durch Abgrenzungsprobleme in der Beziehung zu anderen mediiert (Beeney et al. 2015).

In mehreren Studien wurden Zusammenhänge zwischen ÄVPS und Problemen in der Metakognition beschrieben, vor allem was das Erkennen eigener Affekte in Zusammenhang mit der bei ÄVPS assoziierten Tendenz zur Zurückhaltung im sozialen Kontext betraf (Dimaggio et al. 2007; Moroni et al. 2016; Semerari et al. 2014).

Obwohl die Studienlage zu Bindung und Mentalisieren bei der ÄVPS weniger umfassend als beispielsweise für die BPS ist, lässt sich zusammenfassend feststellen, dass ängstlich-vermeidende Bindungsmuster bei Patienten mit ÄVPS mit kindlichen Beziehungserfahrungen verbunden sind, die von Vernachlässigung und Kritik geprägt waren. Darüber hinaus weisen die Befunde auf Defizite des affektiven Mentalisierens von Selbst und anderen hin, während kognitiv eher eine Tendenz zum Hypermentalisieren besteht.

Im Hinblick auf die Dimensionen des Mentalisierens bestehen bei

Menschen mit ÄVPS demnach automatische, negativ konnotierte Kognitionen in Bezug auf das Selbst (s. Abb. 2, S. 74). Diese Dimensionen können im Einzelnen folgendermaßen beschrieben werden:

Automatisch – Kontrolliert
Patienten mit ÄVPS unterliegen automatischem Mentalisieren, das von ihren Bindungsrepräsentanzen und damit verbundenen Annahmen über das Selbst und andere geprägt ist (»Ich bin wertlos«, »Wie ich bin, ist zum Schämen«). Die damit verbundene Rigidität verleiht Sicherheit bei der Orientierung in der sozialen Welt. Der Wechsel in den kontrollierten Modus stellt eine große Herausforderung dar, weil die Konfrontation mit dem negativen Selbstbild in all den damit verbundenen Nuancen und Widersprüchlichkeiten die Mentalisierungsfähigkeit überfordert und deshalb die Selbstkohärenz bedroht. Für Therapeuten besteht das Ziel darin, mit den Patienten in einen vertrauensvollen Prozess zu gelangen, in dem kontrolliertes Mentalisieren (und damit auch das Hinterfragen der rigiden Annahmen über das Selbst und andere) möglich wird.

Selbst – Andere
Patienten mit ÄVPS meiden sowohl mental als auch bei konkreten Begegnungen Auseinandersetzungen mit anderen. Mit dem Rückzug auf das Selbst und den damit verbundenen negativen Kognitionen schützen sie sich vor vermeintlicher negativer Bewertung und Ablehnung durch andere, da dies zusätzlich mit bindungsassoziiertem Stress verbunden ist. Dadurch können andere jedoch nicht als Korrektiv für Selbst- und Objektrepräsentanzen dienen.

Kognitiv – Affektiv
In Ergänzung zu den oben bereits angegebenen Untersuchungen stützen weitere Studien die Defizite von Patienten mit ÄVPS bezüglich des affektiven Mentalisierens. Das betrifft den Zugriff auf eine spielerische Neugierde (Karterud et al. 2016), deren Entwicklung einen hohen Stellenwert hat. Emotionswahrnehmung und -regulation sind bei Patienten mit ÄVPS signifikant beeinträchtigt, was mit neurobiologischen Prozessen in der Amygdala korrespondiert

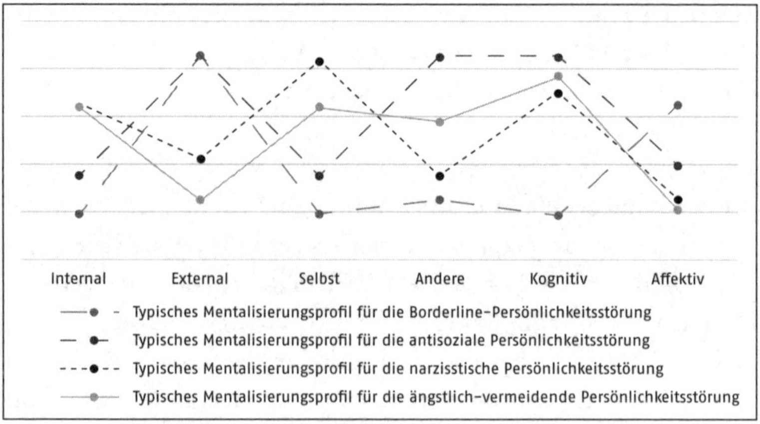

Abbildung 2: Prototypische Mentalisierungsprofile von BPS, ASPS, NPS und ÄVPS (in Anlehnung an Bateman & Fonagy 2019a)

(Denny et al. 2015; Johansen et al. 2013). Ihre mentalen Prozesse sind durch Intellektualisierung und Grübeln (kognitives Hypermentalisieren) gekennzeichnet, verbunden mit einem mentalen und sozialen Rückzug auf das Selbst.

Internal – External

Neben den beschriebenen Defiziten bei der affektiven Wahrnehmung des eigenen mentalen Erlebens konnte gezeigt werden, dass es auch Beeinträchtigungen im Hinblick auf die Wahrnehmung von Außenreizen gibt. So fanden sich Abweichungen der Aktivitätsmuster in der Insel-Region bei Patienten mit ÄVPS beim wiederholten Präsentieren von emotional negativ bewerteten Bildern im Vergleich zu gesunden Personen (Koenigsberg et al. 2014). Offenbar erkennen Patienten mit ÄVPS im Vergleich zu Kontrollpersonen äußerliche Anzeichen von Angst bei anderen weniger gut (Rosenthal et al. 2011). Simonsen und Euler (2019) betonen im Hinblick auf das externale Mentalisieren, dass das Hauptproblem für soziale Interaktionen bei diesen Patienten weniger im Erkennen externaler Anzeichen anderer liegt als in der reduzierten Repräsentation eigener externaler mentaler Zustände. Dies ist für Interaktionspartner, also auch Therapeuten oder beispielsweise Mitpatienten in Gruppentherapien, mit Schwierigkeiten verbunden, das mentale Erleben der Patienten zu erfassen.

KAPITEL 4

Mentalisierungsbasierte Therapie (MBT) zur Behandlung von Persönlichkeitsstörungen

4.1 MBT als Behandlungsverfahren

Die MBT wurde ursprünglich zur Behandlung von Patienten mit BPS im teilstationären Kontext entwickelt (Bateman & Fonagy 1999) und liegt aktuell als Manual für die ambulante Intensiv-Therapie vor (Intensive Outpatient Program, MBT-IOP; Bateman & Fonagy 2016). MBT-IOP umfasst von Beginn an die Kombination von Einzel- und Gruppentherapie und ist auf 18 Monate ausgelegt.

Entsprechend dem Primat, dass bei Patienten mit Persönlichkeitsstörungen eine ambulante Behandlung einer (teil-)stationären prinzipiell vorzuziehen ist (Euler & Walter 2020), gilt MBT-IOP als das Standardverfahren. Nichtsdestotrotz kann die MBT an jedes andere Setting adaptiert werden (Euler & Walter 2020). Dies ist insbesondere für den deutschsprachigen Raum bedeutsam, da stationäre und teilstationäre psychotherapeutische Behandlungen ein wesentlicher Bestandteil des Versorgungssystems sind.

Basierend auf der Überzeugung, dass psychische Veränderungsprozesse nur induziert werden können, wenn mentalisiert wird, stellt der Fokus auf das gemeinsame Mentalisieren das Spezifikum und Innovative der MBT dar (Allen et al. 2011). Das Modell geht außerdem davon aus, dass die Beeinträchtigung des Mentalisierens bei Patienten mit Persönlichkeitsstörungen den Kernaspekt der zugrundeliegenden Pathologie darstellt (s. Kapitel 3). Nach dem Verständnis der MBT (re-)aktivieren interpersonelle Situationen bei Patienten mit Persönlichkeitsstörungen unsichere Bindungsmuster und konsekutiv mit emotionalem Arousal verbundene prämentalistische Modi (Volkert & Euler 2018). Die Haltung und Technik der MBT orientiert sich demzufolge daran, Mentalisieren in einem sicheren Bindungskontext unter sorgfältiger Beachtung einer Balance des affektiven Anspannungsniveaus (wieder-)herzustellen bzw. aufrechtzuerhalten und die Stabilität und Funktionalität des Mentalisierens in den Situationen zu verbessern, in denen die Fähigkeit zum effektiven Mentalisieren droht, verloren zu gehen (Bateman et al. 2019c).

Beim MBT-Modell handelt es sich zudem um eine komplexe Methode, in der nicht nur der Ablauf der einzelnen Sitzungen strukturiert ist, sondern in der auch definiert wird, wie das Behandlungskonzept als Ganzes implementiert werden soll. Die Wirksamkeit von MBT basiert u. a. auf diesem strukturierten Vorgehen.

4.2 Struktur der MBT

Die ambulante Behandlung mit MBT-IOP ist klassischerweise in vier Phasen unterteilt: 1) Diagnostik, 2) Psychoedukation, 3) Behandlung und 4) Abschlussphase (siehe Abb. 3, S. 77).

In Phase 1 erfolgt eine ausführliche, standardisierte Diagnostik nach DSM oder ICD, inklusive Erfassung der spezifischen Symptombelastung. Die Diagnostik des Bindungsverhaltens und spezifischer Mentalisierungsdefizite erfolgt anhand der Exploration durch den Therapeuten/die Therapeutin und ggf. anhand von Selbsteinschätzungsinstrumenten (siehe dazu Übersicht in Bateman & Fonagy 2016). Basierend auf der Diagnostik werden eine schriftliche Fallformulierung und ein Krisenplan erstellt. Die Fallformulierung dient zur personifizierten Therapieplanung für den individuellen Patienten. Sie enthält eine Hypothese über den Zusammenhang interpersoneller Trigger, Bindungsaktivierung, Verlust des Mentalisierens und den Konsequenzen für das Erleben und Verhalten sowie für die Symptomatik. Zudem werden die gemeinsamen Ziele für die Therapie mentalisierungsspezifisch in möglichst einfacher Sprache formuliert.

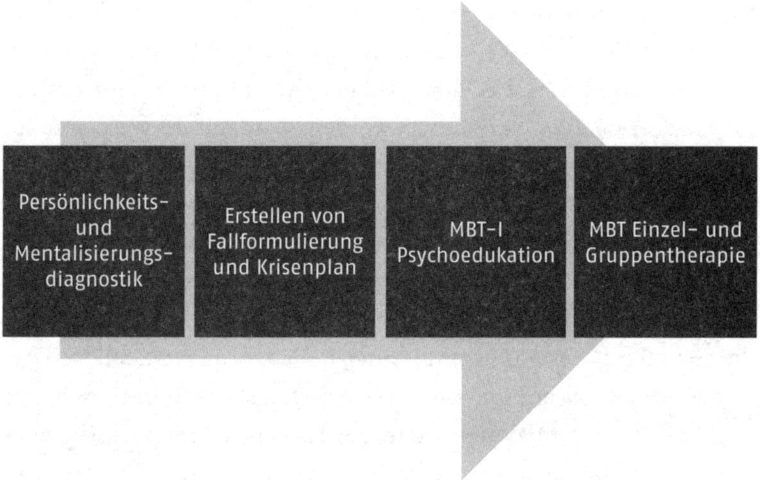

Abbildung 3: Ablauf der ambulanten MBT (Intensive Outpatient Treatment, MBT-IOT; modifiziert nach Bateman & Fonagy 2016; Taubner et al. 2019)

In Phase 2 findet eine strukturierte Psychoedukation im Gruppensetting über einen Zeitraum von 8–12 Wochen statt (s. Kapitel 4.7.1, S. 97).

In Phase 3 wird die Behandlung mit einer Einzel- und einer Gruppensitzung pro Woche über etwa 12 Monate durchgeführt. In den letzten drei Monaten (Phase 4) werden die Themen Trennung und Abschied fokussiert. Schließlich wird in der Regel ein individuelles Follow-up mit sogenannten »Booster«-Sitzungen in niederfrequenten Abständen (z. B. eine Sitzung alle 2–4 Wochen) vereinbart. Versorgungspezifische Modifikationen des Ablaufs bzw. jeder einzelnen Phase sind möglich und in der Praxis durchaus die Regel (Bateman et al. 2016; Euler & Walter 2020). Gleichzeitig müssen die konzeptionellen Rationale hinter den Charakteristika des MBT-IOP (z. B. synergistische Effekte von Einzel- und Gruppenbehandlung, Optimierung des psychotherapeutischen Prozesses durch zeitliche Limitation der Behandlung, vorgeschaltete strukturierte Psychoedukation) berücksichtigt werden.

4.2.1 Fallformulierung

Zu Beginn der Therapie wird gemeinsam die Fallformulierung erstellt. Sie beinhaltet die Therapieziele, die zusammen mit der Patientin/dem Patienten definiert werden. Gemeinsam werden dafür alltagsnahe Probleme identifiziert, die sich durch die Behandlung verändern sollten. Neben der Definition von Problembereichen und daraus resultierenden Therapiezielen geht es auch um die Dokumentation, wie sich der Patient seine Schwierigkeiten mit sich und anderen und in verschiedenen Lebensbereichen erklärt. Da die Erstellung der Fallformulierung im Ursprungsmodell vor der Psychoedukation erfolgt, kann es unter Umständen nötig sein, sie nochmals zu modifizieren, wenn der Patient schon grundlegendes Wissen zum MBT-Konzept erhalten hat und dadurch seine Schwierigkeiten gemeinsam mit dem Therapeuten besser in Zusammenhang mit Bindungsstil und Mentalisierungsproblemen setzen kann.

Ein weiterer Teil der Fallformulierung ist die Gestaltung der Interaktion in der therapeutischen Beziehung. Dies bezieht sich vor allem auf die Vorgehensweise des Therapeuten und die möglichen Reaktionen des Patienten darauf (z.B. in Bezug auf die »nicht wissende«, eher fragende Haltung). Außerdem wird der Umgang mit auftretenden Affekten sowie daraus resultierenden möglichen Brüchen in der Beziehung zwischen Patienten und Therapeuten thematisiert.

Schließlich werden die formalen Vereinbarungen zum Verlauf der Therapie, d.h. Dauer der Therapie, gemeinsames Überprüfen von Zwischenständen, Umgang mit Krisen, Erreichbarkeit des Therapeuten außerhalb der Sitzungszeiten sowie das Einverständnis des Patienten zu Videoaufzeichnungen und Supervision festgelegt. In Kapitel 5.2 und 5.5 finden sich Beispiele für Fallformulierungen.

4.2.2 Krisenplan

Der Krisenplan ergänzt die Fallformulierung bezüglich spezifischer Aspekte bei auftretenden psychischen Krisen, insbesondere bei selbstschädigendem Verhalten und Suizidalität. Hierbei wird Wert darauf gelegt, dass das Prozedere vor dem Auftreten einer Krise festgelegt wird. Im Krisenplan wird das schrittweise Vorgehen bei Krisen im Sinne einer konkreten Anleitung formuliert. Dies beinhaltet die Auflistung von Tätigkeiten, die Entlastung bringen, die Notiz von privaten, hilfreichen Bezugspersonen mit Telefonnummern sowie Kontaktmöglichkeiten und Vorgehen für die Inanspruchnahme institutioneller Unterstützung (s. dazu auch Rentrop et al. 2007). Der Krisenplan wird regelmäßig überarbeitet, insbesondere im Hinblick darauf, was sich in Krisensituationen bewährt hat und in welchen Situationen Modifikationen erforderlich sind.

Der Krisenplan ist nicht MBT-spezifisch; ein ähnliches Vorgehen findet prinzipiell in allen evidenzbasierten Verfahren Anwendung. Jedoch basiert der Hintergrund für seine Notwendigkeit im Mentalisierungsmodell spezifisch auf der Theorie, dass in Krisensituationen ein emotionales Hyperarousal auftritt, durch das nur auf Automatismen zurückgegriffen werden kann; hirnphysiologisch sind keine komplexen exekutiven Funktionen (z. B. Abruf der Vorgehensweise zur Rekrutierung von Unterstützungsmöglichkeiten) verfügbar. Insofern ist der Indikator für den Gebrauch des Krisenplans der Zusammenbruch des Mentalisierens, für das individuelle Anzeichen auch ganz spezifisch formuliert werden können.

4.3 Haltung und Technik der MBT

4.3.1 Therapeutische Haltung in der MBT

Zentrales Element ist die therapeutische Haltung des Nichtwissens (*not-knowing stance*; Bateman & Fonagy 2016; Fonagy et al. 2015). Im Mentalisierungsmodell wird davon ausgegangen, dass die innere Realität des Patienten vom Therapeuten nicht von außen erschlossen werden kann, sondern dass es vielmehr darum geht, diese im Wechselspiel mit ihm gemeinsam zu erkunden und zunehmend zu versuchen, die Welt mit dessen Augen zu sehen (Fonagy et al. 2015). Von Seiten des Therapeuten besteht hier die Gefahr, dass dieser nur so tut, als ob er nichtwissend sei, gleichzeitig aber einer inneren (häufig psychodynamischen) Arbeitshypothese folgt. Hier ist es wichtig, sich immer wieder bewusst zu machen, dass die eigene Perspektive nur eine von vielen Möglichkeiten oder Sichtweisen darstellt, den Patienten zu verstehen (Euler & Walter 2020). Die Patienten fordern uns diesbezüglich heraus, indem sie Hilfe und Anleitung suchen und dabei der Annahme folgen, der Therapeut müsse doch wissen, was mit ihnen los sei. Insofern steht die nichtwissende Grundhaltung u. U. im Kontrast zur Intuition sowohl des Therapeuten als auch des Patienten. Gleichzeitig folgt bereits aus der Einbettung der Therapiemethode in einen theoretischen Kontext auch in der MBT per se eine Reihe von Vorannahmen. Aus diesem Grund ist die Grundhaltung je nach Situation und Therapiephase mehr oder weniger einfach anwendbar. Im Gegensatz zur freischwebenden Aufmerksamkeit in der psychoanalytischen Psychotherapie, die Abstinenz und Neutralität beinhaltet, ist der Therapeut in der MBT real präsent, aktiv und im ständigen Austausch über (auch eigene) innere Prozesse. In der MBT geht es nicht vorrangig darum, direkt ein bestimmtes Ziel (z. B. Symptomreduktion) zu erreichen, sondern um die Verbesserung der prozeduralen Fähigkeit des Mentalisierens an sich (Euler & Walter 2020).

Da die Fähigkeit zum Mentalisieren bzw. deren Zusammenbruch eng mit unsicheren Bindungssituationen zusammenhängt, geht es häufig vor allem darum, einen sicheren Bindungskontext herzustellen, um das Arousal auf einem Level zu halten, auf dem Mentalisieren möglich ist, d. h. weder zu niedrig *(too cold)* noch zu hoch *(too*

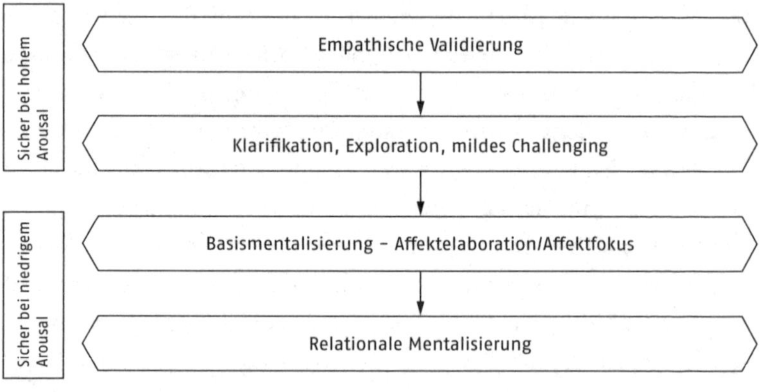

Abbildung 4: Interventionshierarchie in Abhängigkeit vom Arousal (Bindungsaktivierung)

hot). Der Therapeut passt demgemäß seine technischen Interventionen hierarchisch an das Arousal des Patienten an (s. Abb. 4). Die Hierarchie geht von empathischer Validierung bei hohem Arousal über Klarifikation, Exploration, Challenging hin zur Exploration von Affekten bei niedrigerem Arousal und schließlich zum Mentalisieren der therapeutischen Beziehung im Hier und Jetzt bei niedrigem Arousal[5].

4.3.2 Techniken in der MBT

Empathische Validierung

Zu Beginn der Therapie und auch bei hohem Arousal innerhalb einer Therapiesitzung, insbesondere wenn sich der Patient im Äquivalenz-Modus befindet, stehen supportive Techniken und empathische Validierung im Fokus. Bei der *empathischen* Validierung geht es darum, sich in die Perspektive und den Gefühlszustand des Patienten hineinzuversetzen, also zu versuchen die Welt durch seine Augen zu sehen und die Einfühlung in sein Erleben aus Sicht des Patienten (also nicht von außen) zu formulieren. Das ist vor allem zu Beginn für den Therapeuten gar nicht so leicht. Denn empathische Validierung umfasst mehr als bloße Validierung beispielweise in Form von mitfühlenden Äußerungen.

Klinisches Beispiel:
Unterschied Validieren vs. empathisches Validieren

Eine Patientin erzählt, sie habe mit ihrem Freund verabredet, dass sie abends etwas koche und sie gemeinsam miteinander essen würden. Als das Essen fast fertig ist, erhält sie von ihm eine SMS, dass er länger arbeiten müsse und deshalb erst später nach Hause komme. Sie wird wütend und schreibt ihm eine SMS, dass er dann gar nicht mehr kommen müsse, da sie ihm ja anscheinend nicht wichtig sei.

5 Arousal ist in diesem Sinne ein Begriff, der die Aktivierung von unsicheren Bindungsmustern beschreibt und nicht zwangsläufig mit einer äußerlich sichtbaren psychovegetativen Erregung verbunden ist.

> Validierende Intervention des Therapeuten: »Oh je«, mitfühlendes »Mhh« oder andere entsprechende Lautäußerungen. Oder auch: »Ich kann verstehen, dass Sie das enttäuscht hat«.
>
> Empathische Validierung: »Oh nein. Da waren Sie nach der Arbeit extra noch einkaufen. Dann stehen Sie in der Küche, um ihm sein Lieblingsessen zuzubereiten, und dann sagt er in letzter Minute ab. Das ist echt enttäuschend!«

Bei der Validierung »von außen« besteht stets die Gefahr, dass sie vom Patienten als invalidierend erlebt wird (Euler & Walter 2020). Der Unterschied zwischen der Formulierung, »Ich kann verstehen, dass Sie das enttäuscht hat« und »Das *ist* enttäuschend«, ist ganz zentral, da Ersteres impliziert, dass es auch anders wahrgenommen werden könnte, gegebenenfalls sogar, dass eine andere Wahrnehmung angebracht gewesen wäre. Dies können Patienten im Äquivalenz-Modus als sehr invalidierend erleben, was das Arousal weiter steigert.

Ein noch größeres Risiko besteht darin, dass man versucht, den Patienten zu validieren, sich aber tatsächlich schwer damit tut, sich in seine Perspektive einzufühlen. Dann ist es wichtig, »irgendetwas« zu finden (Bateman & Fonagy 2016, S. 351), wofür man ein Mitgefühl mit dem Patienten empfindet, das dann empathisch validiert werden kann. Insofern ist die Hauptarbeit des Therapeuten hier eine innere, indem er versucht, sich wirklich in den Patienten oder etwas aus seinem Narrativ einzufühlen, bevor er validierende Äußerungen macht. Das kann besonders bei Patienten mit NPS oder ASPS eine große Herausforderung sein.

Klarifikation

Die Klarifikation ist »ein in die Tiefe gehendes, detailliertes Explorieren der inneren Welt und des Erlebens des Patienten« (Euler & Walter 2020, S. 76). Beim Patienten soll dabei das Interesse geweckt werden, genauer anzuschauen, was passiert ist und was dabei in ihm und anderen vorgehen könnte. Diese Exploration erfolgt in der MBT sehr detailgenau (in *micro slices*). Der Therapeut fragt so genau nach, dass er am Ende einer besprochenen Szene in der Lage wäre, für eine signifikante Mikrosequenz ein Drehbuch zu erstellen, das ziemlich genau den realen Abläufen entsprechen würde. Erst anschließend wird auf emotionales Erleben fokussiert (Bateman & Fonagy 2016).

Auch die Klarifikation ist keine MBT-spezifische Technik. Die Art der Umsetzung im Sinne einer genauen Exploration von Mikrosequenzen unterscheidet sich allerdings von anderen Verfahren. Es wird hier davon ausgegangen, dass Affekte in Bezug auf eine vergangene Situation nur dann mentalisiert werden können, wenn sie durch eine ganz genaue Schilderung des Kontexts in der therapeutischen Situation wieder abrufbar bzw. re-evoziert werden. Zudem dient die Klarifikation dazu, dem Therapeuten eine bessere empathische Validierung zu ermöglichen, da er sich in die Sicht des Patienten desto eher einfühlen kann, je mehr Details er kennt. Die Erarbeitung dieser Mikrosequenzen wird immer wieder durch Äußerungen ergänzt, in denen der Therapeut zum Ausdruck bringt, dass er aus echtem Interesse so genau nachfragt:

- »Habe ich es richtig verstanden, dass …«
- »Also, irgendwie verstehe ich das noch nicht so ganz. Ich würde es mir gerne noch etwas besser vorstellen können. Können Sie mir dabei helfen?«
- »Verzeihen Sie mir, dass ich da so genau nachfrage. Ich möchte mir das gern ganz genau vorstellen. Das würde mir sehr dabei helfen zu verstehen, wie es Ihnen in dieser Situation ging.«

Challenging

Besonders wenn sich Patienten im Als-ob-Modus befinden, können herausfordernde, irritierende oder hinterfragende Interventionen eingesetzt werden. Damit sollen rigide Überzeugungen in Frage gestellt sowie alternative Sichtweisen ermöglicht werden. Das Spektrum reicht dabei von milden Interventionen (»Also, ich habe Sie in der Situation aber anders erlebt, als Sie sich jetzt schildern. Wie kommt das?«) über stärkeres Challenging (»Sind Sie sicher, dass Sie den Rest der Stunde damit verbringen wollen, über Ihren Ehemann zu klagen?«). Stärkeres Challenging kann besonders dann eingesetzt werden, wenn eine tragfähige therapeutische Beziehung besteht. Zudem muss Challenging nicht immer kritisch oder hinterfragend sein. Auch humorvolle Interventionen können dabei helfen, einen Perspektivenwechsel zu induzieren. Ziel ist, dass u. U. ein »Ruck« durch das aktuelle »Mindset« des Patienten geht, sodass eine neue Perspektive eröffnet werden kann.

Es bleibt dennoch schwierig, Patienten aus dem Äquivalenz-Modus herauszubekommen, da innerhalb dieses Modus eine rigide Überzeugung der Richtigkeit der vertretenen Perspektive besteht und der Patient wütend wird bzw. sich missverstanden fühlt, wenn seine Perspektive von Seiten des Therapeuten in Frage gestellt wird. In einer solchen Situation kann es für die Entwicklung zum Mentalisieren ausreichend sein, wenn es nach dem empathischen Validieren, das das Arousal zunächst reduziert, gelingt, durch ein mildes Challenging (zum Beispiel eine betont fragend-skeptische Mimik) bezüglich der Absolutheit seiner Überzeugung im Patienten leichte Zweifel geweckt zu haben. Dem Therapeuten muss allerdings bewusst sein, dass bei Patienten im Äquivalenz-Modus, der als Schutz vor dem Verlust der Selbstkohärenz zu verstehen ist (s. Kapitel 2.4), ein Perspektivenwechsel nicht so einfach induziert werden kann.

Innehalten (stop and stand) und Zurückspulen (rewind and explore)

Beim Innehalten geht es darum, eine Gesprächssituation zu unterbrechen, in der nicht (mehr) mentalisiert wird (vor allem im Als-ob-Modus). Der Therapeut erklärt, weshalb er eine Unterbrechung als notwendig erachtet, und versucht vom Punkt des Innehaltens aus, Mentalisieren zu fördern.

Zurückspulen ist hilfreich, wenn Patienten beim Erzählen zu schnell über wichtige Ereignisse hinweggehen, bei denen eine vertiefte Betrachtung sinnvoll erscheint (vor allem im Äquivalenz-Modus). Der Therapeut bittet den Patienten in dieser Situation, an den Anfang der Erzählung zurückzukehren, und fragt die Ereignisse vor der Unterbrechung genauer nach. Grundsätzlich werden Erzählungen des Patienten in der MBT sehr rasch auf eine wohlwollende Weise unterbrochen, statt darauf zu warten, dass sich Unklarheiten im weiteren Verlauf des Narrativs von selbst klären.

Klinisches Beispiel »Zurückspulen«
»Können wir hier bitte kurz unterbrechen. Es tut mir leid, aber ich komme gerade nicht mehr so gut mit. Vorher hatten Sie gesagt, dass Ihnen schon beim Aufwachen zum Heulen zumute gewesen sei. Darf ich dorthin nochmals zurückgehen? … Woran haben Sie dabei gedacht? Wissen Sie das noch?«

Affektelaboration und Affektfokus

Der zentrale Aspekt des mentalisierungsbasierten Vorgehens ist der Fokus auf Wahrnehmung, Identifikation, Differenzierung, Benennung und Kommunikation affektiven Erlebens (Euler & Walter 2020). Das Verhalten, die Beziehungsepisoden sowie die Gedanken des Patienten sollen stets mit seinem affektiven Erleben verknüpft werden. Die Idee hierbei ist, dass sich in diesem sich dauernd wiederholenden Prozess allmählich zunehmend differenziertere mentale Affektkorrelate beim Patienten entwickeln, sodass diese bereits während des Auftretens in der entsprechenden Situation identifiziert und reguliert werden können.

Während es bei der Affektelaboration um die Untersuchung von Affekten in Situationen aus der jüngeren Vergangenheit des Patienten geht, bezieht sich der Affektfokus auf die Untersuchung von Affekten, die in der gegenwärtigen therapeutischen Situation auftauchen *(mentalized affectivity)*. Vor allem für Letzteres benötigt es eine höhere Mentalisierungsfähigkeit. Bei Affektelaboration und Affektfokus ist es wichtig, auch unscharfe und körpernahe Affektkorrelate zuzulassen bzw. zu erfragen. Der Therapeut muss darauf achten, dass er nicht stellvertretend und vorschnell für den Patienten die Affekte benennt, sondern sie mit ihm gemeinsam ausgehend von eher unspezifischen Begriffen wie »komisch«, »unwohl«, »leer« entwickelt. Zudem ist es wichtig, dass er seine Interventionen so dosiert, dass der Patient weder überflutet wird (Äquivalenz-Modus) noch ins Pseudomentalisieren (Als-ob-Modus) gleitet. Wesentlich ist dabei, neben der Affektinduktion, -kontextualisierung und -benennung über die Vermittlung von (Bindungs-)sicherheit die Repräsentation der Affekte als real präsente Bezugsperson zu begleiten.

Mentalisieren der Beziehung

Während in der psychoanalytischen Therapie der Übertragung und Gegenübertragung eine zentrale Rolle beigemessen wird, wird in der MBT eher von einem »integrativen Mentalisieren« der therapeutischen Beziehung gesprochen (Bateman & Fonagy 2016, S. 273). Dieses kann Rückschlüsse auf andere wichtige Beziehungen von früher und heute im Leben des Patienten liefern. Die Intersubjektivität des Geschehens und damit der spezifische Anteil des Therapeuten an der Interaktion werden hierbei betont. Es geht darum, das Geschehen und die damit verbundenen Gedanken und Gefühle im Hier und Jetzt der Beziehung von Therapeut und Patient zu untersuchen. Die Aufgabe des Therapeuten besteht darin, mit seinem Beziehungsangebot einen sicheren Rahmen zu bieten, um die auf ihn (oder in der Gruppe auf Mitpatienten) bezogenen Affekte herauszuarbeiten.

Klinisches Beispiel »Mentalisieren der Beziehung«

»Ich habe nicht das Gefühl, dass Sie mir nicht wichtig sind. Erzählen Sie mir doch, wie Sie darauf kommen. Vielleicht haben Sie etwas beobachtet, das mir gar nicht aufgefallen ist, und wir kommen noch auf etwas, das uns hilft, diesen Eindruck zu klären.«

Im Rahmen von Selbstoffenbarungen *(self-disclosure)* lässt der Therapeut den Patienten auch an eigenen Gefühlen und Denkprozessen teilhaben, d. h. er legt den Prozess seines Denkens und seiner dabei auftretenden Gefühle zur Förderung des gemeinsamen Mentalisierens offen anstatt nur dessen Ergebnis, in Form von Deutungen (Euler & Walter 2020). In diesem Zusammenhang wird es auch als hilfreich angesehen, wenn Therapeuten eigene Fehler, z. B. eine ungeschickte Wortwahl, einen vorschnell geäußerten Gedanken oder eine Unaufmerksamkeit zugeben und sich dafür entschuldigen.

Klinisches Beispiel »Selbstoffenbarung«

»Ich bin mir nicht sicher, ob ich Sie darum bitten soll, mir Ihre Schnittwunden an den Armen zu zeigen. Einerseits tendiere ich zu ›ja‹, weil ich mir Sorgen um Sie mache und mich vergewissern möchte, wie gefährlich die Verletzungen sind. Andererseits tendiere ich zu ›nein‹, weil ich nicht weiß, ob Sie überhaupt darauf angesprochen werden möchten oder es Ihnen vielleicht unangenehm ist, mir diese zu zeigen. Können Sie mir helfen, das zu entscheiden?«

4.3.3 Mentalisieren einer spezifischen Situation

Grundsätzlich liegt jeder MBT-Sitzung ein dynamisch hierarchisierter Ablauf (s. Abb. 5) zugrunde. Der strukturierte Ablauf stellt den Rahmen dafür dar, um eine Situation aus der jüngeren Vergangenheit in der Therapiesitzung gemeinsam zu mentalisieren.

Zunächst wird zu Beginn der Sitzung ein zeitnahes und interaktionell bedeutsames Ereignis gemeinsam mit dem Patienten ausgewählt, das näher betrachtet werden soll. Dieses kann inner- oder außerhalb der Therapie liegen und hat in der Regel einen Zusammenhang mit den in der Fallformulierung festgelegten Schwierigkeiten und Therapiezielen. Es geht darum, ein gemeinsames Narrativ dieses »Events« zu entwickeln. Ziel ist hierbei, die Abläufe genau zu rekonstruieren. Dazu ist es wichtig, schließlich eine eng eingegrenzte Sequenz (Mikrosequenz) beim Patienten möglichst genau und in Details *(micro slices)* nachzufragen (s. Abschnitt 4.3.2 Klarifikation, S. 82). Dies erfordert eine sehr aktive Haltung von Seiten des Therapeuten.

Nach der gemeinsamen Entwicklung eines Narrativs wird das mentale Erleben um das Event fokussiert (Affektelaboration). Das

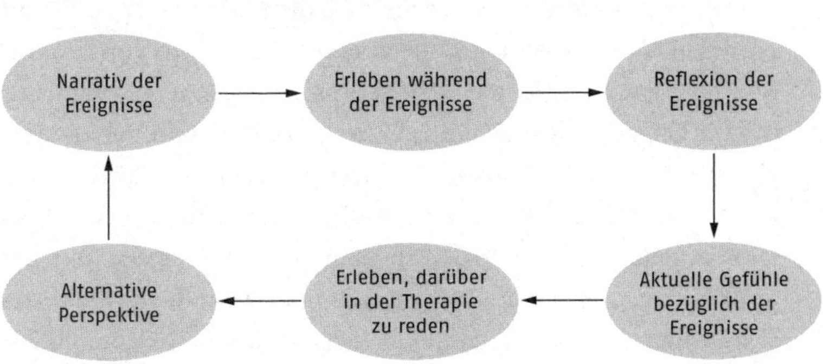

Abbildung 5: Dynamisch hierarchisierter Verlauf einer Sitzung (nach Bateman & Fonagy 2016)

kann nur gelingen, wenn die Patienten teilweise die Affekte der betreffenden Situation (wieder-)erleben. Da dies für Patienten sehr unangenehm sein kann, besteht bereits beim Erarbeiten des gemeinsamen Narrativs häufig die Tendenz zu Ausweichbewegungen ins Generalisieren, zu einem anderen Thema oder ins Pseudomentalisieren.

Wenn Affekte in der betreffenden Situation herausgearbeitet worden sind, werden die aktuell auftretenden Gefühle bezüglich des Ereignisses und beim Erzählen in der Therapiesitzung fokussiert (Affektfokus). Schließlich werden das Narrativ und die damit verbundenen Affekte in der therapeutischen Beziehung kontextualisiert (Mentalisieren der Beziehung). Dazu gehört etwa herauszuarbeiten, ob eine mögliche Veränderung von Affekten zwischen der erzählten Situation und denjenigen, die beim Erzählen in der Therapiesitzung auftreten, mit der Präsenz oder dem Verhalten des Therapeuten verbunden sein kann.

Klinisches Beispiel: Mentalisieren der Beziehung

Eine Patientin hat einen Suizidversuch mit Tabletten unternommen. Das Ereignis lässt sich in der folgenden Therapiesitzung Schritt für Schritt rekonstruieren und entsprechende Affekte können elaboriert werden (Wut auf den Partner, von dem sie sich im Stich gelassen gefühlt hatte). Neben dem erneuten Aufflammen des Ärgers auf den Partner lassen sich in der Situation des Erzählens auch Schuldgefühle eruieren (Affektfokus). Durch behutsames Nachfragen äußert die Patientin, dass sie diese darauf zurückführt, dass sie beim Therapeuten Anzeichen von Enttäuschung über ihr Verhalten wahrnimmt. Der Therapeut offenbart, dass er bei sich selbst eigentlich eher Mitgefühl und Verständnis wahrgenommen hat, jedoch entdeckt er nach der Präzisierung der Beobachtung durch die Patientin selbst, dass er etwas enttäuscht war, dass der Patientin kein anderer Umgang mit der Situation gelungen war. Gemeinsam reflektieren beide die Interaktion und kommen zum Schluss, dass die Enttäuschung über den Suizidversuch auch ein gemeinsam geteiltes Gefühl von beiden ist, da sie sich erhofft hatten, dass die Patientin unangenehme

Gefühle bereits anders bewältigen kann. Daran anknüpfend können beide erkennen, dass sie vielleicht etwas zu optimistisch waren und sie weiter daran arbeiten wollen, dass die Patientin sich in kritischen Situationen besser regulieren kann, Rückschritte aber auch dazugehören.

Zusammengefasst heißt das, dass in der therapeutischen Sitzung ausgehend von der nonmentalistischen Erzählung *(story)* des Patienten über die gemeinsame Entwicklung eines Narrativs *(coherent narrative)* die Fokussierung auf mentales Erleben, zunächst im »dort und dann« (Affektelaboration) zum »hier und jetzt« (Affektfokus) bis hin zum Mentalisieren der Beziehung erfolgt (Bateman & Fonagy 2016). Dieser Ablauf ist ein idealtypischer. In der Praxis gelingt es häufig nicht, in einer Sitzung bis zum Mentalisieren der Beziehung zu kommen. Hier hilft die Einstellung, dass es vor allem um die Förderung des Prozesses des Mentalisierens geht und weniger darum, ein bestimmtes Ziel zu erreichen. Zentral ist allerdings, dass in der Therapie so oft wie möglich versucht wird, für die Symptomatik des Patienten bedeutsame Situationen aus der jüngeren Vergangenheit nach diesem Schema zu mentalisieren. Prinzipiell ist der vorherige Schritt jeweils die Voraussetzung dafür, auf die nächste Ebene mit einer größeren Herausforderung ans Mentalisieren zu gehen.

4.4 Adhärenzskala

Zur Messung der Adhärenz, d.h. der Übereinstimmung des klinischen Vorgehens mit dem theoretischen Modell der MBT, wird bereits seit 20 Jahren die Adhärenzskala eingesetzt (Karterud et al. 2013). Die Vorgängerversion wurde inzwischen gründlich revidiert (Bateman & Fonagy 2016). Sie ist auf der Website des Anna Freud National Centre for Children and Families (AFCCF)[6] sowie der Arbeitsgemeinschaft für Wissenschaftliche Psychotherapie Freiburg

6 https://www.annafreud.org/training/mentalization-based-treatment-training/mbt-adherence-scale

(AWP)[7] frei verfügbar. Die Adhärenz-Skala kann neben der Supervision auch zur Selbstbeurteilung von Video- oder Audio-Material verwendet werden. Daneben wird sie bei der Zertifizierung als MBT-Therapeut oder -Supervisor eingesetzt.

Die Adhärenzskala basiert auf sechs Kerndimensionen:

- Struktur der einzelnen Sitzungen
- Nichtwissende Haltung des Therapeuten
- Mentalisieren als Prozess
- Nonmentalistische Modi
- Mentalisieren von Affekten und interpersonell bedeutsamen Ereignissen
- Mentalisieren der therapeutischen Beziehung

Dabei bilden die ersten zwei Dimensionen sitzungsübergreifende Merkmale, die in Bezug auf den Prozess in der gesamten Sitzung beurteilt werden. Jede Dimension ist unterteilt in dazugehörige Definitionen, die die Vorgehensweise des Therapeuten beurteilen. Ein ausgebildeter Rater oder Supervisor beurteilt die Arbeit des Therapeuten nicht nur in Bezug auf Häufigkeit (F) und Ausmaß (E), sondern entscheidet auch über die Qualität der Technik. Hier geht es um das »Wie« der Interventionen, also z. B. inwiefern der Kliniker das Mentalisieren der Beziehung mit dem Patienten (korrekterweise) nicht fokussiert, wenn dieser angespannt ist, oder ob es ihm gelingt, durch seine Vorgehensweise einen bestimmten Modus zu adressieren. Für die Anwendung auf Mentalisierungsbasierte Gruppentherapien (MBT-G) finden sich spezifische Items in der Adhärenzskala (s. Kapitel 4.7.2).

Bestimmte Arten der Intervention werden nach dem Besuch eines zertifizierten MBT-Trainings häufig und kompetent eingesetzt, z. B. empathisches Validieren. Was Therapeuten schwerer fällt, ist das Mentalisieren der Beziehung, obwohl dies von Patienten besonders an MBT geschätzt wird (Morken et al. 2019). Ebenso gehört das Erkennen und Herausfinden aus dem Als-ob-Modus für Therapeuten

7 https://www.awp-freiburg.de/programs.html?s=MBT

in der MBT zu den besonders anspruchsvollen Interventionen. Der Als-ob-Modus fühlt sich für den Therapeuten selbst häufig wie gelungenes Mentalisieren an und ist von außen, also einem Außenstehenden (aber auch vom Therapeuten selbst bei Betrachtung seiner eigenen Videoaufzeichnung) klarer als Pseudomentalisieren erkennbar. Videosupervisionen unter Verwendung der Adhärenzskala sind also für jeden MBT-Therapeuten unverzichtbar.

4.5 Vergleich zu anderen evidenzbasierten Verfahren für Persönlichkeitsstörungen

Neben der MBT gibt es weitere Verfahren, für die Wirksamkeitsnachweise in der psychotherapeutischen Behandlung von Persönlichkeitsstörungen vorliegen (Herpertz et al. 2017). Für die BPS haben sich international vier große *(Big 4)* evidenzbasierte Verfahren etabliert, dazu gehören außer der MBT die dialektisch-behaviorale Therapie nach Linehan (DBT, 1993), die Übertragungsfokussierte Therapie nach Kernberg (TFP, Clarkin et al. 2008) sowie die Schematherapie nach Young und Mitarbeitern (Young et al. 2003). Sie bieten zum Teil leicht modifizierte Ansätze für andere Persönlichkeitsstörungen, so etwa die Schematherapie und die TFP für narzisstische Persönlichkeitsstörungen (Dieckmann 2014; Lohmer & Wernz 2019).

Trotz konzeptioneller und technischer Unterschiede der vier Verfahren haben sie wesentliche Gemeinsamkeiten:

- Manualisierter, strukturierter Ansatz
- Entwicklungspsychologisches Modell für die Ätiologie der Störung
- Fokussierung von Affekten und interpersonellen Situationen
- Hoher Stellenwert der therapeutischen Arbeitsbeziehung
- Aktiver Therapeut
- Supervision

Vor allem der prozedurale (statt inhaltliche) interpersonelle Fokus, die nichtwissende Grundhaltung und der Fokus auf die Bindungsaktivierung und ihre Implikationen für das therapeutische Vorgehen unterscheiden die MBT von den anderen für die BPS evidenzbasierten Verfahren.

Abgrenzung der MBT von der TFP

Im Gegensatz zur TFP, die ihren Ansatzpunkt in der Übertragung pathologischer Selbst-/Objektrepräsentanzen hat und libidinöse und aggressive Impulse im Patienten verortet und die damit einhergehende unreife Abwehr deutet, zielt der Therapeut in der MBT darauf ab, in der therapeutischen Beziehung als kollaboratives, insbesondere fragendes mentales Gegenüber verfügbar zu sein. Während die therapeutische Beziehung in der MBT interaktionell und spielerisch die Exploration mentalen Erlebens unter sicheren Bindungsbedingungen verfolgt, dient sie in der TFP primär zur Entwicklung und Deutung eines Übertragungsgeschehens (Sowislo & Euler 2017). Der für die TFP typischen Betonung aggressiver Anteile im Patienten steht in der MBT eine offene, primär wohlwollende Sichtweise seiner Affekte gegenüber, bei der die negativen Affekte weniger stark fokussiert, sondern als Teil des menschlichen Affektspektrums im Rahmen von Affektelaboration und Affektfokus berücksichtigt werden. Es gibt Hinweise, dass MBT eher für niedrig strukturierte Patienten aus dem Spektrum der Persönlichkeitsstörungen geeignet ist, während TFP sich eher für Patienten mit einem höheren Funktionsniveau eignet (Lohmer & Schultz-Venrath 2020). Ein weiterer Unterschied zwischen beiden Verfahren ist der hohe Stellenwert der Gruppentherapie in der MBT.

Abgrenzung der MBT von der DBT

Die DBT wurde als erste störungsspezifische Behandlung der BPS entwickelt und ist um eine Dialektik aus Akzeptanz und Veränderung konzeptualisiert. Patienten werden dahingehend validiert, dass ihr Verhalten in emotionalen Spannungszuständen nachvollziehbar, aber gemessen an ihren mittel- und langfristigen Konsequenzen dysfunktional ist. Vor diesem Hintergrund werden den Patienten in der

Therapie, die häufig auch als Training bezeichnet wird, die Automatismen und Verhaltensabläufe aufgezeigt, alternative Fertigkeiten *(skills)* erarbeitet und eingeübt. Daneben bilden achtsamkeitsbasierte Interventionen ein zentrales Moment der Therapie. Im Unterschied zur DBT sieht die MBT nicht so sehr die ausgebliebene Validierung der Gefühle des Kindes als ursächlich, sondern identifiziert repetitive Fehlabstimmungen mit den frühen Bezugspersonen als zentrales Entwicklungsproblem. Entsprechend geht es in der MBT weniger um ein Training der Regulation von Emotionen als um die interpersonell »online« abgestützte mentale Wahrnehmungs- und Regulationserfahrung im Hier und Jetzt der therapeutischen Beziehung. Mentalisieren kann deshalb nicht mit einer erlernten Fertigkeit gleichgesetzt werden. Interpersonelles Mentalisieren nimmt selbst Einfluss auf die Erfahrung der Subjektivität eigener Affektzustände, und zwar nicht nur durch Identifikation und Regulation von Gefühlen, sondern als mentales Erleben in einem sozialen Kontext, in dem beide (oder in der Gruppe mehrere) Beteiligte aufeinander Einfluss nehmen, gleichzeitig dabei auf mentale Prozesse fokussieren und damit repräsentationale Veränderungen induzieren: »To ›learn‹ to mentalize in treatment is not […] an appropriate therapeutic aim […]. Mentalizing in itself is not the objective of therapy […]. It will initiate change by changing the mindset of the individual undergoing treatment« (Bateman & Fonagy 2016, S. 33; Fonagy et al. 2015, S. 594, 597). Auch in der DBT hat die Gruppe in Form des Skills-Training einen wesentlichen Stellenwert. Für dessen Wirksamkeit könnten neben den Trainingsmodulen durchaus allgemeine und spezifische Wirkfaktoren der Gruppe eine große Rolle spielen (Euler et al. 2019b).

Abgrenzung der MBT von der Schematherapie

Die Schematherapie geht davon aus, dass maladaptive Schemata im Rahmen dysfunktionaler Beziehungen des Kindes zu Eltern oder zu anderen wichtigen Bezugspersonen entstehen. Zu bestimmten Zeitpunkten träten diese Muster in meist dysfunktionaler Weise als Modi des Selbst *(states)* in Erscheinung. Ihnen entsprechen bestimmte Verhaltensweisen und Copingstile wie Vermeidung, Unterwerfung oder Überkompensation. Die wichtigste Intervention des Therapeuten liegt im *reparenting* (Nachbeelterung), welches das Defizit an mangelnder emotionaler Zuwendung der Patienten in ihrer Kindheit im Sinne von Zuwendung, Verlässlichkeit, empathischer Form der Anleitung und flexiblem Setzen von Grenzen kompensieren soll. In der Imitation einer gesunden Eltern-Kind-Beziehung und der damit verbundenen Idee einer Nachreifung maladaptiver Schemata besteht ein wesentlicher Unterschied zur Haltung der MBT, bei der der Patient stärker als Gegenüber auf Augenhöhe gesehen wird. Darüber hinaus sind die Schemata entwicklungspsychologisch nicht empirisch abgeleitet.

4.6 Wissenschaftliche Evidenz

Die Wirksamkeit von MBT für die BPS wurde inzwischen in sieben randomisiert-kontrollierten Studien untersucht. Randomisiert-kontrollierte Studien gelten als Goldstandard in der Untersuchung der Wirksamkeit von Therapien, da die methodische Qualität u.a. durch eine zufällige Zuteilung der Patienten (randomisiert) zu zwei oder mehr Verfahren, die unter standardisierten Bedingungen (kontrolliert) durchgeführt werden, gesichert ist. Sie sind sehr aufwändig, sodass zur Beurteilung von Psychotherapieverfahren häufiger naturalistische Studien bezüglich etwaiger Symptomverbesserungen durchgeführt werden. Mit einem Evidenzgrad von Ia wird MBT als wirksam zur Behandlung der BPS angesehen und gilt damit zusammen mit DBT als das am besten untersuchte Verfahren zur Behandlung der BPS (Cristea et al. 2017; Herpertz et al. 2017; Storebø et al. 2020).

Sowohl in der Reduktion von Suizidalität, selbstverletzendem Verhalten und Rehospitalisierungen als auch in der Verringerung von Angst, Depressivität und Symptombelastung war die MBT der Behandlung in der Vergleichsgruppe sowohl im tagesklinischen als auch im ambulanten Setting überlegen. MBT ist bisher die einzige Psychotherapie für BPS-Patienten mit einer über achtjährigen katamnestischen Studie, die von unabhängigen Wissenschaftlern repliziert werden konnte (Bateman & Fonagy 1999, 2008; Jorgensen et al. 2013). Im tagesklinischen Setting zeigte sich MBT in Replikation durch unabhängige Forschungsgruppen ebenfalls als wirksam (Bales et al. 2015; Bales et al. 2012; Brand et al. 2016; Laurenssen et al. 2018).

Darüber hinaus zeigte sich in Vergleichsstudien, dass eine tagesklinisch durchgeführte MBT einer ambulanten MBT von Patienten mit BPS trotz der höheren Intensität und Kosten nicht überlegen war (Smits et al. 2020a; Smits et al. 2020b).

Besonders wirksam erwies sich MBT für BPS-Patienten mit komorbiden Persönlichkeitsstörungen und schwerer Symptombeeinträchtigung (Bateman & Fonagy 2013; Bateman et al. 2016; Kvarstein et al. 2019), ebenso in der Behandlung von BPS und komorbider Suchterkrankung (Morken & Karterud 2019; Philips et al. 2018).

In einer naturalistischen Studie der Arbeitsgruppe um Patrick Luyten konnte gezeigt werden, dass sich in einer stationären Psychotherapie für Patienten mit BPS die Verbesserung des Mentalisierens signifikant auf die Verringerung der Symptome auswirkte (De Meulemeester et al. 2018). Des Weiteren wurde gezeigt, dass Patienten mit BPS, die in einem experimentellen Vorgehen besonders empfindlich auf soziale Zurückweisung reagierten, in Mentalisierungsbasierter Gruppentherapie eine schlechtere therapeutische Beziehung zu den Mitpatienten entwickelten (Euler et al. 2018d). Insofern ist es essenziell, solche Patienten zu identifizieren und mit spezifischen Interventionen besonders in die Gruppe zu inkludieren. MBT-Gruppentherapie zeigte sich in den Studien von Eric Simonsen (Beck et al. 2020; Jørgensen et al. 2020) als wirksam für adoleszente Patienten mit BPS, wenngleich sie sich gegenüber einer Standardbehandlung im Einzelsetting nicht als überlegen erwies.

Eine weitere Studie konnte zeigen, dass die tagesklinische Behandlung der BPS mit MBT anderen spezialisierten tagesklinischen Behandlungen ökonomisch überlegen sein könnte (Blankers et al. 2019).

Neben den bereits erwähnten Studien zur BPS gibt es vereinzelt Untersuchungen zur Wirksamkeit von MBT bei ASPS, die vielversprechend sind, sowie eine große Studie, die aktuell noch nicht abgeschlossen ist (Bateman et al. 2016; McGauley et al. 2011; Fonagy et al. 2020).

In Ergänzung zu den Studien bezüglich der Wirksamkeit von MBT liegen vereinzelte Untersuchungen vor, die sich mit der Perspektive der Patienten befassen. Dabei zeigen sich bei Patienten mit BPS und ASPS positive Erfahrungen mit Bindungsaspekten der Behandlung (Dyson & Brown 2016), der Möglichkeit zum Perspektivenwechsel (Lonargáin et al. 2017), insbesondere in Bezug auf vergangene Erfahrungen (Ware et al. 2016) und den Anstoß innerer Veränderungsprozesse (Thomas & Jenkins 2019).

In einem Review von 2018 wurden 23 Studien zur Wirksamkeit der MBT hinsichtlich ihrer Qualität überprüft. Davon waren nur 17 % von mangelnder Qualität (Malda-Castillo et al. 2019).

Insgesamt sind trotz der hervorragenden Evidenzlage für die BPS weitere Studien guter methodischer Qualität erforderlich. Besonders bezüglich anderer Persönlichkeitsstörungen als Hauptdiagnose liegen bisher keine hochwertigen Studien vor, die die Wirksamkeit der MBT belegen können (Euler et al. 2018b; Volkert & Euler 2018). Inwieweit solche Studien in Anbetracht der diagnostischen Entwicklungen in der ICD-11 spezifisch für einzelne Persönlichkeitsstörungen durchgeführt werden, wird sich zeigen.

4.7 MBT-Gruppentherapie für Persönlichkeitsstörungen

Zur Behandlung von Patienten mit BPS wurden im Rahmen der ambulanten Intensiv-Behandlung (MBT-IOP, s. Kapitel 4.2) zwei verschiedene Gruppenformate entwickelt: einerseits eine MBT-Einführungsgruppe (MBT-I), die der Therapie vorgeschaltet ist, andererseits eine über 18 Monate parallel zur Einzeltherapie laufende wöchentliche Gruppentherapie (MBT-G). Beide Formate sind modifiziert auch für andere Störungsbilder bzw. diagnoseübergreifend und in jedem anderen Setting (stationär, teilstationär) anwendbar (Euler & Walter 2020). Die Psychoedukation kann in angepasster Form auch im Einzelsetting erfolgen.

In diesem Kapitel werden die beiden Gruppenformate vorgestellt. Detaillierte Ausführungen zur Anwendung im stationären bzw. teilstationären Setting finden sich in Kapitel 4.8. Spezifikationen zur Anwendung der MBT-G in der Behandlung von Patienten mit ASPS finden sich in Kapitel 5.3.

4.7.1 MBT-Einführungsgruppe (MBT-I)

Die MBT-Introductory (MBT-I) ist eine interaktionelle Psychoedukationsgruppe, welche der Behandlung i. e. S. vorangestellt ist (s. Kapitel 4.2). Sie besteht üblicherweise aus zwölf wöchentlichen Sitzungen mit maximal zehn Patienten über 1,5 Stunden in einem geschlossenen Format, d. h. die Zusammensetzung der Gruppe bleibt gleich. Die Gruppe folgt einem Manual, welches als Grundlage für einen interaktiven Austausch über verschiedene Themenbereiche dient, z. B. was Mentalisieren ist und welche Funktion es hat, was Gefühle sind und wie wir sie regulieren. Weiterhin werden Themen wie Bindung, BPS, Depression und Angst behandelt. Auch die möglichen Ziele einer Behandlung, insbesondere der MBT werden diskutiert (s. Tabelle 10). Eine ausführliche Darstellung der Inhalte der einzelnen Sitzungen findet sich bei Bateman und Fonagy (2016). Die Gruppe enthält theoretische und übende Anteile. Die Patienten bekommen Handouts sowie Hausaufgaben, deren Erledigung freiwillig als Angebot zur weiteren Vertiefung gedacht ist. Die Handouts für die einzelnen Sitzungen finden sich bei Taubner und Mitarbeitern (Taubner et al. 2019)[8].

Während der gesamten Behandlung kann auf MBT-I-Elemente zurückgegriffen werden, sofern Bedarf dafür besteht. Das ist besonders hilfreich, wenn für die Wirksamkeit einer therapeutischen Situation ein Grundverständnis für die theoretische Grundlage der Behandlung nötig ist. Beispielsweise taucht in der Gruppentherapie häufig der Wunsch nach konkreten Ratschlägen oder die Frage nach

8 Englische Versionen finden sich zum Herunterladen unter http://www.annafreud.org/training-research/mentalization-based-treatment-training/mbt-i-leaflets/; deutsche Versionen auf www.MBT-D-A-CH.net

Tabelle 10: Sitzungsinhalte der MBT-I

Sitzung	Inhalte
1	Was ist Mentalisieren?
2	Was sind Mentalisierungsprobleme?
3	Warum haben wir Gefühle und was sind die Basistypen?
4	Wie können wir Gefühle wahrnehmen und regulieren?
5	Die Bedeutung von Bindungsbeziehungen
6	Bindung und Mentalisieren
7	Was ist eine Persönlichkeitsstörung? Was ist Borderline?
8/9	Was ist Mentalisierungsbasierte Therapie?
10	Angst, Bindung und Mentalisieren
11	Depression, Bindung und Mentalisieren
12	Zusammenfassung und Schlussfolgerung

der Sinnhaftigkeit des Fokussierens von Gefühlen auf. Hier kann der Therapeut auf die MBT-I verweisen und die Mitglieder der Gruppe danach fragen, ob sie dazu noch Erinnerungen haben.

Für andere Erkrankungen als die BPS oder Komorbiditäten kann die MBT-I in modifizierter Form erfolgen, zum Beispiel mit einem Fokus auf Basisemotionen bei ASPS (Bateman & Fonagy 2016) oder durch den Einbezug von essstörungsspezifischen Themen (Zeeck & Euler, in Vorb.). Auch eine Kürzung der Sitzungsanzahl sowie die Durchführung in einem offenen Format (mit hinzukommenden Teilnehmern) ist möglich.

Die MBT-I hat als Psychoedukation nicht nur eine inhaltliche Funktion. Sie soll die Patienten zudem mit dem Setting Gruppe vertraut machen und Ängste reduzieren. Der Gruppenleiter versteht sich nicht als wissender Experte, sondern als Vertreter einer schlüssigen Theorie zu Psychopathologie, Mentalisieren und Behandlungsmöglichkeiten. Seine professionelle Haltung ist durch Erfahrungen der Patienten modifizierbar. Das Lernen der Teilnehmer voneinander ist mindestens ebenso wichtig wie der Input des Leiters. So wird das interaktionelle Prinzip den Patienten zunehmend vertraut. Das Oszillieren zwischen dem Fokus auf das Selbst und dem Fokus auf die anderen kann hier bereits geübt werden. Die inhaltlich vorstrukturierte Ausrichtung bietet andererseits die Möglichkeit zum stärker theoretischen, leiterzentrierten Fokus, falls die Gruppensituation durch die Bindungsaktivierung zu einem hohen Arousal führt. Je nach Mentalisierungskapazität in der Gruppe kann eher allgemein theoretisch (»kognitiv«) oder personalisiert (»affektiv«) vorgegangen werden. Durch dieses Format besteht die Möglichkeit, die Toleranz für die Bindungsaktivierung der Patienten in einem geschützteren Format vorsichtig zu titrieren bzw. für die anschließende MBT-G Anhaltspunkte für die Kapazität der einzelnen Patienten zu sammeln, im Gruppenkontext zu mentalisieren.

Im Verlauf der MBT-I sollte nach und nach deutlich werden, dass es in der sich anschließenden MBT-G nicht um das gegenseitige Erteilen von Ratschlägen (*advice-free zone*, Bateman & Fonagy 2016, S. 345) oder um die Förderung von kognitiven Einsichten geht, sondern interpersonelles Mentalisieren im Vordergrund steht. Das Ziel im Gruppenformat der MBT-I ist darüber hinaus, die Neugier auf sich selbst und andere zu fördern (Karterud & Bateman 2012).

Klinisches Beispiel

Patient mit NPS in der MBT-I mit vier Patienten, 2. Sitzung

Herr R., 28-jährig mit NPS, Frau S., 38-jährig mit BPS und Anorexie, Frau M., 19-jährig mit BPS, Herr W., 23-jährig mit ÄVPS

Bei Eintritt des Therapeuten in den Raum sitzt Herr R. bereits im gepolsterten Stuhl eingesunken, beide Arme auf den Lehnen aufgestützt, mit halb geschlossenen Augen und beide Beine weit von sich gestreckt, sodass später eintreffende Patienten einen weiten Bogen schlagen müssen, um an ihren Stuhl zu gelangen. Wiederholt neigt er den Kopf von einer Seite zur anderen im Sinne von Dehnübungen. Er ist modisch gekleidet mit gestylter Frisur.

Auf Einladung zu Nachfragen nach der letzten Sitzung zum Thema Mentalisieren meldet sich zunächst niemand. Nach einer gewissen Zeit richtet Herr R. das Wort an den Therapeuten, ohne seine Sitzposition zu verändern, und fragt, warum man so blöde, komplizierte Fremdwörter wie »Mentalisieren« gebrauche … man könnte doch einfach sagen »sich einfühlen« und für alle wäre es klar und man müsste nicht eine Stunde und nun wieder eine Stunde damit verschwenden zu reden und wieder zu reden. In seinen Augen sei die Sache einfach und klar und in wenigen Minuten abgehandelt.

Der Patient reagiert hier auf die Aktivierung des Bindungssystems durch die schweigende Gruppe mit einer aktiven Distanzierung (Entwertung des Therapeuten und der Gruppe)

Da er in der vorausgegangenen Sitzung große Mühe hatte, die verschiedenen Dimensionen des Mentalisierens richtig zuzuordnen und in der Folge zusehends abschweifte und auf Nachfrage äußerte, dass er sich nicht mehr konzentrieren könne und sich auch dumm vorkomme, validiert der Therapeut seine kritische Anmerkung und bestätigt, dass der Begriff Mentalisieren unvertraut und befremdlich klingen kann.

Der Therapeut bleibt in angemessener Distanz. Es handelt sich hier nicht um eine wirklich empathische Validierung, die weniger die Perspektive des Patienten von außen als nachvollziehbar erklärt, als durch eine entsprechende Äußerung wirklich die Perspektive des Patienten einzunehmen. Dies würde aber dem Bedürfnis des Patienten, auf Distanz zu gehen, hier auch nicht gerecht.

Da es keine weiteren Fragen gibt, leitet der Therapeut zur Besprechung der Hausaufgabe über. Herr W. berichtet nun sehr umständlich und weitschweifig über einen Konflikt mit einer Freundin, die ihn nicht wie vereinbart am Bahnhof abgeholt habe, und gibt dabei nebensächliche Details ausführlich wieder. Herr R. tauscht wiederholt Blicke mit der neben ihm sitzenden Frau M. aus, wobei sie die Augen verdrehen. Schließlich lacht Herr R. laut auf, um sich dann sofort dafür zu entschuldigen.

Der Therapeut unterbricht Herrn W. und richtet die Frage an die Gruppe, wie sie die Situation erlebt hätten, worauf Herr R. sofort einwendet, dass das Auflachen nichts mit Herrn W. zu tun habe, er gerade mit den Gedanken abgelenkt gewesen sei und ihm etwas Lustiges in den Sinn gekommen sei.
Herr W. äußert darauf, dass er sich nicht gestört gefühlt habe, er sei früher sehr sensibel gewesen und habe sich nun eine egoistische Haltung angelegt, um sich besser abgrenzen zu können.

Herr R. verbleibt in seiner aktiven Distanzierung von der Gruppe. Der Therapeut überfordert die sowieso fragile Bindungs- und Mentalisierungskapazität der Gruppe durch die Aufforderung an alle, die Beziehungssituation explizit zu mentalisieren.
Herr W. reagiert durch »innere Abschottung« (Als-ob-Modus) entsprechend seinem vermeidenden Bindungsstil.
Möglichkeiten zum Umgang mit der Situation wären zum Beispiel, zunächst nonverbal durch eine aufmunternde Geste Herrn W. zum Fortsetzen seiner Erzählung aufzufordern oder (ebenfalls) nonverbal auf das Augenrollen oder das Lachen mit einem markiert fragenden Blick zu reagieren. Auch könnte der Therapeut Herrn W. auffordern, einfach mal weiter zu erzählen, wenn es für ihn okay sei. Er könnte auch Herrn W. unterbrechen und etwas aus seiner Schilderung herausgreifen bzw. ihn bei der Gestaltung des Narrativs unterstützen. Schließlich könnte er die unbeteiligte Frau S. (die zum Hypermentalisieren neigt) direkt ansprechen und fragen, was sie beobachtet (nicht: wie sie die Situation »erlebt«). In jedem Fall sollten Interventionen unterlassen werden, die das Bindungssystem der Gruppe bzw. besonders von Herrn R. weiter anheizen.

Als der Therapeut nun das Wort erneut an Herrn R. richtet und ihn bittet zu berichten, was ihm in den Sinn gekommen sei, dreht dieser sich auf dem Stuhl zur Seite, um die Beine über die Lehne hängen zu lassen.

Der Therapeut versucht erneut, die Verbindung zwischen dem Patienten und der Gruppe herzustellen, obwohl der Patient deutlich den Wunsch nach Distanzierung ausdrückt.

Der Therapeut benennt die Veränderung der Sitzposition, worauf Herr R. äußert, das sei eben bequem, und genervt fragt, ob es den Therapeuten störe. Wenn dem so sei, solle er es doch einfach ignorieren … aber wenn es wichtig sei, könne er sich auch wieder gerade hinsetzen … was er daraufhin auch tut.

Hier formuliert der Patient explizit, dass er ignoriert werden möchte.

Der Therapeut setzt erneut an und fragt Herrn R., was eben gerade äußerlich und innerlich dazu geführt habe, dass er die Sitzposition gewechselt und nun sich wieder gerade hingesetzt habe. Auf die Frage, ob es in Ordnung sei, diese Situation nochmals gemeinsam anzuschauen, äußert Herr R., dass das alles »Bla Bla« sei und ihm nichts bringe. Er fragt schließlich, ob er die Sitzung verlassen dürfe, und geht, ohne die Reaktion des Therapeuten abzuwarten.

Die nochmalige Aufforderung, explizit die Beziehung zur Gruppe zu mentalisieren überstrapaziert das Bindungssystem von Herrn R. endgültig, sodass er die für seine Selbstkohärenz notwendige Distanzierung nur durch eine noch stärkere Entwertung und schließlich konkret durch Verlassen der Gruppe erreicht (Teleologischer Modus).

Auf die anschließende Frage an die Gruppe, was aus deren Sicht schiefgelaufen sei, äußert Frau S., dass Herr B. zu viel Raum einnehme, und der Therapeut ihn doch einfach hätte ignorieren sollen, so wie er es auch gewünscht habe.

In diesem Beispiel wird deutlich, wie das Bindungssystem des Patienten sequenziell überfordert wird. Bereits initial signalisiert der Patient durch seine Körperhaltung und seine kritische Äußerung seinen Wunsch nach Distanz. Die folgende Interaktion zeigt anschaulich, wie wenig komplementär der Therapeut durch seine Fokussierung auf den Patienten und den Wunsch, das (Beziehungs-)Geschehen explizit zu mentalisieren, reagiert. Die MBT-I böte hier neben der Möglichkeit, die anderen Patienten einzubeziehen (und zwar nicht in Bezug zu Herrn R.), eher inhaltlich auf den Beitrag von Herrn W. einzugehen, auch die Option, sich auf theoretische Erläuterungen zu fokussieren, um das Bindungssystem insgesamt zu entlasten. Es ist eine häufige Beobachtung, dass Therapeuten versuchen Nähe herzustellen, wenn Patienten mit vermeidendem Bindungsstil sich schützend distanzieren. Dabei besteht die Gefahr, dass durch die weitere Aktivierung des Bindungssystems vom Patienten eine noch stärkere Distanzierung erfolgt. Besonders problematisch ist die ebenfalls häufig zu beobachtende Aufforderung zum expliziten Mentalisieren der Beziehung in einer Situation, in der der Patient sich vor der Aktivierung des Bindungssystems schützt. Mehrere ähnliche Erfahrungen von Herrn R. in der MBT-I werden wenig Vertrauen generieren, dass das Format Gruppe seine Toleranz für Arousal ausreichend schützt. Dies ist aber neben der Vermittlung von Basiswissen zur MBT eine wesentliche Aufgabe der MBT-I: Vertrauen herzustellen, dass das Format Gruppe mit dem eigenen Bindungsstress kompatibel ist.

4.7.2 MBT-Gruppentherapie (MBT-G)

Im IOP (s. Kapitel 4.2) findet die Gruppentherapie (MBT-G) äquivalent zur Einzeltherapie einmal wöchentlich statt. Die Gruppe hat ein »Slow open«-Format, d.h. wenn ein Patient ausscheidet, kann ein neuer aufgenommen werden. Sie läuft über 75 Minuten und umfasst 6–8 Patienten. Bereits bei sechs Patienten ergeben sich 15 mögliche Beziehungs- bzw. Bindungskonstellationen, sodass die Anzahl der Teilnehmer bewusst eher niedrig gewählt ist. Dabei kann die Gruppe vom gleichen *(combined)* oder einem anderen *(conjoint)* Einzeltherapeuten durchgeführt werden. Beim Conjoint-Modell stehen die

Therapeuten im Kontakt und diskutieren regelmäßig den Verlauf anhand der Fallformulierung.

Standard ist die Durchführung der Gruppe mit zwei Therapeuten. Dabei fungiert einer der beiden als Gruppenleiter, während der zweite eine co-therapeutische Funktion ausübt. Diese klare Rollenverteilung dient dem basalen Sicherheitsgefühl in der Gruppe (s. u.). Mit zwei Therapeuten ist es wesentlich einfacher, die eigene Mentalisierungsfähigkeit in Situationen aufrechtzuerhalten, wenn der Gruppenleiter nicht mehr weiter weiß oder angegriffen wird (»Ich habe das Gefühl, es wird gerade ein wenig eng für dich. Soll ich mal übernehmen?«). Die Gruppenleiter können unter anderem auch als Modell für konstruktive interpersonelle Mentalisierungsprozesse miteinander in Dialog treten (»Ich weiß nicht, irgendwie verstehe ich es noch nicht ganz; kannst du mir vielleicht helfen?«) und sich zum Beispiel durchaus gegenseitig herausfordern (»Oh, oh, jetzt kommt wieder so eine schlaue Idee von dir …«; Bateman & Fonagy 2016). Wichtig ist gleichzeitig, dass die Gruppenleiter darauf achten, dass sie das Mentalisieren nicht für die Gruppe übernehmen, sondern fragend und explorativ bleiben.

MBT-G-Gruppenleiter werden auch als »Manager« der Gruppe bezeichnet, die gleichzeitig Mitspieler sind und die Gruppe von einer »Plattform des Nichtwissens« aus leiten (Bateman & Fonagy 2016, S. 338). Durch das *ego-training in action* in der Gruppe sollen Patienten sich und ihr mentales Selbst interpersonell als bedeutsam erleben (Karterud & Bateman 2012).

Ein MBT-G-Leiter stellt eine Autorität dar, ohne autoritär zu sein (Bateman & Fonagy 2016). Dadurch vermittelt er ein basales Sicherheitsgefühl und dient den Patienten als *resonating mind*, in der das Geschehen in der Gruppe Resonanz und Containment findet. Der Co-Therapeut hat eine supplementäre Funktion. Er interveniert dort, wo er etwas ergänzen kann, was zum Mentalisieren der Gruppe beiträgt. So kann er zum Beispiel eine Gegenbewegung *(contrary move)* zum Affekt induzieren, wenn Gruppenleiter und Gruppe ausgeprägt auf dem kognitiven Pol mentalisieren. Zudem trägt er zur Rekrutierung von Gruppenmitgliedern (s. u.) bei, die der Gruppenleiter eventuell weniger gut im Blick hat. Bei der Darstellung unterschiedlicher Perspektiven in der Gruppe, die einander ggf. unvereinbar gegenüberstehen, kann er durch *siding* (s. u.) das Geschehen dynamisieren. Nicht zuletzt kann es die Aufgabe des Co-Therapeuten sein, mit einem Teilnehmer den Raum zu verlassen oder einem Teilnehmer, der die Gruppe verlässt, zu folgen. Beide Gruppenleiter tragen gemeinsam zu einem spielerischen Gruppenklima bei, das von Humor, Selbstironie und einer transparenten Darstellung eigener mentaler Prozesse gekennzeichnet ist.

Im IOP ist MBT-G ebenso wie die parallel stattfindende Einzeltherapie auf 18 Monate begrenzt. Die meisten daran angelehnten ambulanten Angebote folgen diesem Modell. Je nach regionalen bzw. länderspezifischen oder institutionellen Gegebenheiten sind aber auch andere ambulante Settings denkbar. So dauert das Behandlungsprogramm in Oslo bis zu drei Jahre (Karterud 2015). In den letzten Jahren wurden über die MBT und MBT-G für Persönlichkeitsstörungen hinaus mentalisierungsfördernde Gruppentherapien und -settings für weitere Störungsbilder wie z. B. Angststörungen, somatoforme Störungen und Psychosen entwickelt (Schultz-Venrath & Felsberger 2016). Nichtsdestotrotz sieht die britische MBT-G eine einheitliche, von Beginn an zeitliche Befristung der Gruppe für jeden Teilnehmer vor. Die Gruppenleiter achten darauf, dass das Ausscheiden eines Gruppenmitglieds vor Abschluss der Therapie zur rechten Zeit thematisiert wird. In der letzten Gruppenphase und insbesondere in den letzten Sitzungen darf davon ausgegangen werden, dass die Mentalisierungsfähigkeit des ausscheidenden Gruppenmitglieds aufgrund der erneut starken Aktivierung des Bindungssystems durch die Trennungssituation eher abnimmt. Insofern ist – ähnlich wie zu Beginn – eine explizit wohlwollende und validierende Haltung der Gruppentherapeuten erforderlich, die dem Patienten Sicherheit und ein optimistisches Zukunftsbild vermittelt. Auch hier ist das Potenzial der Gruppe, diesen Prozess katalysatorisch zu verstärken, unbedingt zu nutzen.

Am Anfang der Sitzung erfolgt eine Zusammenfassung der letzten Gruppensitzung durch den/die Gruppenleiter, in der jeder Patient, inklusive aktuell abwesender Mitglieder, erwähnt wird. Dabei können die Patienten bereits mit einbezogen werden (»Das sind die

Dinge, an die ich mich noch gut erinnern kann. Habe ich noch etwas vergessen?«). Danach folgt eine Eingangsrunde. Diese dient der Sammlung möglicher einzubringender Themen. Gemeinsam werden dann ein oder zwei Themen ausgewählt. Der/die Leiter sichern die Struktur, achten also zum Beispiel darauf, dass ein Thema nicht schon während der Eingangsrunde detailliert behandelt wird. Die Eingangsrunde ist nicht zu verwechseln mit dem sogenannten »Blitzlicht« *(spotlight)* zu Beginn einer Gruppe zur Äußerung der aktuellen Befindlichkeit, was die Fähigkeit des Mentalisierens in der Regel überfordert und üblicherweise den Als-ob-Modus induziert (»Mir geht's gut, ich geb' das Wort weiter«). Es geht in der Eingangsrunde explizit darum, welche Erlebnisse oder Situationen der letzten Woche die Patienten in der Gruppe berichten und mit der Gruppe bearbeiten wollen. Dies gelingt nur, wenn dauerhaft ein Klima gegenseitig wohlwollender Neugier kultiviert wird und die Gruppenleiter als Resonanzkörper für eingebrachte Themen (s. u.) fungieren und dabei stets um die Sicherheit in der Gruppe bemüht sind. Von den Patienten genannte Themen oder Situationen werden alle aufgegriffen bzw. für jeden Patienten nochmals explizit benannt. Im Rahmen einer partizipativen Entscheidungsfindung, die die Gruppenleiter aktiv steuern, erfolgt dann eine Festlegung, auf welches Thema oder welchen Themenkomplex die Gruppe näher eingeht.

Im anschließenden Gruppenprozess erfolgt neben allgemeinen Klarifikationen das mikroskopische Durcharbeiten von Erlebnissen bzw. Situationen und den damit verbundenen mentalen Aspekten. Das Fokussieren der Affekte im interpersonellen Kontext wird durch multiple Spiegelungen aus der Gruppe enorm bereichert (s. klinisches Beispiel Kapitel 4.8). Von Beginn an wird der Fokus auf den interpersonellen Prozess der Gruppe gerichtet. Das Narrativ eines Teilnehmers in Bezug auf eine erlebte Situation wird also gemeinsam entwickelt. Die Teilnehmer werden aufgefordert, klärende Fragen zu stellen, falls sie sich noch nicht (genau) vorstellen können, was abgelaufen ist. Häufig wird dieser Punkt nicht mit ausreichender Aktivität der Leiter verfolgt und der Prozess entwickelt sich zu sehr zu einer Fokussierung auf den Erzähler. In der MBT-G geht es nicht darum, die Bedeutsamkeit einer von einem Patienten erlebten Situation primär vor seinem individuellen Hintergrund zu beleuchten bzw. biographisch einzuordnen, sondern unter Einbezug der Gruppe relevante Affekte zu elaborieren (Affektelaboration) und dann das affektive Erleben der Patienten in Bezug auf die Thematik im Hier und jetzt zu fokussieren (Affektfokus). Schließlich wird die emotionale Auswirkung des Geschehens auf die Gruppenmitglieder und die entstehende Beziehungsdynamik untereinander, ggf. unter Einbezug des Therapeuten untersucht (Mentalisieren der Beziehung). Dabei wird zwischen aktuellen extragruppalen und intragruppalen interpersonellen Ereignissen dynamisch interagiert.

Eine häufiger zu beobachtende dialogische oder dyadische Exploration des Erzählers durch den oder die Gruppenleiter mit den Gruppenpatienten als Auditorium (»Einzeltherapie in der Gruppe«) ist am allerwenigsten im Sinne der MBT-G, selbst wenn für den einzelnen Patienten mentalisierungsfördernde Techniken angewendet werden. Gelegentlich eingestreute, an die gesamte Gruppe adressierte Fragen (»Wie geht es Ihnen mit dem Bericht von Herrn B.?«, »Was meinen Sie sonst dazu?«) sind in der Regel nicht ausreichend für die Aktivierung des interpersonellen Mentalisierens und verpuffen dann auch in der Regel. In der MBT-G wird also weder auf den Einzelnen noch auf die inhaltliche Bedeutung seiner Erzählung fokussiert, sondern die Bearbeitung seiner »Story« dient als Katalysator für interpersonelles Mentalisieren. Diesen Prozess müssen die Gruppenleiter aktiv gestalten, indem sie den Prozess, die Affekte und die Interaktion im Hier und Jetzt in den Vordergrund stellen und kontinuierlich ein Klima der wohlwollend-neugierigen Exploration kultivieren (Euler & Walter 2020; Karterud & Bateman 2012).

Durch die vielschichtigen interpersonellen Ebenen in der Gruppe wird die auch in der Einzeltherapie gängige Verlangsamung des Geschehens besonders häufig angewandt. Dabei stoppt der Gruppenleiter das laufende Geschehen und fordert die Gruppe entweder zum Innehalten in einer bestimmten Situation auf *(stop and stand)* oder geht zu einem Punkt des Geschehens kurz zuvor zurück, um dort für einen weiteren Moment zu verbleiben *(stop and rewind)*.

Die MBT-G gilt als ideales Format, um das Spiel mit verschiedenen Perspektiven und Sichtweisen zu ermöglichen *(playing with rea-*

lity). Damit stellt die Gruppe ein Übungsfeld für gelungenes Mentalisieren dar (*training ground*, Bateman & Fonagy 2016, S. 339; Karterud 2015, S. 44).

Neben dem unerschöpflichen Potenzial des Gruppensettings, Mentalisieren zu fördern, besteht ebenso ein hohes Risiko für die Zementierung nonmentalistischer Modi. Grundsätzlich hängt dies primär von zwei Faktoren ab. Zum einen spielt die kumulative strukturelle Bindungsunsicherheit aller Beteiligten (inklusive der Therapeuten) eine Rolle, d. h. je weniger die einzelnen Teilnehmer über sichere Bindungsanteile verfügen, desto höher ist das Risiko für die Manifestation nonmentalistischer Modi. Patientengruppen mit Persönlichkeitsstörungen bestehen in der Regel aus Patienten mit unsicheren und zum Teil sogar desorganisierten Bindungsstilen. Insofern sind nonmentalistische Modi die Ausgangssituation jeder Gruppe. Zum anderen sind situative Faktoren, welche die vorhandene Bindungsunsicherheit aktivieren, für die Einschränkung des Mentalisierens ausschlaggebend. Zu einer hohen Bindungsunsicherheit tragen zum Beispiel bei:

- Gruppe in der Anfangsphase oder veränderte Gruppen- bzw. Leiterzusammensetzung,
- Unsicherheit oder Ängste des Leiters oder der Leiter,
- Eskalation in der vorhergehenden Gruppe,
- sichtbare Instabilität eines Gruppenmitglieds (oder mehrerer Gruppenmitglieder),
- »heiße« Äußerungen in der Eingangsrunde oder im Verlauf der Gruppe (»Heute nach der Gruppe bringe ich mich um«, »Ich bin letzte Woche wieder vergewaltigt worden«).

Wenn solche situativen Faktoren zur hohen strukturellen Bindungsunsicherheit der Gruppe hinzukommen, ist das Gruppenklima hinsichtlich der vorhandenen Mentalisierungsfähigkeit besonders prekär. Hier geht es zunächst darum, mögliche schädliche Einflüsse des Gruppensettings abzuwenden *(minimizing harm)*, bevor das Potenzial der Gruppe genutzt werden kann *(maximizing benefit)*.

In der Gruppe sind sämtliche nonmentalistischen Modi beobachtbar. Das Besondere am Gruppensetting ist, dass die Modi sich auf zwei Ebenen manifestieren können: zum einen in Bezug auf den Einzelnen, zum anderen kann aber auch die gesamte Gruppe oder Teile davon, gewissermaßen kollektiv, erfasst werden.

Die Gruppe kann dann eine Eigendynamik entwickeln, in der sich zunehmend ein rigider und kollektiver Äquivalenz-Modus manifestiert. Dabei entstehen unverrückbare Überzeugungen gegenüber der Welt oder bestimmten Protagonisten (Politiker, Arbeitgeber etc.) außerhalb der Gruppe, einem (ggf. nicht anwesenden) Gruppenmitglied oder dem/den Therapeuten gegenüber, die von der gesamten Gruppe vertreten und zunehmend rigider werden. Dies erfordert zunächst supportive, Sicherheit vermittelnde Interventionen. Gleichzeitig haben der oder die Gruppenleiter als einzige Vertreter einer alternativen Perspektive die schwierige Aufgabe, die Gruppe mild herauszufordern *(challenging)*, um möglichst spielerisch eine Pluralität von Perspektiven herauszuarbeiten. Eine Gruppe, die in der Lage ist, mit dem Äquivalenz-Modus eines oder mehrerer Patienten so umzugehen, dass die Wahrnehmung einerseits Validierung erfährt, andererseits aus der Gruppe selbst heraus hinterfragt werden kann, unterscheidet sich deutlich von einer wie oben beschriebenen mit Tendenzen zum Kampf-Flucht-Modus, wie sie bei Gruppen mit Persönlichkeitsstörungen die Regel ist (Karterud 2015).

Daneben ist ein häufiges Phänomen eines niedrigen Mentalisierens, dass sich die Gruppe (oft inklusive der Leiter) in einen kollektiven *Als-ob-Modus* »flüchtet«. Dabei pseudomentalisiert ein Teil der Gruppe (mit den Leitern), während andere Patienten sich dem interpersonellen Geschehen gegenüber innerlich gewissermaßen dissoziativ abschotten. Diese Gefahr einer unproduktiven bzw. therapieschädigenden Gruppendynamik wird von Therapeuten häufig unterschätzt und erfordert einen recht aktiven Leitungsstil mit dem Ziel, Mentalisieren aufrechtzuerhalten (Schultz-Venrath & Felsberger 2016). Umgekehrt trägt das erfolgreiche Management besonders schwieriger Gruppensituationen durch die Leiter zum Vertrauen in die Gruppe bei und erhöht die basale Mentalisierungsfähigkeit in der sogenannten Gruppenmatrix.

Für das Gruppensetting ist die Regelung administrativer Aspekte besonders bedeutsam. Zum einen sind die organisatorischen Anforderungen höher als für das Einzelsetting, zum anderen manifestieren sich anhand der strukturellen Gestaltung interpersonelle Muster der Teilnehmer. Die Gestaltung des Rahmens einer Gruppe, welche u.a. das Setting, die Anzahl der Teilnehmer, Dauer der Sitzung, Finanzierung, Dauer der Behandlung etc. umfasst, wird in der psychodynamischen Gruppentherapie als dynamische Administration bezeichnet (Schultz-Venrath & Felsberger 2016). In der Behandlung von Patienten mit Persönlichkeitsstörungen manifestiert sich hier häufig der Teleologische Modus (»Nur wenn ich selbst steuern kann, wann und wie oft ich komme, fühle ich mich sicher«). Dies erfordert vom Gruppenleiter einen flexiblen Umgang mit der Struktur der Gruppe. Ein rigider Umgang mit der (notwendigen) Rahmengebung ist nicht förderlich, sondern beinhaltet die Gefahr, dass der Leiter ebenfalls im Teleologischen Modus fungiert (»Wenn Sie immer zu spät kommen, muss ich davon ausgehen, dass Ihnen die Gruppe nicht wichtig ist«, »Wenn Sie wiederholt nicht kommen, greifen Sie den Rahmen der Gruppe an«). In der MBT-G wird dagegen eher ein spielerischer Umgang gelebt, der das Klima wohlwollender Exploration unter Einbezug des Leiters und möglichst vieler Patienten fördert:

- »Schön, dass Sie da sind. Es ist gar nicht so einfach, die Gruppe zu beginnen, wenn noch nicht alle vollzählig sind …
- Frau M, mögen Sie nochmal zusammenfassen, was bisher gesagt wurde, damit Herr P. den Einstieg findet?« … »Nein, ich finde, wenn er jedes Mal zu spät kommt, ist das sein Problem.« … »Ah, ja, das verstehe ich … Herr P., was meinen Sie, wie gehen wir jetzt damit um? Finden Sie auch so den Einstieg?«

Der mentalisierungsfördernde Umgang mit einigen üblichen Gruppenregeln wird im Folgenden beispielhaft veranschaulicht:

- Pünktliche Teilnahme

Pünktliches Erscheinen aller Teilnehmer ist auch in der MBT-G für das Gelingen der Gruppe entscheidend. Insofern erfolgt der Hinweis darauf schon bei der Planung der Gruppe oder bei der Begrüßung eines neuen Teilnehmers. Wenn – wie übrigens bei allen anderen beruflichen oder privaten Zusammentreffen mehrerer Personen – dennoch jemand ein paar Minuten zu spät kommt, wird diese Person mit ihrem Eintreffen in der Gruppe vom Gruppenleiter freundlich begrüßt, ohne dass der Prozess gestoppt wird. Gelegentliches Zuspätkommen wird nicht explizit thematisiert, weder mit Verweis auf die Regeln noch im Sinne einer (Be-)Deutung eines unbewussten Konflikts. Falls ein Teilnehmer regelmäßig zu spät kommt, wird das wiederum freundlich-wohlwollend in einer geeignet wirkenden Situation aufgegriffen. Geeignet ist eine Situation dann, wenn der Gruppenleiter selbst nicht ärgerlich darüber ist, der Zuspätkommende nicht gehetzt oder gestresst wirkt und die Atmosphäre in der Gesamtgruppe nicht angespannt ist.

Klinisches Beispiel

In einer stationären Gruppentherapie kommt ein Patient regelmäßig fünf Minuten zu spät. Nachdem dies mehrere Male unkommentiert geblieben ist, unterbricht der Gruppenleiter aus einer freundlichen Grundstimmung heraus die gerade begonnene Anfangsrunde und wendet sich wohlwollend schmunzelnd an den Patienten: »Hallo, guten Morgen Herr …, jetzt hätte ich doch mal eine Frage. Da Sie die letzten Male meist etwa fünf Minuten zu spät gekommen sind, würde ich mich wirklich brennend dafür interessieren, was *machen* Sie denn bloß immer in dieser Zeit?«

Es ist zentral, dass diese Frage nicht aus einem unbewussten Motiv heraus erfolgt, den Patienten zu konfrontieren oder bloßzustellen, sondern aus einer neugierig-freundlichen Haltung, die es gleichzeitig ermöglicht, anschließend zu thematisieren, ob jemand anderem aus der Gruppe dies ebenfalls aufgefallen ist oder ob es eventuell als störend oder sonst irgendwie bedeutsam erachtet wird. Der Gruppenleiter kann hier auch den eigenen mentalen Prozess zur Verfügung stellen, indem er etwa sagt: »Nun, einerseits kenne ich das von überall her, dass jemand zu spät zu einem Treffen kommt, manchmal bin ich das sogar selbst, andererseits beschäftigt es mich, weil ich die Gruppe lieber mit allen gemeinsam starten würde«, und dann anschließend das Thema in die Gruppe geben: »Kann das jemand von Ihnen nachvollziehen?« Gut möglich ist auch, einen anderen Patienten, der selbst zeitweise zu spät kommt oder gekommen ist, zu befragen, ob er etwas dazu erzählen kann, wovon es abhängt, ob er pünktlich kommt oder nicht. Oder man spricht einen Patienten an, der sich in der Gruppe schon sehr für das Einhalten von Regeln eingesetzt hat: »Ich denke da auch ein wenig an Sie, ich meine, dass Ihnen wichtig ist, dass die Regeln für alle gleich sind und eingehalten werden. Stört es Sie, wenn Herr … zu spät kommt?«

Es gibt so viele Möglichkeiten, einen explorativen Prozess zu starten, anstelle »wissend« auf die Regeln zu verweisen (»Herr B., es ist für den Fortschritt aller Teilnehmer wichtig, pünktlich zu beginnen!«) oder diesen durch eine intentionale Unterstellung von Motiven abzuwürgen (»Ich denke, dass Sie der Gruppe und mir gegenüber mit dem Zuspätkommen etwas ausdrücken wollen«).

- Essen und Trinken

  Warum sollte man in Gruppentherapien das Trinken verbieten? So wie bei anderen Ereignissen mit mehreren Personen in Sitzungen oder Seminaren wird auch in therapeutischen Gruppen getrunken. Ob das primär der Versorgung des Körpers mit Flüssigkeit oder der Befriedigung von anderen (körpernahen) Bedürfnissen dient, spielt zunächst eine untergeordnete Rolle. Als eher übliches Phänomen in arbeitenden Gruppen stört es das Mentalisieren in der Regel jedenfalls nicht. Im Gegenteil, alles, was die Natürlichkeit einer Szene verstellt und künstlich ein »steriles« therapeutisches Klima erzeugt, stört den gemeinsamen therapeutischen Prozess. Wenn jemand wiederum eine Pizza zur Gruppe mitbringt und währenddessen aus der Schachtel verspeist, wäre das auch für andere Zusammenkünfte eher ungewöhnlich und darf natürlich hinterfragt werden: »Ich weiß nicht, irgendwie irritiert mich das mit der Pizza ein wenig. Macht es Ihnen etwas aus, sie zur Seite zu tun, nachdem der schlimmste Hunger gestillt ist?«

- Sitzordnung
  Es gibt immer mal wieder Teilnehmer, die abweichend von der vorgesehenen Sitzordnung aus dem Kreis herausrücken, stehen bleiben oder sogar herumgehen (»wegen meinen Rückenschmerzen«). Auch hier geht es darum, einen natürlichen, wohlwollenden und mit dem eigenen mentalen Prozess transparent verfahrenden Umgang zu finden. Wie kann mit diesen Phänomenen mentalisierungsfördernd umgegangen werden? Wenn jemand aus dem Kreis heraus- oder von einem seiner Nachbarn wegrückt, wäre eine mögliche Intervention im laufenden Geschehen (nicht erst nachdem erwartungsvolles Schweigen eingekehrt ist): »Fühlen Sie sich so wohler, sonst würde es mir besser gefallen, wir hätten einen schönen Kreis, ich bin da etwas zwanghaft«. Oder man fragt etwas verschmitzt den Nachbarn, zu dem der Teilnehmer hinrückt: »Na, jetzt kommt er Ihnen aber nahe, stimmt das denn für Sie auch«?

Klinisches Beispiel

Eine sehr junge Teilnehmerin rückt in ihrer zweiten Gruppensitzung ihren Stuhl beiseite und setzt sich im Schneidersitz auf den Boden. Der Gruppenleiter schaut sie (etwas überbetont) irritiert, aber freundlich lächelnd an. Er könnte fragen: »O je, sind unsere Stühle doch unbequemer, als ich dachte?« Eventuell thematisiert jemand aus der Gruppe auch die Situation. Sonst wäre es möglich, in der Eingangsrunde nachzufragen, wenn die Patientin an der Reihe ist: »Jetzt interessiert mich aber doch noch, warum Sie lieber auf dem Boden sitzen?« Vielleicht sagt die Patientin, es sei ihr wohler so. Der Gruppenleiter kann die Gruppe dann fortsetzen, indem er sagt: »Na gut, dann starten wir mal so. Falls Sie mögen, sind Sie natürlich jederzeit eingeladen, sich wieder auf den Stuhl zu setzen«. Vielleicht ergibt es sich im Verlauf dieser Gruppe noch einmal darauf zu sprechen zu kommen, was (genau) denn auf dem Boden wohler ist, vielleicht auch in der nächsten Sitzung, vielleicht auch nicht. Es ist nicht mentalisierungsfördernd, in gruppenanalytischer Terminologie als »Rahmenverletzung« benannte Phänomene andauernd kritisch zu hinterfragen. Vielleicht fragt der Gruppenleiter nach, wenn sich die Patientin in einer der nächsten Gruppensitzungen wieder auf den Stuhl setzt: »Na sowas, sind die Stühle doch nicht so unbequem? … Fühlt es sich jetzt wohler an auf dem Stuhl? … Können Sie uns sagen, was jetzt anders ist?«

- Kein Austausch über Gruppenthemen außerhalb der Gruppe
  Eine nach wie vor häufig angewendete Regel in Gruppen ist, dass die Teilnehmer außerhalb der Sitzungen keinen Kontakt zueinander haben sollen bzw. wenn doch, dass Themen aus der Gruppe möglichst ausgespart werden oder alles Besprochene wieder in die Sitzung hineinfließen soll. Im stationären Rahmen sind solche Regeln völlig widersinnig. Im ambulanten Rahmen werden die Teilnehmer mindestens unmittelbar vor oder nach der Gruppe miteinander sprechen. Aus Sicht des Mentalisierungsmodells wird diese Regel allein aus der Perspektive reflektiert, ob dadurch das Mentalisieren der Gruppe beeinträchtigt wird. Im stationären Rahmen ist es sogar durchaus erwünscht, dass sich Patienten weiter miteinander austauschen. Im ambulanten Rahmen könnte eine modifizierte Formulierung lauten, dass die Teilnehmer eingeladen sind, wichtige Ereignisse oder Gespräche zwischen einzelnen oder mehreren Teilnehmern, die außerhalb der Gruppe stattfanden, in der Gruppe zu berichten. In der stationären Gruppe könnte es bei der Begrüßung eines neuen Mitglieds folgendermaßen formuliert werden: »Gerne dürfen Sie miteinander über alles, was Sie hier in der Gruppe besprechen, auch außerhalb weitersprechen. Wenn Ihnen etwas einfällt oder Sie gemeinsam etwas erleben, das für uns andere interessant sein könnte, bringen Sie es gerne wieder hier ein. Wichtig ist, dass Sie nicht mit anderen als den Mitgliedern der Gruppe (oder den Patienten auf der gleichen Station) über Details der hier besprochenen Inhalte reden. So können sich alle sicherer fühlen. Ist das so okay für Sie?«

Neben den MBT-Basisprinzipien wurden im Rahmen der Entwicklung einer ersten Version einer Adhärenzskala von Karterud spezifische MBT-G-Merkmale definiert (Karterud 2015; Karterud et al. 2013). Dazu gehören u. a. das Initiieren des Sprecherwechsels, das Stimulieren der Diskussion von Gruppennormen und die Kooperation unter den Co-Therapeuten. In der weiter entwickelten Adhärenz- und Kompetenzskala, mit der die Therapietreue (Adhärenz) des/der MBT-Therapeuten erfasst werden (s. Kapitel 4.4), finden sich spezifische Items für die MBT-G, insbesondere zur Berücksichtigung der interpersonell mehrdimensionalen Ebene der Gruppe. Daneben gehört zu den gruppenspezifischen Items der Adhärenzskala die Strukturierung am Anfang und Ende der Sitzung. Für den Anfang der Gruppe sind hier die oben beschriebene Eingangsrunde mit Identifikation individueller Themen und anschließender Priorisierung *(manage priorities)* essenziell. Es ist dabei eine häufige Beobachtung in Videosupervisionen, dass die Anfangssequenz von den Gruppenleitern viel zu wenig aktiv strukturiert wird. Für die MBT-G sind außerdem spezifische Interventionen ausgearbeitet worden: Connecting, Recruiting, Triangulation, Parking und Siding (Tabelle 11):

Tabelle 11: Spezifische Interventionen in der MBT-G

Connecting	Der Leiter sorgt aktiv dafür, dass seine Beziehung zu den Patienten und die (inhaltliche und persönliche) Bezogenheit der Patienten untereinander aufrechterhalten bzw. besonders gefördert werden
Recruiting	Passive, zurückgezogene, schweigende Gruppenmitglieder werden kontinuierlich zur Teilnahme ermutigt
Triangulation	Ausgewählte Gruppenteilnehmer werden aktiv zu einer bedeutsamen Interaktion zwischen anderen in der Gruppe befragt – zunächst hinsichtlich des äußerlich beobachtbaren Geschehens und dann in Bezug auf das eigene mentale Erleben (Fokus auf Selbst) sowie das mentale Erleben der Protagonisten (Fokus auf andere)
Parking	Ein Thema, welches einen Gruppenteilnehmer (oder mehrere in der Gruppe) affektiv aus dem Gleichgewicht zu bringen scheint, wird durch den Gruppenleiter aktiv zurückgestellt; die Aufmerksamkeit wird auf ein (potenziell) weniger bedrohliches Thema gelenkt. Das zurückgestellte Thema wird im Verlauf der Sitzung wieder aufgegriffen
Siding	Der Gruppenleiter stärkt die Position eines unter Druck der anderen Gruppenmitglieder stehenden Patienten, indem er aktiv dessen Perspektive übernimmt. Der zweite Gruppenleiter kann ggf. die Gegenposition (Siding mit der Gruppe) einnehmen

Videosupervision oder -intervision ist für die Förderung des Mentalisierens in Gruppen essenziell. Bereits das »Sich-von-außen-Sehen« des Gruppenleiters macht einen wesentlichen Anteil am Lerneffekt aus. Die gemeinsame Betrachtung einzelner Sequenzen der Co-Leiter kann enorm hilfreich sein, um die eigene Haltung, Technik und Zusammenarbeit im Hinblick auf die Förderung des Mentalisierens der Gruppe zu verbessern. Eine kurze Nachbesprechung der Co-Leiter nach jeder Gruppensitzung gehört zum Standard der MBT-G.

4.8 MBT in der stationären und teilstationären Behandlung von Persönlichkeitsstörungen

Die stationäre und/oder tagesklinische Psychotherapie ist im deutschsprachigen Raum nach wie vor weit verbreitet und hat trotz des zunehmenden Kostendrucks besonders bezüglich der Behandlung schwerer Persönlichkeitsstörungen ebenso ihre Berechtigung wie in anderen europäischen Ländern (Bales & Bateman 2019). Für die Behandlung von Patienten mit komorbiden Substanzabhängigkeiten und Essstörungen sind stationäre oder teilstationäre Behandlungen besonders vielversprechend (Euler et al. 2015; Zeeck et al. 2018). In den letzten 20 Jahren hat in der institutionellen Psychotherapie eine Entwicklung weg von einer störungsübergreifenden psychodynamischen oder kognitiv-verhaltenstherapeutischen Ausrichtung hin zur Implementierung neuer, oftmals störungsspezifischer evidenzbasierter Verfahren stattgefunden. Dabei wird für Persönlichkeitsstörungen in Anlehnung an die Evidenz für BPS-Psychotherapien ähnlich der ambulanten Behandlung die Fokussierung auf eines der vier großen Verfahren (MBT, DBT, Schematherapie oder TFP) empfohlen (Euler & Walter 2020). Auch eine Kombination der Verfahren ist möglich.

Für die MBT für Persönlichkeitsstörungen ist das teilstationäre Setting besonders bedeutsam, da die Methode in einer ursprünglich psychodynamischen Tagesklinik entwickelt wurde, in der überwiegend Patienten mit BPS behandelt wurden. Die Wirksamkeit tagesklinischer Settings für Persönlichkeitsstörungen ist gut belegt (s.a.

Kapitel 4.6; Bales et al. 2015; Bales et al. 2012; Bateman & Fonagy 1999, 2008; Brand et al. 2016; Hecke et al. 2016; Laurenssen et al. 2018). Als ebenso effektiv erwies sich eine Tagesklinikbehandlung mit anschließender ambulanter Gruppentherapie (Petersen et al. 2010). Des Weiteren ist die Behandlung von Patienten mit BPS in einer Tagesklinik trotz ihrer Kostenintensität auch ökonomisch sinnvoll (Blankers et al. 2019).

Trotz der Tatsache, dass MBT als besonders geeignetes Verfahren für tagesklinische Settings zur Behandlung von Persönlichkeitsstörungen angesehen wird, ist eine erfolgreiche Implementierung wesentlich von organisatorischen und personellen Rahmenbedingungen abhängig. In einer Multicenterstudie zeigte sich, dass eine Unterstützung durch die übergeordnete Institution, eine geregelte Finanzierung, klare Führungsstrukturen, die Bewältigung von schwierigen Teamprozessen und eine ausreichende Expertise bzw. Weiterbildung in MBT besonders wichtige Aspekte für den Behandlungserfolg sind (Bales et al. 2017b). Darüber hinaus können strukturelle Veränderungen auf institutioneller Ebene die Wirksamkeit von MBT in einer Tagesklinik negativ beeinträchtigen (Bales et al. 2017a), was in Zeiten ständigen institutionellen Wandels mit zunehmender Begrenzung ökonomischer Ressourcen besonders bedeutsam ist. Diese Aspekte können in gleicher Weise für die Implementierung der MBT im stationären Setting angenommen werden. Die Erkenntnisse veranschaulichen, dass eine sorgfältige Planung bei der Einführung der MBT im institutionellen Kontext zu empfehlen ist.

Aus der praktischen Erfahrung ist besonders bedeutsam, dass das Team inklusive des Pflegepersonals erst für die Methode zu gewinnen ist, bevor MBT als therapeutisches Konzept implementiert wird. Das gelingt am besten durch regelmäßige Inhouse-Schulungen im Vorfeld der Implementierung. Dabei wird rasch deutlich, dass sich MBT besonders für die interprofessionelle Anwendung eignet, da sie auf einer gemeinsamen Grundhaltung eines Teams basiert.

Die folgenden Aspekte unterstreichen die Eignung der MBT für die Behandlung von Persönlichkeitsstörungen in einem institutionellen (stationären oder teilstationären) Setting (modifiziert nach Euler & Walter 2020):

- Die Methode ist schulenübergreifend und integrativ
- Die kollaborative Haltung unterstützt Patienten, die einen ambivalenten oder unklaren Behandlungsauftrag haben
- Die mit Risiken (z. B. Therapieabbruch) verbundene Überaktivierung des Bindungssystems wird in der MBT explizit berücksichtigt; dabei werden potenziell schädliche Entwicklungen frühzeitig thematisiert
- Die gemeinsame Haltung als zentrales Element der MBT schafft Kohärenz im Behandlungsteam
- Die Fallformulierung dient der gemeinsamen Zielorientierung
- Die Gruppentherapie hat als MBT-G entsprechend dem institutionellen Setting einen hohen Stellenwert

Für die Anwendung der MBT im stationären und teilstationären Bereich ist besonders hervorzuheben, dass institutionelle Psychotherapie auch als besondere Form der Gruppentherapie im Sinne einer therapeutischen Gemeinschaft angesehen werden kann. Insofern hat MBT-G in einem stationären oder teilstationären Setting einen besonderen Stellenwert. Um das Potenzial der MBT für interpersonelle Mentalisierungsprozesse in Klinik und Tagesklinik maximal zu nutzen, wird zur Durchführung von Gruppentherapien eine Frequenz von mindestens drei- bis fünfmal pro Woche über 90–100 Minuten empfohlen (Brand et al. 2013; Schultz-Venrath 2020). Der mentalisierungsfördernde Gruppenprozess kann dadurch gefördert werden, dass die gleiche Patientengruppe in den nonverbalen Therapien behandelt wird. Ein so intensives Gruppensetting dient dazu, die intensiven interpersonellen Bindungsprozesse einer Station oder Tagesklinik in der Gruppe als therapeutisches Gefäß für das Mentalisieren maximal zu nutzen. Dabei ergeben sich besondere Herausforderungen durch den hohen Turnover von Patienten. Therapeuten sind besonders gefordert, ein wohlwollendes und vertrauensförderndes Klima zu etablieren, denn beziehungssensitive Patienten haben sonst große Schwierigkeiten, vertrauensvolle Beziehungen zu ihren Mitpatienten aufzubauen (Euler et al. 2018d).

Gleichzeitig eignet sich das Gruppensetting in seiner hohen Frequenz dazu, die interpersonellen Erfahrungen, die die Patienten zwischen den Sitzungen oder in einer vorherigen Sitzung machen, gemeinsam im Sinne der Affektelaboration nachzumentalisieren. Im Rahmen des schwer beeinträchtigten Mentalisierens und der Affektregulation von Patienten mit Persönlichkeitsstörungen gelingt das häufig zunächst einfacher als das Mentalisieren von aktuell im Gruppengeschehen vorhandenen Affekten (Affektfokus).

Klinisches Beispiel:
Affektelaboration in einer stationären Gruppentherapie

Setting: MBT-G auf einer Psychotherapiestation für Persönlichkeitsstörungen (überwiegend Borderline- und narzisstische Persönlichkeitsstörungen mit akuter Symptomatik und komorbiden affektiven Substanz- oder Essstörungen), dreimal wöchentlich à 75 Minuten, zwei Therapeuten (Therapeut T1 und Co-Therapeut T2)

Vorherige Gruppensitzung: Konflikt zwischen Patientinnen 2 und 8: Patientin 8 äußert ihren Unmut über die Gruppe, diese sei »oberflächlich«, Patientin 2 reagiert mit einem Vorwurf, sie schreien sich an, das Geschehen wird vom Gruppenleiter gestoppt. Die Gruppe läuft etwas ruhiger weiter. Schließlich bricht Patientin 2 in Tränen aus.

In der aktuellen Sitzung (zwei Tage später) formuliert Patientin 2 in der Anfangsrunde, dass sie gern herausfände, wie es zu ihrem Gefühlsausbruch gekommen sein könnte. Die Gruppe einigt sich darauf, dieser Frage nachzugehen. In den ersten Minuten wird die Szene gemeinsam rekapituliert (Klarifikation). Schließlich erfolgt die Überleitung zur Affektelaboration.

P2: Ja. Oder? Das, was du sagst, dass ich es eigentlich schon weiß, dass ich ja Gefühle hier im Bauch habe … puh … also … stimmt … schon. Ich habe einen ganzen Haufen Emotionen, aber äh … dennoch kann ich sie nicht … also … weiß ich dennoch nicht, was passiert.

T1: Mhm.

P2: So …

P8: Jaja. Ja.

T1: Also dann wär' Ihre Frage sozusagen … also ich spüre schon, was da is, aber ich kann's … schlecht begreifen. Oder in Worte fassen. …

P2: Ich spüre, dass ein Haufen [da] ist.

T1: Mhm.

P2: Spüre, dass sehr viel Emotionen da sind, aber begreifen … ja …

T1: Mhm. Und das haben wir ja sozusagen schon im Ansatz gemacht, so … also die andern zu Hilfe zu nehmen, um das zu beschreiben. Wollen wir darüber noch n' bisschen … weitergucken? Also, wir haben am Anfang »verzweifelt«, »überfordert« genannt. Was könnte es noch für Gefühle in dem Moment gegeben haben, die da sind und die doch keinen Namen haben, wollen wir das mal so sagen?

P2: Mhm.

T1: Ja?

P8: »Nicht verstanden«, »nicht geliebt«.

T1: (nickt) »Nicht verstanden« und »nicht geliebt«? Mhm.

P2: Und ich weiß nicht, wie man das Gefühl nennt, aber eben die … Ich habe … das … es ist mir so vorgekommen: Schweig jetzt. Ich bin mir wie ein kleines Mädchen vorgekommen: Schweig jetzt endlich.

T1: Mhm.

P2: So … Ich weiß nicht …

T1: Mhm. Ja. Wer hat ne Idee, wie man sowas nennen würde, so ein Gefühl?

P7: Irgendetwas Autoritäres auf jeden Fall.

T1: Von ihr? Und was löst's für ein Gefühl aus? So …

P6: Vielleicht »eingeengt«?

P7: Unterwürfigkeit vielleicht.

T1: Unterwürfig? Eingeengt?

P9: Vielleicht irgendwie 'ne gewisse Art von Wut und Sich-unterdrückt-Fühlen …

T1: Ja? Prima! … Noch Ideen? Wie … wie man das nennen könnte? Also wenn sie sagt: »Schweig jetzt« … und dann hat sie gesagt: So 'n Gefühl … von … »klein«.

P2: Mhm.

T1: Mhm. Unterdrückt, eingeengt, unterwürfig, wütend …

P4: Vielleicht frustriert …, dass sie nicht hat ausreden dürfen.

T1: Mhm. Ja. (Zu P2) Trifft's das für Sie oder fehlt noch was?

P2: Seufzt und zuckt die Schultern. Ja-ah … Ich …

P5: Ich werde beraubt.

T1: »Beraubt«?

P7: Und verletzt. Weil eben … man fühlt sich nicht auf der gleichen Ebene.

T1: Ja.

P7: Ja.

T1: Ja. Mhm. Ja. »Beraubt«? Können Sie noch 'n bisschen erklären, was genau …

P5: Jaja. Also … (?). Ich finde, I. ist jemand, der viel Raum benötigt. Und der ist ihr irgendwie vielleicht in dem Moment genommen worden.

T1: Mhm. Ja? Was denken Sie zu dem Gedanken?

P3: Super beschrieben.

P9: Jä. …

T1: Ja?!

P3: Der S. ist immer so für sich und so ein Spezieller und wenn er dann aber den Mund aufmacht, kommt auf jeden Fall keine Scheiße raus.

T1: Mhm. (Gruppe lacht) … Das ist ein Kompliment?

P3: Jo.

T1: Mhm.

T2: Mich interessiert ja, was … (räuspert sich) … wie … wie's Ihnen ging … ähm die Sie so dabeigesessen haben zwischen den beiden. Das zu beobachten, was … was löste das in Ihnen aus?

P3: Also ich bin ja nachher … ähm … einen Stuhl rüber gesessen zu Frau B. und … obwohl ich eingeschüchtert war von ihr. Weil bei mir ist es … Also bei mir ist es im Allgemeinen so … ähm … ich kann nicht damit umgehen, wenn jemand mit der Stimme … ähm … laut wird. Wegen dem Vater von meinem Halbbruder: Der hat immer herumgeschrien und ich kann das … nicht ertragen, ich fühle mich dann sofort angegriffen, ob jetzt das … ähm … ob jetzt das irgendwie ähm … eine spaßige Runde ist, wenn sie laut wird, das kann ich auch nicht ertragen … und doppelt schlimm ist es dann, wenn jemand im Streit ist. Und irgendwie kann ich nicht … bin ich gerade … hat es bei mir wie bei einer Katze alle Haare gesträubt, als sie so laut geworden ist, aber ich verstehe … mmm … warum … sie so laut geworden ist … und … ja … so ist es mir gegangen in diesem Moment.

T1: Mhm.

P3: Eingeschüchtert und dennoch mitgefühlt. Komische Mischung.

T1: Mhm. Ja? Und die andern?

P10: Also, ich war ziemlich erstaunt, ich habe das nicht von … beiden gedacht, dass sie … also ja, dass es so … Ich habe das zum ersten Mal erlebt in einer Gruppe, dass es überhaupt so laut geworden ist. Ich war nicht schockiert, weil … die Reaktion nachvollziehbar war. Ich hätte wahrscheinlich genau gleich reagiert – wenn nicht sogar noch lauter – aber … ich war einfach erstaunt, dass es so schnell … ähm … eskalierte. Oder ja … es ist ja eskaliert.

T1: Mhm.

P10: Meiner Meinung nach.

T1: Mhm.

P10: (?)

T1: Ja. Okay. … Was gab's noch für Gefühle? In dem Moment, wo das in den ersten Sekunden, ersten Minuten, so … sich abgespielt hat. (zu P7) Können Sie sich noch erinnern? Wie Sie sich in dem Moment gefühlt haben? … Hm?

P7: Sie hat das jetzt eigentlich recht gut gesagt.

T1: Mhm? War's bei Ihnen sehr ähnlich?

P7: Ja.

T1: Waren Sie auch erstaunt?

P7: Also … es war einfach unerwartet. Ähm … aber solange ich selber nicht involviert bin … geht das eigentlich ziemlich … an mir vorbei.

T1: Mhm.

P7: Also, es war so ein wenig … ja … unerwartet und dann so ein wenig … eigentlich eher ein wenig vom … ja. Hm. Weiß nicht. Es war ein wenig … Also ich habe es eben nicht gern, wenn mir das eben zum Beispiel mit meinem Vater passiert. Und dann (räuspert sich) … weiß nicht, finde ich es dann eher ein wenig … es hört sich jetzt vielleicht … also … wie soll ich sagen? … ein wenig schwach. Oder …

T1: Das, wie Sie sich selber fühlen, dann in der Situation? Oder …

P7: Nein, nicht wie ich mich fühle. Die ganze Situation ist dann … eigentlich eben … man könnte es … ich finde, man könnte solche Sachen dann auch anders … machen

T1: Mhm. … Mhm.

P7: Weil also … eben: So sehe ich es aus der Distanz. Ich hatte mir dann nicht alle diese Sachen überlegt, die wir nun besprechen … dann … ist es wieder in einem anderen Licht.

T1: Mhm.

P7: Dort habe ich es einfach irgendwie ein wenig seltsam gefunden und …

T1: Mhm. … Also erstaunt waren Sie und dann fanden Sie's aber auch ein bisschen schwach?

P7: Jä.

T1: Schwach, dass das so läuft.

P7: Jä.

T1: Mhm … Mhm. Spannend! Und Sie? Sonst? (zu P5) Mögen Sie's noch sagen? Wie sich das so angefühlt hat, diese ersten Sekunden bis zu Minuten? Oder erinnern Sie sich nicht?

P5: Wüsste ich jetzt nicht.

T1: Ne? Mhm.

P5: Schon erschrocken erst einmal …

T1: Erschrocken sogar? Mhm.

P5: Hab mir gedacht, da ist was los, also …

T1: Mhm … Mhm … (zu P6) Und Sie erinnern sich noch? Ja?

P6: Ich hab' mich auch erschreckt und hab mich ein bisschen unwohl gefühlt. Weshalb, weiß ich jetzt nicht. Wahrscheinlich, weil's so laut geworden ist.

T1: Ja.

P6: Also unwohl.

T1: Was war das, dass Sie's nicht gut vertragen konnten?

P6: Ja, ich hatte auch Streit mit meinem Vater am Wochenende.

T1: Mhm. Und dann ging's hier gleich weiter.

P6: Ja, genau.

T1: (lacht) Mhm. … Ja …

T2: Gab's denn jemand, der genervt war? … Oder waren alle eher überrascht?

T1: Ja, »überrascht«, »eingeschüchtert«, »bisschen komisch«, »erstaunt« …

T2: Und »erschrocken«.

T1: Richtig: »Erschrocken«. (zu P3) Und Mitgefühl? … Mhm.

P7: Eben »unerwartet«.

T1: Genau! Mhm. Gibt's noch'n Gefühl, was hier war, was … noch nicht benannt worden ist? Also zum Beispiel … die Überlegung von Herrn W., es könnte jemand auch genervt gewesen sein?

T2: Oder wütend. Dass man sich wütend fühlt, das könnt ich mir auch gut vorstellen.

T1: Genervt, wütend? Ist das was, was … was irgendjemand in sich so gespürt hat (macht abwägende Handbewegung). (zu P4) Sie?

P4: (zu P2) Wobei, es ist jetzt nicht böse gegen Dich oder ein Angriff, Du darfst Dich nicht angegriffen fühlen. Aber ich finde … sie (P8) hat eben versucht zu sagen: Stopp, jetzt ist Schluss. Und sie (P2) wollte ihren Kopf durchsetzen und das noch rausbringen und Sie (zu T1) haben dann, glaub ich, noch zwei, drei Mal gesagt: Stopp jetzt, Halt, und wollten das unterbrechen und … es hat mich fast ein bisschen genervt, dass Du (P2) hier halt weiter und weiter gemacht hast, weil ich finde irgendwie, wenn jemand sagt: Stopp, jetzt ist Schluss, dann sollte man das akzeptieren – klar ist das nicht toll – aber … eben das war schon ein wenig ein Schutzmechanismus … und ich finde, das sollte man wahrnehmen.

T1: Mhm. (zu P2) Können Sie das so annehmen?

P2: (nickt) Mhm.

P4: (zu P2) Eben das ist überhaupt nicht böse gegen Dich, also …

P2: Ja. … Das ist für mich einfach sehr, sehr schwierig, wenn ich einmal in Rage bin, dann … ist es sehr, sehr schwierig.

Das primäre Ziel der Therapeuten ist hier, nach Möglichkeit alle Gruppenmitglieder bezüglich des gemeinsam erlebten, affektiv bedeutsamen interpersonellen Ereignisses der letzten Sitzung miteinander in einer sicheren Atmosphäre ins Gespräch zu bringen (Interventionen: Connecting, Recruiting). Nach der Klarifikation des Geschehens (im Vorfeld der hier wiedergegebenen Sequenz) erfolgt durch das neugierige – durchaus auch hartnäckige – Nachfragen das Mentalisieren möglicher Affekte, welche die Patientin »nicht begreifen« kann, durch die anderen Patienten. Es handelt sich hier um eine Affektelaboration, da die Affekte in der betreffenden (kurz zurückliegenden) Situation untersucht werden. Die Herausforderung an die Mentalisierungskapazität wird dabei länger auf dem gleichen, »sicheren« Level gehalten, auf dem durch den Einbezug möglichst aller Patienten so viele Affekte wie möglich elaboriert werden. Dabei wiederholt der Therapeut das Gesagte immer wieder und verankert es dadurch bei sich (resonating mind). Schließlich vollzieht der Co-Therapeut einen contrary move (vom Mentalisieren des anderen zum Mentalisieren des Selbst) zu den eigenen Affekten der am Geschehen der letzten Sitzung beteiligten Patienten. Es zeigt sich anhand der folgenden Narrative, dass die Gruppe sich auch damit noch sicher fühlt (kein Als-ob- oder Äquivalenz-Modus), sodass dieser Prozess fortgeführt wird. Die einzelnen Schilderungen werden nicht individuell bearbeitet, sondern es geht weiter primär um die Förderung interpersoneller Verknüpfungen der vielfältigen »minds«. Im Weiteren würde als nächste Stufe der Affektfokus mit Fragen nach aktuell vorhandenen Affekten folgen und – vorsichtig, damit es dadurch nicht schon »zu heiß« wird – verstärkt explizit das aktuelle affektive interpersonelle Geschehen fokussiert. Kritisch zu diesem Ausschnitt ist anzumerken, dass die Interventionen der Therapeuten tendenziell noch etwas einfacher gestaltet werden könnten (keep it simple!), u. a. auch dadurch, dass nicht zwei Fragen gleichzeitig gestellt werden.

Die Einzeltherapie hat im institutionellen MBT-Setting die Funktion, Mentalisierungsprozesse, die sich aus der Gruppentherapie entwickeln, zu vertiefen. Dabei werden Prozesse aus der Gruppe vom Therapeuten aktiv angesprochen. Die Besonderheit, dass einige Patienten den gleichen Therapeuten wie in der Gruppe *(conjoint)*, andere wiederum einen anderen Einzeltherapeuten *(combined)* haben, lassen sich mentalisierungsfördernd nutzen. Im Conjoint-Modell ist es für den Patienten wesentlich, dass der Therapeut nicht von sich aus etwas aus der Einzeltherapie berichtet, im Combined-Modell ist es wiederum bedeutsam, dass ein guter Informationsaustausch zwischen Einzel- und Gruppentherapeuten stattfindet. Dadurch ergibt sich für den Therapeuten die Möglichkeit, für Patienten mutmaßlich relevante Prozesse aus der Gruppentherapie aktiv anzusprechen.

Klinisches Beispiel: Verschränkung Einzel- und Gruppentherapie bei Combined-Therapeuten in stationärer Therapie

Therapeut: Wie lief die Gruppentherapie?

Patientin: Ja, also, die ist eigentlich mehr so gewesen: Es ist eigentlich um zwei Personen gegangen, die einfach nicht miteinander klarkommen. Die Diskussionen die ganze Zeit zwischen denen zwei (…) Es ist eigentlich mehr um das gegangen.

Therapeut: Ok.

Patientin: Was ist los? Warum verstehen die sich nicht? Der eine versteht den anderen nicht. Oder der eine nimmt das wahr beim anderen …

Therapeut: Und berührt Sie das? Beschäftigt Sie das … Oder weniger?

Patientin: Ähm. Ja. Durch das, dass ich das natürlich … Weil ich habe mit beiden Personen habe ich geredet, auch über das. Schon im Vorfeld eigentlich. Schon mehrere Gespräche gehabt mit beiden. Einfach immer sehr privat.

Therapeut: Mhm, mhm, ja.

Patientin: Was mir durch den Kopf gegangen ist: Wieso haben die zwei das Gespräch miteinander nicht vorher gesucht?

Therapeut: Mhm. Es ist ja in der Gruppentherapie zum Thema geworden.

Patientin: Es ist zum Thema geworden.

Therapeut: Ok.

Patientin: Und dort ist mir auch einfach aufgefallen, dass einer was sagt und der andere nimmt es irgendwie anders wahr, als dass es eigentlich ist.

Therapeut: Ja?

Patientin: Oder? Der eine hat das Gefühl, der andere versteht ihn nicht. Sie haben im Prinzip nicht so einen Dialog geführt, wie es eigentlich ist (bewegt Hände parallel). Sondern eher nebeneinander her, hatte ich manchmal das Gefühl.

Therapeut: Das Gefühl, die sprechen nicht miteinander?

Patientin: Ja. Irgendwie kommen sie auch nicht auf einen grünen Zweig. Ich weiß es auch nicht genau, warum …

Therapeut: Wie haben Sie die beiden erlebt?

Patientin: Äußerlich ruhig.

Therapeut: Beide?

Patientin: Beide. Aber ich hatte das Gefühl, innerlich nicht wirklich ruhig. Also, ich habe es bei ihr, Frau D. – sie ist jemand, bei dem man merkt, wenn sie angespannt ist …

Therapeut: Woran haben Sie es ihr angemerkt?

Patientin: Wenn sie anfängt zu spielen (imitiert Händeringen). Und, ähm, auch wenn sie den Blickkontakt vermeidet. Das habe ich schon ein paar Mal bei ihr festgestellt, wenn sie angespannt ist. So habe ich es manchmal von ihr wahrgenommen.

Therapeut: Ihre Annahme ist, dass sie dann angespannt ist? Und das war heute auch so?

Patientin: Ja, das war heute auch so. Also, sie ist auch in Tränen ausgebrochen. Was vielleicht auch gut ist, um es ein bisschen zu lösen.

Therapeut: Haben Sie das Gefühl gehabt, das löste?

Patientin: Auf eine gewisse Art hat es, glaube ich, etwas bei ihr gelöst. Und, äh, aber das sind jetzt zwei Leute, die niemals auf der gleichen Wellenlänge sein werden.

Therapeut: Mhm, mhm.

Patientin: Ich habe das Gefühl, der eine versteht den anderen nicht. Was er eigentlich sagen will.

Therapeut: Wer hat jetzt … Also heute jetzt in der Gruppentherapie ging es vor allem um Herrn K. und Frau D.

Patientin: Mhm, ganz genau. Es ist ja eigentlich hauptsächlich … Also, nicht hauptsächlich, es ist nur um sie zwei gegangen.

Therapeut: Nur um sie.

Patientin: Oder?

Therapeut: Mhm.

Patientin: Weil der Disput, den sie, glaube ich, wie ich es mitbekommen habe, seit dem Anfang schon haben. Und mit ihm habe ich … Er und ich, wir können sehr gut miteinander diskutieren.

Therapeut: Können Sie?

Patientin: Ja, der Herr K. und ich. Ja. Und, ähm … Vielleicht kann er das mit ihr einfach nicht.

Therapeut: Und wie haben Sie ihn heute in der Gruppentherapie wahrgenommen? Frau D., haben Sie gesagt, war angespannt, am Weinen, aufgelöst in Tränen. Und der Herr K.?

Patientin: Bei ihm hatte ich auch manchmal ein bisschen das Gefühl, er muss sich zusammenreißen. Er wäre wahrscheinlich gerne lauter geworden.

Therapeut: Mhm?

Patientin: So habe ich es vom Gesicht, der Mimik her wahrgenommen. Auch weil er nicht ruhig sitzen konnte. Er ist immer wieder hin und her gerutscht.

Therapeut: Was vermuten Sie? Warum war er so unruhig?

Patientin: Er fühlte sich vielleicht nicht ganz von ihr verstanden.

Therapeut: Nicht verstanden. Hat er das auch so ausgesprochen?

Patientin: Auf eine gewisse Art hatte ich das Gefühl, er hat es ausgesprochen.

Therapeut: Mhm, mhm.

Patientin: Aber bei ihr ist es nicht ganz so angekommen, wie er es eigentlich gemeint hat.

Therapeut: Wie hat er es gemeint?

Patientin: Also, ich hatte das Gefühl, wenn er bei mir so geredet hätte, wäre es bei mir so angekommen.

Therapeut: Ja.

Patientin: Aber vielleicht ist es bei ihr nicht so angekommen.

Therapeut: Mhm.

Patientin: Vielleicht hört sie auch nicht richtig zu.

Therapeut: Hört sie nicht richtig zu? Frau D. hört nicht richtig zu?

Patientin: Ja, ich glaube, sie hat einfach … Böse gesagt, sie hat jetzt ihre Meinung und bleibt einfach bei ihrer Meinung.

Therapeut: Haben Sie das Gefühl?

Patientin: Habe ich heute den Eindruck gehabt. Weil, ich kenne beide separat. Ich habe Frau D. schon ganz anders erlebt. Ich kann mit ihr sprechen.

Therapeut: Und da ist es jetzt nicht möglich, das mit Herrn K. zuzulassen?

Patientin: Ja, vielleicht hat sie …

Therapeut: Wie kommt das?

Patientin: Angst. Vielleicht ist eine Angst da, dass sie wieder angegriffen wird.

Therapeut: Dass sie wieder angegriffen wird. Und was hat Herr K. … Hatten Sie das Gefühl, das, was er sagte, ist angstauslösend??

Patientin: Nein, gar nicht.

Therapeut: Gar nicht?

Patientin: Weil, äh … Ich habe ja … Nach der letzten Gruppentherapie sind wir ja unten gehockt und da haben wir so geredet. Und da fragte er mich auch, ob Frau D. Angst hat. Ob Frau D. Angst vor ihm hat. Und da musste ich ihm schon sagen: »Weißt du, du kommst je nachdem schon etwas hart rüber. Du hast eine laute Stimme –

das bist du. Wir kennen dich jetzt so. Aber es gibt Leute, die das vielleicht nicht so vertragen.« Weil, ich kenne die Geschichte von Frau D. ein bisschen. So, von ihrem Vater oder so. Und der ist auch immer laut geworden.

Therapeut: Ok, und …

Patientin: Weil, ich kenne das von mir auch.

Therapeut: Ja.

Patientin: Mein Vater ist auch immer laut geworden. Aber bei mir ist es so, dass ich weniger Mühe damit habe.

Therapeut: Wie kommt das?

Patientin: Ich habe es vielleicht schon ein bisschen mehr als sie verarbeitet. Ich weiß nicht genau, an was das genau liegt. Klar, ich zucke manchmal auch zusammen, wenn irgendjemand schreit. Zucke ich auch zusammen. Aber ich sage mir einfach: Ich stelle mich dem jetzt.

Therapeut: Sie stellen sich?

Patientin: Ich stelle mich dann. Weil, irgendwie will ich ja die Angst verlieren, darum stelle ich mich dem. Und sie ist halt das letzte Mal davongelaufen.

Therapeut: Und wie stellen Sie sich dem? Sie sind ja auch schon davon … Also, davongelaufen oder rausgegangen?

Patientin: Ja, ok. Aber das ist ein anderer Grund gewesen, warum ich rausgegangen bin. Das hatte mit Schreien nichts zu tun.

Therapeut: Das war nicht aus Angst?

Patientin: Nein. Das ist einfach … Weil mir einfach die Tränen gekommen sind und ich wirklich nicht mehr konnte, oder. Und dann habe ich ihm auch schon gesagt: »Probiere doch, wenn du mit ihr redest, in einem leisen Ton, in einem angenehmen Ton. Vielleicht hört sie dann besser zu. Oder kann besser zuhören.«

Therapeut: Hat er heute in der Gruppentherapie leise gesprochen?

Patientin: Ja.

Therapeut: Und doch hatte die Frau D. Mühe – oder hatten Sie den Eindruck, dass sie es nicht wirklich annimmt?

Patientin: Ja, ich habe so fast das Gefühl. Vielleicht ist es auch ein bisschen so, dass sie es vielleicht gar nicht mehr annehmen will.

Therapeut: Sie will es gar nicht mehr annehmen?

Patientin: Dass sie jetzt quasi wie ein kleines Kind: »Ich will …«

Therapeut: Haben Sie das heute beobachtet?

Patientin: Es kam mir fast ein bisschen so vor.

Therapeut: Mhm.

Patientin: Klar, das ist das, was ich wahrgenommen habe.

Therapeut: Ja, das haben Sie wahrgenommen. Haben Sie das in der Gruppentherapie noch eingebracht?

Patientin: Nein. Nein, nein. Weil, ich wollte einfach weiter zuschauen, wie das weiterläuft. Damit sie auch die Chance haben, das miteinander klären zu können.

Therapeut: Wenn Sie das gesagt hätten, hätte das nicht zur Klärung beigetragen? Oder wäre das dann …

Patientin: Es ist einfach mehr gewesen, dass es mich interessiert hat.

Therapeut: Sie haben lieber beobachtet?

Patientin: Ja, wie das Gespräch zwischen den beiden verläuft.

Therapeut: Und während Sie das beobachtet haben – welches Gefühl kam da in Ihnen auf?

Patientin: Hmm …

Patientin: Verständnis habe ich für beide.

Therapeut: Verständnis für beide?

Patientin: Ja, weil ich eben mit beiden schon geredet habe.

Therapeut: Und was ist das für ein Gefühl?

Patientin: Ja, das ist schwierig zu sagen, was das eigentlich für ein Gefühl ist.

Therapeut: Mhm.

Patientin: Sehr schwer. Also, es nicht so, es hat mich nicht hässig gemacht, nicht wütend, gar nichts. Es ist aber auch nicht gleichgültig.

Therapeut: Nicht gleichgültig, ok.

Patientin: Es ist interessiert.

Therapeut: Interessiert? Ja?

Patientin: Ja, ich weiß nicht, wie ich es anders beschreiben könnte.

Therapeut: Mhm?

Patientin: Es hat mich einfach gereizt … zu beobachten. Das ist etwas, das ich sowieso gerne mache: beobachten.

Therapeut: Mhm, ja.

Patientin: Wie reagieren die Leute, wenn der andere etwas sagt …?

Therapeut: Ja.

Patientin: Mimik und alles. Ich habe einfach sehr interessiert zugehört und habe genau beobachtet.

Therapeut: Mhm.

Patientin: Oder?

Therapeut: Ja.

Patientin: Es hat mich einfach interessiert: Kommen sie zu einer Einigung oder schaffen sie es wieder nicht?

Therapeut: Und als Sie das beobachtet haben – was machte das dann bei Ihnen? Sie beobachten es, sind interessiert. Sie sagen, es ist nicht gleichgültig. Sie haben zu beiden einen Draht.

Patientin: Ja.

Therapeut: Und noch etwas? Vielleicht etwas Schwieriges?

Patientin: Ja, also, es ist eben so: Weil ich beide mag, ergreife ich nicht für den einen Partei. Das mache ich nicht.

Therapeut: Ja?

Patientin: Oder?

Therapeut: Ja.

Patientin: Schlussendlich muss ich dann halt einfach sagen: Das ist jetzt halt so. Ich darf … Ich lasse es nicht zu nah an mich heran. Das mache ich nicht.

Therapeut: Sie lassen es nicht zu nah an sich heran? Was meinen Sie damit?

Patientin: Das hält vor mir an.

Therapeut: Mhm.

Patientin: Ich lasse es nicht so weit gehen, dass es mich wirklich belastet.

Therapeut: Und wie machen Sie das? Früher war es ja schwierig. Was ist der Trick?

Patientin: Ich habe hier gelernt, wirklich für mich … meine Bedürfnisse anzuschauen. Nicht immer die Bedürfnisse von anderen. Sondern, dass es mir gut geht.

Therapeut: Und das Bedürfnis jetzt in der Gruppentherapie war …? Dass Sie …?

Patientin: Hmm, ja. »Ich muss bei mir bleiben, dass es mir gut geht.«

Therapeut: Dass es Ihnen gut geht?

Patientin: Nicht zu sehr reingehen. So quasi, wie ein Zuschauer einfach nur von außen zuschauen. Aber es nicht in mich reinlassen. Nicht zu nah an mich rein …

Therapeut: Und das ist wie … eine Haltung?

Patientin: Und das ist, ja … Vorher habe ich das ja nicht können.

Therapeut: Das haben Sie nicht können?

Patientin: Als ich hierhergekommen bin, habe ich immer alles nah an mich rangelassen. Und das mache ich heute nicht mehr.

Therapeut: Mhm, mhm.

Patientin: Das habe ich der Frau B. vorher auch schon gesagt. Das ist schon … Ich bin in einem gewissen Sinn stolz auf mich. Dass ich das hinbekommen habe. Oder?

Therapeut: Doch. Ich finde, das ist ein gewisser Schritt. Und vielleicht noch ein weiterer Schritt – im Sinne des Mentalisierens – sich gleichzeitig in die Person hineinzudenken. In die Frau D., in den Herrn K.

Patientin: Mhm, schon auch. Also hineindenken …

Therapeut: Und hineinfühlen auch?

Patientin: Ja, auf eine gewisse Art. Aber wirklich nur … Nicht so nah, dass es mich belasten würde.

In diesem Beispiel wird veranschaulicht, wie sehr der Einzeltherapeut die Prozesse in der zeitnahen MBT-G-Sitzung nutzt, um Mentalisieren zu fördern. Neben seinen Fragen zur Beschreibung des Geschehens fokussiert der Therapeut auf die äußere Beschreibung und das innere Erleben der beobachteten Personen sowie auf das mit der Beobachtung verbundene innere Erleben der Patientin. Recht deutlich wird in diesem Beispiel das Prinzip der nichtwissenden Grundhaltung. Der Therapeut formuliert keine einsichtsorientierten Schlussfolgerungen, sondern verbleibt auf der Ebene der Exploration, gerichtet auf mentales Erleben der anderen sowie der Patientin selbst. Im zweiten Teil könnte er nun die Formulierungen der Patientin (»Ich lasse es nicht zu sehr an mich heran, damit es mich nicht belastet«) stärker hinterfragen (challengen). Dadurch würde verdeutlicht werden, inwieweit die Patientin ihre Affektregulation durch die Differenzierung von mentalem Selbst vs. Andere tatsächlich verbessert hat oder ob es sich hier um einen Als-ob-Modus handelt.

Unter Berücksichtigung der genannten Aspekte ist die Implementierung von MBT-G im Rahmen eines bestehenden integrativen oder auch spezifischen (z. B. DBT) Konzepts ein therapeutisch sinnvolles Modell. Dazu muss nicht das gesamte Behandlungskonzept umgestellt werden, sondern die MBT-G stellt dann ein Modul innerhalb der Station oder Tagesklinik dar. MBT-G ist sehr gut in ganz verschiedene Settings integrierbar, wenn die Gruppenleiter in MBT-G ausgebildet sind.

Die für die ambulante Behandlung MBT-IOP aufgeführten strukturellen Bestandteile gelten auch für die MBT im institutionellen Kontext. Wesentlich ist hier die Fallformulierung als Instrument, das für das gesamte Behandlungsteam verbindlich ist. Entsprechend wird die Fallformulierung auch von den primär involvierten therapeutischen Mitarbeitern (Bezugstherapeut, Bezugspflege, Gestaltungs-/Musik-/Körpertherapeut etc.) – unter Einbezug des Patienten – gemeinsam entworfen und im Behandlungsverlauf überarbeitet. Ebenso wird zu Beginn der Behandlung ein personalisierter Krisenplan erstellt. Der zeitliche Rahmen bzw. das Ende der Behandlung sind wie im MBT-IOP von Beginn an festgelegt, sodass auch hier locker voneinander abgegrenzte Behandlungsphasen entstehen. Dabei werden in der Regel innerhalb der ersten zwei Wochen in der Einleitungsphase der Behandlung die Fallformulierung und der

Krisenplan erstellt, bevor eine mehrwöchige (je nach vorgegebenen Rahmenbedingungen i. d. R. vier bis zehn Wochen) Behandlungsphase folgt. Die Fallformulierung enthält wie auch im Standardmodell gemeinsam mit dem Patienten formulierte konkrete Therapieziele auf der Grundlage der aktuellen Schwierigkeiten, deren Zusammenhang mit Bindungsmustern und Mentalisierungsproblemen sowie die entsprechende Vorgehensweise in der Behandlung. Die Schlussphase der Behandlung, in der besonders auf die Lösung der Bindung und den Transfer in den Lebensalltag fokussiert wird, nimmt ca. zwei bis drei Wochen in Anspruch. Die Psychoedukation erfolgt in einem modifizierten Rahmen der MBT-I, meist innerhalb der Einleitungsphase, bevor der Patient in der Hauptbehandlungsphase an der MBT-G teilnimmt. Grundsätzlich ist eine Follow-up-Phase mit regelmäßigen Terminen bei einem Mitglied des engeren Behandlungsteams empfehlenswert, die je nach sonstiger weiterführender ambulanter Therapie auch sehr niederfrequent sein kann. Dabei wird der Transfer der während der institutionellen Behandlung verbesserten Mentalisierungskapazität gemeinsam evaluiert und ggf. optimiert. Sehr geeignet ist die Fortführung einer MBT-G, möglichst in der gleichen Gruppe, über das stationäre bzw. teilstationäre Setting hinaus, die – je nach institutionellen Gegebenheiten – von wenigen Wochen bis zu mehreren Monaten durchgeführt werden kann.

Neben MBT-G, der Einzeltherapie, der pflegerischen Bezugspersonenarbeit und psychiatrischer bzw. medizinscher Betreuung spielen in der institutionellen MBT die sogenannten expressiven oder kreativen Therapien (Gestaltung, Kunst, Musik, Körper, Tanz, Schreiben etc.) eine wesentliche Rolle. Hierbei wird im Rahmen eines kollaborativen Prozesses und auf der Basis der nichtwissenden Grundhaltung Mentalisieren von Affekten und interpersonellen Prozessen über expressive oder kreative Ausdrucksformen gefördert. Besonders für Patienten mit Persönlichkeitsstörungen, für die die Verbalisierung von mentalen Prozessen im interpersonellen Kontext häufig ausgesprochen schwierig ist, stellen die nonverbalen Therapieformen einen essenziellen Zugangsweg dar. Häufig ist der Ausdruck über ein »Produkt« durch die damit verbundene Distanzierung zwischen (innerem) Selbst und dem Anderen angstlindernd. Gleichzeitig gibt es aber Patienten, die die unmittelbare »Sichtbarkeit« eines Selbstanteils überfordert. Entsprechend sind auch die Kreativtherapien Bestandteil des individuell ausgerichteten Behandlungsplans, bei dem Risiken und Chancen abgewogen werden müssen.

Prinzipiell wird automatisches Mentalisieren in den nonverbalen Therapien in kontrolliertes Mentalisieren überführt (Havsteen-Franklin 2019). Die Vorgehensweise orientiert sich dabei explorativ von der formalen Repräsentation des Mentalen in der künstlerischen, musischen oder körperlichen Darstellung hin zu den damit verbundenen bildlichen, imaginativen und schließlich mentalen Aspekten. Musiktherapie eignet sich besonders für die Überwindung des Als-ob-Modus bei Persönlichkeitsstörungen (Hannibal & Schwantes 2017).

Wie in der auf die verbale Kommunikation ausgerichteten MBT-G unterstützt das Gruppenformat sowohl in der Körper- als auch in der Kunst- und Musiktherapie das Spiel mit unterschiedlichen Perspektiven (Bales & Bateman 2019; Fiedler et al. 2011; Strehlow 2014). Für Patienten, die mit expressiven oder kreativen Ausdrucksformen Schwierigkeiten haben, kann die Therapie auch zunächst im Einzelsetting durchgeführt werden.

In Fallbesprechungen und Intervisionen in der (teil-)stationären Behandlung werden Videosequenzen aus den einzelnen Behandlungsmodulen verwendet. Dabei ist die zentrale Aufgabe des Teams, gegenüber den Patienten eine mentalisierungsfördernde Haltung beizubehalten. Da das Multipersonensystem mit ausgeprägter Bindungsaktivierung für Patienten immer auch ein großes Risiko für Destabilisierung und Verlust der Selbstkohärenz bedeutet, ist der Grundsatz *minimizing harm and maximizing benefit* in der institutionellen MBT die Basis, von der alle therapeutischen Überlegungen ausgehen. Für die Beibehaltung der mentalisierungsfördernden Haltung ist eine externe MBT-spezifische Supervision hilfreich. Hier können auch Mentalisierungsstörungen innerhalb eines Teams bearbeitet werden.

Die mentalisierungsfördernde Gestaltung des Milieus ist in der institutionellen MBT zudem besonders bedeutsam. Dabei spielt die

Gestaltung der Räumlichkeiten eine Rolle, wichtiger ist aber die gelebte kollaborative, auf Transparenz und Authentizität bedachte Haltung aller Teammitglieder. Diese wird auch durch milieutherapeutische Aspekte ausgedrückt, beispielsweise, wie häufig die Tür zum Teambüro offen oder geschlossen ist, wie schriftliches Material formuliert ist (z. B. Informationsmaterial, Hausordnung oder Therapievereinbarungen zum Umgang mit Substanzkonsum) und wie die Teammitglieder einander und den Patienten zwischen den Behandlungen begegnen.

Konflikte in Bezug auf die Haltung gegenüber einem Patienten werden in der MBT nicht als durch den Patienten induzierte oder gar manipulative Spaltung deklariert, sondern als Chance gesehen, Divergenzen konstruktiv zu lösen.

Weiter oben wurde schon auf die wesentliche Bedeutung von Managementaspekten für ein mentalisierungsförderndes Milieu eingegangen. In Institutionen, in denen ein Klima von Verunsicherung, Verantwortungsdiffusion und unklaren Prozessen herrscht, kann nur schwerlich ein Gefühl basaler und verlässlicher Sicherheit vermittelt werden, das für MBT so zentral ist.

Sehr kritisch zu sehen sind Klinikkonzepte, in denen die Patienten von den Stationen in Therapiemodule »ausschwirren«, von denen das Team allenfalls schriftliche Informationen erhält, ohne dass die Therapeuten Bestandteil des Behandlungsteams im engeren Sinne sind.

Auch mit MBT gelingen nicht alle Behandlungen, obwohl weniger stark auf »Rahmenverletzungen« (wie in der TFP) oder »therapieschädigendes Verhalten« (wie in der DBT) fokussiert wird. Diese Aspekte führen in anderen Behandlungskonzepten häufig zu sogenannten disziplinarischen Entlassungen, wenn der Versuch, sie therapeutisch zu bearbeiten, misslingt. Mitunter sind in diesen Verfahren schwer beeinträchtigte Patienten (mit Suizidalität oder Komorbiditäten) leider von der Behandlung auch bereits im Vorfeld ausgegrenzt.

In der MBT werden entsprechende Prozesse wie Suchtmittelkonsum, selbstverletzendes Verhalten, mangelnde Teilnahme an Therapien stets als Mentalisierungsversagen verstanden, für das das Behandlungsteam mitverantwortlich ist. Auch gelten entsprechende

Vorkommnisse nicht grundsätzlich als Probleme, die im Rahmen der Therapie nicht vorkommen sollten und Ausdruck mangelnder Therapiebereitschaft sind. Ziel ist im Rahmen der institutionellen MBT, Verhaltensweisen, die aufgrund von Mentalisierungsdefiziten bzw. partiellen Mentalisierungsverlusten vorkommen, immer wieder im Sinne von Ereignissen zu besprechen, für die es sich lohnt, *step by step* das im Vorfeld verbundene Mentalisierungsversagen zu explorieren (s. Kapitel 4.3.2, S. 81). Der Krisenplan gilt gleichzeitig als Instrument, der die Erkenntnisse aus dieser Arbeit aufgreift und dem Patienten zunehmend zu einem selbstwirksamen Umgang mit Krisen verhelfen soll.

Wenn trotz aller kreativen Bemühungen eines Teams, das Beziehungs- und Therapieangebot so zu modifizieren, dass Patienten über das Erleben von mehr Sicherheit zumindest partiell mentalisierungsfähig werden, Patienten aber in einem für sie eher schädlichen als nützlichen Prozess verbleiben, kann eine solche Behandlung natürlich beendet werden. Dabei wird die Formulierung verwendet, dass das Behandlungsteam sich überlegt hat, dass die angebotene Therapie dem Patienten momentan nicht zu helfen scheint bzw. sogar die Sorge besteht, eine Weiterführung könnte sich zum aktuellen Zeitpunkt gar schädlich auswirken. Es wird explizit formuliert, dass nicht Fehlverhalten oder mangelnde Therapiemotivation der Grund für den Abbruch sind. Entsprechend erfolgt immer auch das Angebot einer Wiederaufnahme der Behandlung mit einem konkreten Aufnahmedatum. Optional können bis dahin auch ambulante Termine stattfinden, um die Wiederaufnahme der Behandlung vorzubereiten oder den Abbruch nachzubesprechen. Das bietet sich auch deshalb an, weil davon abzusehen ist, bereits im Rahmen eines Behandlungsabbruchs vom Patienten zu verlangen, das Scheitern der Behandlung gemeinsam zu »verstehen« bzw. zu mentalisieren.

Bindung und *Epistemic Trust*

Die in Kapitel 2.5 ausgeführte Bedeutung von Bindung und epistemischem Vertrauen für das Verständnis von Persönlichkeitsstörungen hat für die Behandlung auf Psychotherapiestationen oder in

Tageskliniken besondere Relevanz. Noch stärker als in der ambulanten MBT-G werden dort Bindungsmuster im hochkomplexen interpersonellen Beziehungssystem aktiviert. Epistemisches Misstrauen stellt die Wirksamkeit der Behandlung von Anfang an in Frage. Epistemische Erstarrung kann dazu führen, dass der Patient durch das Angebot des sozialen Lernens unerreichbar ist. Gleichzeitig besteht innerhalb des sozialen Systems des institutionellen Settings die große Chance, epistemisches Vertrauen zu generieren und schließlich auf Interaktionspartner in der sozialen Umwelt zu übertragen.

Viele Patienten mit schweren Persönlichkeitsstörungen äußern keinen Behandlungsauftrag gegenüber den sozialen Repräsentanten einer Behandlungsinstitution, weil sie kein Vertrauen in dieses Angebot eines zwischenmenschlichen Transfers von etwas Bedeutsamem entwickeln können. Sie wirken schwer erreichbar, unnahbar, misstrauisch, mitunter feindselig. Was in einem Vorgespräch an Informationen vermittelt wird, können sie aufgrund des epistemischen Misstrauens häufig nicht aufnehmen und im Sinne einer Veränderungsmotivation internalisieren (Schultz-Venrath & Felsberger 2016).

Die Entwicklung des epistemischen Vertrauens auf der Basis sicherer Bindungsanteile kann also nicht die Voraussetzung für die Therapie in einer Tagesklinik oder auf der Station sein, sondern ist Bestandteil der Behandlung selbst (Bales & Bateman 2019). Fonagy spricht in diesem Zusammenhang von der Öffnung eines »Superhighways« für die soziale Kommunikation (Fonagy et al. 2015). Wesentliche Trigger für dessen Öffnung scheinen in sogenannten ostensiven Merkmalen (s. Kapitel 2.5) nonverbaler Signale zu bestehen, die die Vertrauenswürdigkeit der sozialen Informationsvermittlung untermauern. Durch die zunehmende Vertrauenswürdigkeit bedeutsamer anderer im Rahmen der stationären oder teilstationären Behandlung gelingt es dem Patienten allmählich, in der sozialen Umwelt auf die eigene Wahrnehmung und Handlungsfähigkeit zu vertrauen.

Im stationären und teilstationären MBT-Setting wird auf den Umgang mit epistemischem Misstrauen und der Aktivierung von unsicheren oder desorganisierten Bindungsmustern besonders stark fokussiert. Die Vertrauenswürdigkeit, Zuverlässigkeit und Vorhersagbarkeit des therapeutischen Teams sind hierfür sehr bedeutsam. Den Patienten wird im Rahmen ihrer Aufnahme mit explizitem Wohlwollen begegnet. Es wird ein Gefühl von Sicherheit vermittelt, welches den Patienten ermöglicht, den Zugang zur Behandlung zu entwickeln und die Behandelnden als soziale Wesen zu sehen, deren zwischenmenschliche Signale bedeutsam und vertrauenswürdig sein könnten.

Klinisches Beispiel: Bindung und epistemisches Vertrauen in der Aufnahmesituation in einer Tagesklinik für Persönlichkeitsstörungen (leicht modifiziert nach Simonsen & Euler 2019)

Ein 24-jähriger Mann mit NPS und schädlichem Gebrauch von Cannabis sowie schwerem Internetkonsum kommt zur Aufnahme. Diagnostik und Erläuterung des Behandlungsplans wurden bereits vorgängig durch die Psychologin der Ambulanz durchgeführt. Nach Empfang durch administrative und pflegerische Mitarbeiter wird der Patient in den Aufenthaltsraum der Station platziert und informiert, dass die Therapeutin und die pflegerische Bezugsperson demnächst zum Aufnahmegespräch kommen werden.

Anwesende: Patient (P), Bezugspflege (B), Therapeutin (T)

Der Patient wird begrüßt und alle nehmen Platz.

P (mit lauter Stimme): Ist das hier üblich, dass der Therapeut nicht pünktlich erscheint? Sollten Sie sich nicht erstmal für Ihre Verspätung entschuldigen?

T: Es tut mir leid, dass Sie warten mussten. Ich hatte erst vor einiger Zeit den Anruf erhalten, dass wir jetzt das Aufnahmegespräch führen können. Ich war gerade auf der Station und musste mich nun etwas beeilen.

P: Das ist unglaublich! Ich bin seit heute Morgen hier und seither hat mir niemand mitgeteilt, wie es weitergeht. Keiner kümmert sich. Ich sitze in einem Raum und warte. Nach Ewigkeiten kommt dann jemand und fordert mich auf, fürs Aufnahmegespräch ins Untergeschoss zu gehen. Da war niemand. Also habe ich noch länger gewartet. Das ist total unprofessionell. Endlich kommen Sie vorbei und sind nicht einmal gewillt, sich zu entschuldigen.

B: Es tut mir sehr leid. Sie haben Recht, die Planung war nicht ideal. Leider. Ich bitte Sie nochmals um Entschuldigung.

P: Na ja, wie auch immer.

B: Wäre es okay, wenn wir uns den Behandlungsplan anschauen?

P: Mm.

Die Bezugspflege liest den Therapieplan laut vor und erklärt jeden Punkt im Detail. Der Patient unterbricht B energisch.

P: Das kenn ich schon alles. Darüber wurde ich bereits in der Ambulanz aufgeklärt. Könnten wir das nicht überspringen?

B: Okay, gut zu wissen. Ich werde versuchen, mich kurz zu halten.

Die Bezugspflege fährt mit den Behandlungsvereinbarungen fort (allgemeine Regeln des Krankenhauses, spezifische Vereinbarungen zum Konsum psychotroper Substanzen und zur Internetnutzung).

P: Warum muss ich die Vereinbarung zum Internetgebrauch unterschreiben? Ich game nicht mal!

T: Die Psychologin aus der Ambulanz hat uns informiert, dass Sie in diesem Bereich Probleme haben könnten.

P: Das kann einfach nicht wahr sein. Cannabis ja, Klinikregeln ja, aber Internet? Ich hatte ihr mitgeteilt, dass es eine Zeit gab, in der ich Computer gespielt habe, als ich so zwischen 10 und 15 Jahre alt war. Dann habe ich aufgehört. Ich habe total das Interesse verloren. Ich habe eh von Anfang an gespürt, dass die Frau da in der Ambulanz total inkompetent ist.

T: Okay. Schauen wir mal.

P: Ich kann es unterschreiben. Das ist nicht das Problem.

T: Ich würde vorschlagen, dass ich nochmals abkläre, ob diese Vereinbarung von uns aus nötig ist, und werde Sie so bald wie möglich informieren.

P: Wie auch immer (…)

In der Zwischenzeit öffnet der Oberarzt (O) die Tür.

O: Guten Tag Herr R. (Zur Therapeutin gewandt:) Ist es passend, wenn ich mich jetzt einklinke?

T (schüttelt den Kopf): Es tut mir leid. Nicht so gut gerade.

Der Oberarzt verlässt den Raum. Alle Anwesenden unterschreiben die beiden unstrittigen Vereinbarungen. Bezugspflege verabschiedet sich und verlässt den Raum.

P (wütend): Hätten Sie Ihren Kopf nicht noch mehr schütteln können (schüttelt seinen Kopf energisch)? Was wird er denken? Warum haben Sie ihm nicht einfach mitgeteilt, dass er gehen soll?

T: Es tut mir leid. Es war mir nicht klar, dass Sie das verlegen machen könnte.

P: Ich bin nicht verlegen. Das ist hier alles ein Witz. Genauso wie in M. [Psychiatrische Klinik, in der er vor einigen Monaten in Behandlung gewesen war]. Da bin ich nach sechs Stunden wieder gegangen. Alles lächerlich!

T: Mm. Verstehe. Ich weiß allerdings nicht genau, warum Sie die andere Klinik verlassen haben. Könnten Sie mir das erklären?

P: Die Behandlung war unprofessionell wie hier. Ich habe mich isoliert gefühlt und war enttäuscht. Ich dachte, man hilft mir dort, aber niemand half mir. Ich war ganz allein in meinem Zimmer. Man darf doch nicht jemanden mit Depressionen alleine im Zimmer lassen? Und hier ist es dasselbe. Man wird allein da hingesetzt. Niemanden kümmert es.

T: Okay, ich verstehe jetzt besser, warum Sie sich so über uns ärgern […] Könnten Sie mir noch etwas mehr von sich erzählen?

P: Ich leide seit sechs Jahren unter Depressionen. Darum befinde ich mich in Therapie. Zudem habe ich Schlafstörungen. Während meiner Episoden bin ich reizbar und intolerant. Ich meide dann Menschen. Außerdem habe ich ein Problem mit anderen, wie z. B. mit meinem Bruder. Ich sag ihm etwas, aber er checkt es einfach nicht. Danach sagt er mir, dass ich ihn in Ruhe lassen soll, und geht weg. Ich verstehe das einfach nicht.

T: Haben Sie denn eine Idee, warum er so reagiert?

P: Keine Ahnung. Die Menschen verstehen mich einfach nicht.

T: Okay. Aber das würde mich vermutlich auch wütend machen.

P: Ja, das tut es.

T: Ist diese Wut einer der Gründe, warum Sie hier sind?

P: Hm. Eigentlich habe ich keine Ahnung, warum ich wirklich hier bin.

T: Ich sehe, dass Sie wirklich mit ernsten Problemen zu kämpfen haben. Und es tut mir leid, dass wir einen so schwierigen Start hatten. Danke, dass Sie mir trotzdem ein wenig von sich erzählt haben. Wir werden Zeit haben, darüber länger zu sprechen. Kann ich Ihnen nun mitteilen, wie die nächsten Tage gestaltet werden? Danach wird der Oberarzt nochmal vorbeikommen, um Sie zu begrüßen. Okay?

Der Patient stimmt zu und erscheint nun weniger angespannt.

Die Aufnahmesituation hat das Bindungsmuster des Patienten stark aktiviert. Insbesondere das Warten alleine löste ein zurückweisendes Bindungsverhalten mit Ablehnung und Entwertung aus. Zu Beginn befand sich der Patient in einem Hyperarousal ohne jegliche Mentalisierungsfähigkeit. Der Teleologische Modus dominierte (die Verspätung bedeutete totale Unprofessionaliät und Lächerlichkeit; die Vorbereitung einer Vereinbarung zum Internetgebrauch bestätigte die Inkompetenz der Psychologin in der Ambulanz; das Schütteln des Kopfes der Therapeutin signalisierte dem Oberarzt etwas Bedeutsames über den Patienten). Die defensive, fast unterwürfige Haltung der Therapeutin und das Fokussieren auf organisatorische Aspekte führte allmählich zu einer Deaktivierung des Bindungssystems. Die Therapeutin versuchte primär empathisch zu validieren und fragte erst nach Aspekten, die Mentalisieren erfordern, nachdem sich der Patient etwas beruhigt hatte. Für den Moment beließ sie es bei Andeutungen und erwartete vom Patienten kein umfassendes Narrativ zu seiner Problematik und dem damit verbundenen therapeutischen Auftrag.

Merkmale der MBT für Persönlichkeitsstörungen in der (teil-) stationären Behandlung:

- In der initialen Behandlungsphase konsequentes Wohlwollen und Sicherheit vermittelnde kollaborative Haltung
- Interdisziplinäre Erstellung der Fallformulierung
- Schlüsselstellung der Gruppentherapie MBT-G
- Strukturierte Psychoedukation durch modifiziertes Format der MBT-I
- Zentrale Rolle der nonverbalen (kreativen/expressiven) Therapien für Mentalisierungsprozesse
- Toleranz für (protektive) prämentalistische Modi der Patienten
- Aufrechterhaltung der Mentalisierungsfähigkeit des Teams ist für den Behandlungserfolg besonders bedeutsam

KAPITEL 5

MBT bei spezifischen Persönlichkeitsstörungen

5.1 MBT der Borderline-Persönlichkeitsstörung

MBT wurde ursprünglich für die BPS konzipiert und ist deshalb per se besonders auf dieses Störungsbild zugeschnitten. Die beschriebene ambulante Intensiv-Behandlung (MBT-IOP) ist auf die Psychopathologie der BPS ausgerichtet und als solche evidenzbasiert. Entsprechend der Kardinalsymptome emotionale Dysregulation, Impulsivität und interpersonelle Schwierigkeiten fokussiert MBT auf Affekte und interpersonelles Erleben. Der Fokus liegt auf interpersonellen Situationen außerhalb und innerhalb der Therapie und auf der Elaboration und Fokussierung der erlebten Affekte. In Anlehnung an die vier Dimensionen des Mentalisierens und der für die BPS spezifischen Beeinträchtigungen (s. Kapitel 3.1) haben die Förderung des kontrollierten Mentalisierens, die Verbesserung der kognitiven Modifikation affektiven Erlebens und die Ausgewogenheit zwischen dem Mentalisieren von Selbst und anderen einen besonderen Stellenwert. Aufgrund des ständigen Hyperarousals in der therapeutischen Situation orientieren sich die Interventionen besonders an der Bindungsaktivierung des Patienten und werden entsprechend gestaltet (s. Kapitel 4.3.1, S. 79). Nur wenn das Arousal des Patienten optimal austitriert wird, ist es möglich, Affekte während ihres Auftretens zu mentalisieren *(mentalized affectivity)*. Die nichtwissende Haltung soll die Angst der Patienten vor der Auseinandersetzung mit mentalen Zuständen von Selbst und anderen minimieren und ihr Interesse an der Selbstexploration fördern. Dabei muss der Therapeut sehr stark darauf achten, dass er in diesem Prozess als

Partner erlebt wird. Sobald der Patient ihn als aversiv wahrnimmt (was aufgrund der oben beschriebenen Zurückweisungssensitivität bzw. epistemischen Hypervigilanz häufig passiert), ist der Raum für die spielerische Exploration versperrt und der Schwerpunkt liegt auf der Re-Etablierung eines sicheren Bindungserlebens beim Patienten.

Aufgrund der Angst der Patienten vor der Exploration des Mentalen erfolgt häufig ein Switch ins Generalisieren oder Pseudomentalisieren. Patienten berichten eine »Story«, bei der sie über für das mentale Erleben wesentliche Aspekte hinweggehen. Es ist dann von Seiten des Therapeuten erforderlich, das Geschehen zu verlangsamen bzw. innezuhalten oder einen Schritt zurückzugehen *(stop and stand, stop and rewind)*. Der Therapeut sollte nicht versuchen, etwas zu verstehen, das nicht verständlich ist, sondern freundlich und wohlwollend um rasche Klärung bemüht sein. Auch hier ist von besonderer Bedeutung, dass der Patient sich sicher fühlt und das fehlende Verständnis des Therapeuten nicht darauf zurückzuführen ist, dass er es nicht ausreichend klar erzählt. Dabei helfen Authentizität und die Offenbarung seines eigenen mentalen Prozesses. Das heißt nicht, dass er dem Patienten einfach einen eigenen Zustand nennt (»Ich kann Ihnen nicht mehr folgen« oder »Ich werde langsam etwas ungeduldig«), sondern reflexiv den Prozess seines Erlebens wiedergibt:

> »Entschuldigen Sie, ich unterbreche Sie kurz. Ich habe mit Interesse gehört, dass Sie sich wieder für einen neuen Arbeitsplatz bewerben. Dann habe ich irgendwie den Faden verloren und merke jetzt, dass es mir etwas unangenehm ist, dass ich nicht mehr mitkomme. Wäre es möglich, nochmal zu dem Punkt zurückgehen, an dem Sie Mut gefasst und die Arbeitsvermittlerin angerufen haben?«

Der Therapeut lebt hier beständig vor, dass mentale Zustände fluide und mit Unsicherheit und Zweifel belegt sind. Dabei unterlegt er seine wohlwollend-interessierte, fragend-suchende Grundhaltung durch bedeutsame Gesten *(ostensive cues)* in permanent kontingenter Abstimmung mit den körperlichen und mentalen *states* des Patienten, u.a. durch die Anpassung der Stimmlage und des Sprachduktus. Diese Art der wiederholten Interaktionsgestaltung dient der Entwicklung von epistemischem Vertrauen (s. Kapitel 2.5), das die Voraussetzung bildet, dass interpersonelle Erfahrungen konstruktiv gestaltet werden können.

Nichtmentalisierende Diskurse sollen unbedingt vermieden werden. Ein solcher ist zu erkennen, wenn in einem Dialog keine dynamische Spannung entsteht und mentales Erleben inklusive der Affekte von Patient und Therapeut sprachlich-kognitiv erfasst werden (Pseudomentalisieren) oder wenn die Interventionen wiederholt mit »Aber« oder »Ja, aber« (Äquivalenz-Modus) beginnen und sich dabei mit dem Patienten in einen nonmentalistischen Argumentationsstrang begeben (Bateman et al. 2019a).

Die Fallformulierung (s. Kapitel 4.2.1, S. 78) unterstützt den Behandlungsprozess, indem spezifische Aspekte emotionaler Dysregulation, impulsiven Verhaltens und interpersonelle Schwierigkeiten im Zusammenhang mit Bindungsverhalten und Mentalisierungsproblemen festgehalten werden. Die Formulierung enthält insbesondere Beschreibungen, welche die Mentalisierungsprobleme mit Symptomen und daraus abgeleiteten, überprüfbaren Therapiezielen in Verbindung bringen.

Mentalisierungsfördernde Prinzipien in der Behandlung der Borderline-Persönlichkeitsstörung:

- Authentische, transparente, nicht überladene Äußerungen
- Anpassung der Intervention an die aktuelle Bindungsaktivierung (Arousal)
- Verbleiben beim aktuellen Kontext, kein Abschweifen in die fernere Vergangenheit
- Keine generalisierenden Zuschreibungen
- Fokus auf Mentales der Beteiligten erst nach präziser Beschreibung der Situation
- Schritt für Schritt von der Oberfläche in die Tiefe untersuchen, Fortschreiten nur, wenn es die Mentalisierungsfähigkeit erlaubt

Umgang mit Selbstverletzung/Suizidalität

Selbstverletzungen und Suizidalität werden in der MBT als Mentalisierungszusammenbruch verstanden, der zum Schutz der Selbstkohärenz auftritt. Im Rahmen von Selbstverletzung bzw. auch selbstschädigendem Verhalten und Suizidalität kommen alle prämentalistischen Modi vor.

Der Äquivalenz-Modus kann im Rahmen von extremem Selbsthass dazu führen, dass dieser körperlich (im Teleologischen Modus) ausgedrückt werden muss. Ausgeprägte innere Leere kann zur Notwendigkeit der Selbstvergewisserung durch körperliche Verletzung führen (ebenfalls im Teleologischen Modus). Der Versuch, den eigenen Wert zu erfahren, kann mit sexueller Promiskuität mit entsprechendem Risikoverhalten einhergehen (Teleologischer Modus). Auch der Als-ob-Modus kann mit selbstverletzendem Verhalten assoziiert sein, wenn durch die Entkoppelung von der äußeren Welt die Beeinflussung durch externe Faktoren ausgeschaltet wird, wie etwa bei schwersten Selbstverletzungen in dissoziativen Zuständen.

Die psychotherapeutische Aufarbeitung von selbstschädigendem Verhalten, Selbstverletzung oder Suizidalität erfolgt in der MBT durch die sogenannte funktionelle Analyse. Das mentale (und körperliche) Geschehen vor und um das Ereignis wird schrittweise (*stepwise*, in *micro slice*s, Bateman & Fonagy 2016) untersucht, um den Moment des Zusammenbruch des Mentalisierens zu rekonstruieren. Unbedingt muss genügend Raum für empathische Validierung vorhanden sein, d. h. der Therapeut sollte sich näherungsweise so vorarbeiten, dass er sich selbst vorstellen kann, dass er an der Stelle des Patienten genauso gehandelt hätte, die Handlung also subjektiv völlig plausibel ist. Falls es nicht möglich ist, das Thema der Selbstverletzung oder des Suizidversuchs zu besprechen, teilt der Therapeut das daraus entstehende Dilemma für den weiteren Prozess mit: »Ich weiß nicht, anscheinend geht es nicht weiter, ohne darüber zu sprechen, aber irgendwie gelingt es uns auch nicht, darüber zu sprechen.« Je schwieriger es sich gestaltet, das Ereignis zu reflektieren, desto weiter kann zu anderen, »ungefährlicheren« Sachverhalten ausgeholt werden, um sich von dort aus immer wieder sensibel und vorsichtig in den kritischen Bereich des Ereignisses vorzutasten. Hilfreich ist, sich immer wieder das MBT-Grundprinzip vor Augen zu führen, nicht zu deklarieren, dass der Patient nicht erreichbar, nicht spürbar etc. ist, sondern die Aufgabe des Therapeuten und/oder des therapeutischen Teams darin besteht, die Interaktion so sicher und kreativ zu gestalten, dass der Patient sich im Hinblick auf die erlebte Situation öffnen kann.

Häufig haben Patienten größte Schwierigkeiten, sich zu erinnern; fälschlich wird ihnen dann gelegentlich unterstellt, dass sie sich der Situation »therapieschädigend« nicht stellen wollen. Hier ist aus Sicht der MBT nötig, dass der Therapeut den Patienten darin unterstützt, den Schutz bietenden Als-ob-Modus *step by step* zu verlassen, indem er ihm durch ganz konkrete, einfache und affektiv neutrale Fragen hilft, Erinnerungsspuren zu induzieren. Der Therapeut erläutert, dass es ihm wichtig ist, die Situation genau zu erfassen, um sich in den Patienten hereinversetzen zu können. Rückversicherungen, ob das Gespräch für den Patienten aushaltbar ist, gehören ebenso zum Interventionsspektrum wie immer wieder eingestreute empathische Validierungen, sobald dazu Gelegenheit besteht. Dabei sind auf Seiten des Therapeuten nicht selten sehr viel Geduld und eine gewisse wohlwollende Hartnäckigkeit gefragt. Die Kunst ist die gemeinsame prozedurale Entwicklung des Mentalisierens der Ereignisse, ohne zu rasch stellvertretend für den Patienten zu mentalisieren, d.h. mögliche mentale Prozesse für ihn zu formulieren oder gar Handlungsalternativen in der kritischen Situation zu erarbeiten.

Vulnerable Momente für Selbstverletzungen und Suizidalität können so in ihrer facettenreichen affektiven und interpersonellen Komplexität immer wieder neu bearbeitet werden. Das führt dazu, dass der Patient diese auch außerhalb der therapeutischen Situation prozeduraler erlebt und expliziter mentalisieren kann. Die repetitive Untersuchung entsprechender Situationen erfolgt stets unmittelbar an den konkreten Abläufen entlang.

Dieses Vorgehen kann im weiteren Sinne auf alle für die Symptomatik des Patienten typischen selbstschädigenden Verhaltensweisen, wie zwischenmenschliche Konflikt-Eskalationen, ggf. auch mit körperlicher Gewalt, sexuelle Gefährdungssituationen, Ess-Brech-Anfälle oder Alkohol-/Drogenkonsum, angewandt werden.

5.2 Fallbeispiel: Borderline-Persönlichkeitsstörung

Behandlungsauftakt

Frau P., zu Therapiebeginn 23-jährig, meldet sich in der Spezialambulanz per E-Mail zur Aufnahme einer ambulanten MBT. Sie sei bereits seit ihrem 15. Lebensjahr in Kontakt mit psychiatrischen Institutionen, habe diese als wenig hilfreich erlebt. Eine einmalige Hospitalisierung in ihrem Heimatland Kanada habe sie als traumatisch erlebt. Sie sei damals gegen ihren Willen aufgrund eines krisenhaften Zustandes hospitalisiert worden. Aus früheren Behandlungen bestanden mehrere Diagnosen: BPS, depressive Störung, PTBS, ADHS, Angststörung sowie Essstörung. Bei Kontaktaufnahme war sie seit mehreren Monaten ohne ambulante psychiatrisch-psychotherapeutische Begleitung und ohne Medikation.

Biographische Angaben

Die Patientin sei mit einer jüngeren Schwester bei beiden Eltern in Kanada aufgewachsen. Ihre Schwester habe sehr viel Zuwendung erhalten, da sie seit Geburt an einer Autoimmunkrankheit leide. Als die Patientin elf Jahre alt gewesen sei, sei ihr Vater wegen Steuerhinterziehung angeklagt worden. Daraufhin hätten ihre Eltern angefangen, immer häufiger zu streiten. Mit ihrer Mutter habe sie eine schwierige Beziehung. Sie habe diese häufig als entwertend und beleidigend erlebt. Mit ihrem Vater habe sie sich immer etwas besser verstanden. In der Pubertät habe sie gemerkt, dass sie sich zu Frauen hingezogen fühle. Ihre Eltern lehnten ihre sexuelle Orientierung ab. Während der Oberstufe habe sie zum ersten Mal Panikattacken gehabt und sich selbst verletzt. Sie sei dann von ihren Eltern und der Schule dazu gedrängt worden, sich in psychiatrische Behandlung zu begeben. Von da an sei sie immer wieder bei Therapeuten gewesen, aber keine/r davon habe ihr wirklich helfen können. Nach ihrem Schulabschluss habe sie ein Philosophie-Studium abgeschlossen. Anschließend sei sie für eine Dissertation in die Schweiz gekommen. Sie habe anfangs ein Stipendium erhalten, das aber nach wenigen Semestern ausgelaufen sei. Deshalb arbeite sie mit einem hohen Pensum im Verkauf, um sich ihren Lebensunterhalt zu finanzieren. Dadurch komme sie aber kaum dazu, an ihrer Dissertation weiterzuarbeiten, was sie sehr belaste. Sie habe immer wieder Angst, dass ihr Doktorvater das Betreuungsverhältnis beende, weil sie nicht die geforderte Leistung bringe.

Situation und Beschwerden im Erstgespräch

Sie sei unglücklich mit ihrem Leben und berichtete von einer emotionalen Instabilität, die sich beispielsweise darin äußere, dass sie während der Arbeit in Tränen ausbreche, wenn sie von einem Kunden kritisiert werde, worauf sie sich in der Toilette selbst verletze. Zudem fühle sie sich antriebslos. Es gebe Tage, an denen sie eigentlich an ihrer Dissertation arbeiten müsse, sie aber den ganzen Tag im Bett liege und weine. Dies führe zu Schuld- und Versagensgefühlen. Sie habe derzeit keine feste Beziehung, gleichzeitig aber eine starke Sehnsucht danach. Sie habe ein relativ stabiles soziales Umfeld. Sie nennt hier vor allem ihren besten Freund. Sie fühle sich von ihm sehr unterstützt. Wenn es ihr schlecht gehe, rufe sie ihren besten Freund an. Dieser sage ihr immer ehrlich, was er denke. Sie lebe in einer Wohngemeinschaft. Dies sei schwierig für sie. Sie wolle nicht, dass ihre Mitbewohner ihre Krisen mitbekämen, was aber dennoch hin und wieder passiere. Sie konsumiere täglich Cannabis, was ihr helfe, in die Gänge zu kommen und sich tagsüber zu beruhigen.

Mentalisierungsdiagnostik

Bindungsstil

Bei der Patientin ist von einem ängstlich-anklammernden *(preoccupied)* Bindungsstil auszugehen. Dieser äußert sich in einer großen Verlustangst gegenüber engen Bezugspersonen, beispielsweise gegenüber ihrem besten Freund. Es fällt ihr schwer, nein zu sagen, wenn sie etwas nicht möchte. Das Bindungsverhalten zeigt sich auch in der Beziehungsgestaltung zur Therapeutin. Es wechseln Momente von Nähe, in denen die Patientin sich öffnet und freigiebig persönliche Informationen von sich preisgibt. Im nächsten Moment greift sie die Therapeutin an, um sich sogleich zu entschuldigen, dass sie unfreundlich gewesen sei.

Mentalisierungsprofil

Automatisch vs. kontrolliert: Das Mentalisieren bei der Patientin erfolgte vor allem automatisch. Sie berichtete beispielsweise von einem Seminar bei ihrem Doktorvater. Sie bereite diese Seminare meist sehr gründlich vor. Wenn sie für ihre Leistung in Seminaren keine unmittelbare Rückmeldung erhalte, dass er mit ihr zufrieden gewesen sei, gehe sie unmittelbar davon aus, dass sie nicht gut genug sei und ihre Stelle verliere (Äquivalenz-Modus).

Internal fokussiert vs. external fokussiert: Die Patientin ist vorwiegend external fokussiert. Das zeigt sich beim Mentalisieren von anderen, wenn sie ein nicht unmittelbares Beantworten einer Nachricht als Beweis dafür ansieht, dass die andere Person nichts mehr mit ihr zu tun haben möchte (Teleologischer Modus, Äquivalenz-Modus), anstatt sich in alternative Motive der anderen Person hineinzudenken bzw. -zufühlen.

Selbst-orientiert vs. andere(r)-orientiert: Das Mentalisieren der Patientin ist hier vorwiegend auf andere fokussiert. Dies äußert sich darin, dass sie sich bei Kritik ihres besten Freundes vor allem darauf konzentriert, diesen zu besänftigen, anstatt sich zu überlegen und zu fühlen, was diese Kritik mit ihr macht und ob sie damit einverstanden ist.

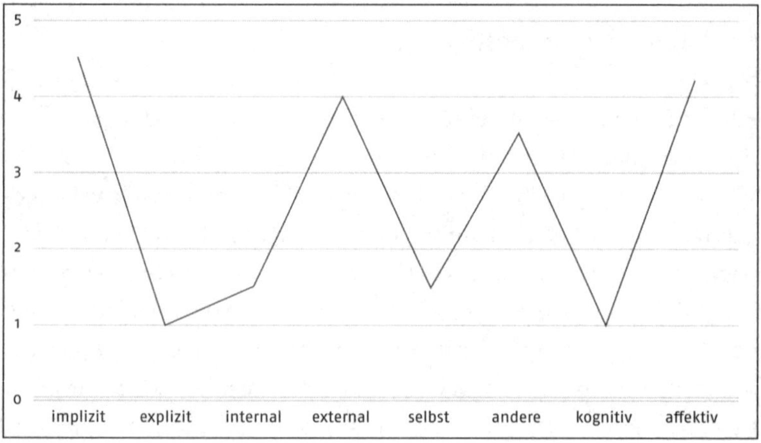

Abbildung 6: Mentalisierungsprofil Frau P.

Kognitiv vs. affektiv: Bei der Patientin imponieren Schwierigkeiten vor allem beim affektiven Mentalisieren des Selbst. Sie sieht sich plötzlich und ohne Vorwarnung mit überflutenden Gefühlen von Einsamkeit, Selbsthass, Wut, Traurigkeit sowie selbstverletzenden Impulsen konfrontiert (Äquivalenz-Modus). Darüber hinaus besteht ein kognitives Fehlmentalisieren der anderen.

Prämentalistische Modi

Das Erleben der Patientin im Alltag ist ebenso wie die Sitzungen häufig vom Wechsel zwischen Äquivalenz-Modus und Als-ob-Modus gekennzeichnet.

Klinisches Beispiel: Äquivalenz-Modus:

Die Patientin erzählt von einer Begegnung mit einer Kollegin auf einem Workshop. Im Gespräch mit ihr erfährt sie, dass diese, im Gegensatz zu ihr, finanzielle Unterstützung für einen Forschungsaufenthalt im Ausland erhält.

T: Und ab wann haben sie sich so schlecht gefühlt, schon während des Gesprächs oder erst danach?

P: Es fängt immer an … wenn … also es fing an, als sie sagte: »Ich bekomme finanzielle Unterstützung für meinen Auslandsaufenthalt«, und dann habe ich mich gefühlt … als ob eine Bombe auf mein Herz fallen würde.

T: Mhh …

P: Die Welt ist absolute Scheiße. Mein Leben ist scheiße. Und dann habe ich versucht, die Konversation am Laufen zu halten, aber meine Gefühle wurden mir zu viel. Deshalb habe ich dann nur gesagt: »Ich muss auf die Toilette.« Dort habe ich mich dann am Unterarm geschnitten.

Eine empathische Validierung der Therapeutin könnte hier helfen, das Abgleiten in den Äquivalenz-Modus *zu verhindern.*

Klinisches Beispiel: Als-ob-Modus (gleiche Sitzung):
Nach der Rückkehr von der Toilette versucht sie, sich einer Gruppe von Kollegen anzuschließen, die miteinander plaudern, findet jedoch keinen Anschluss.

P: Ich habe mich gefühlt, als ob ich … ein bisschen in einer Wolke wäre … Ich weiß nicht, wie ich es erklären soll, dass … alles war ein bisschen verschwommen und ich habe mich gefühlt, als ob … (denkt), ja, als ob die Welt für mich ausgebleicht aussehen würde.
T: Ausgebleicht? Sie war nicht so farbig wie sonst, oder war sie mehr … weiter entfernt?
P (emotional unbeteiligt): Alles fühlte sich weit weg an. Wie nicht hier und deprimierend. Ich konnte mich nicht mehr auf das Gespräch konzentrieren. Es hat mich noch jemand etwas gefragt, aber es war, als ob alles plötzlich … verblassen würde. Ich war in meiner kleinen Blase gefangen …

Therapieverlauf

Erste Therapiephase: Psychoedukation/Fallformulierung

Die Patientin war zunächst froh, eine ambulante Therapeutin gefunden zu haben. Zu Beginn der Therapie erschien sie zuverlässig und pünktlich zu den Sitzungen und verhielt sich gegenüber der Therapeutin freundlich und angepasst.

Im Rahmen der ersten Therapiephase erfolgte zunächst die Psychoedukation[9]. Die Patientin erhielt Informationen zum Begriff des Mentalisierens, zu den unterschiedlichen Dimensionen des Mentalisierens sowie zur Bedeutung des Mentalisierens bei der Borderline-Persönlichkeitsstörung. Hierfür wurden auf Basis der Arbeitsblätter für die MBT-I adaptierte individuelle Arbeitsblätter verwendet. Die Patientin konnte hierzu rasch Beispiele aus ihrem Leben nennen, wo sie beim Mentalisieren beeinträchtigt war.

9 Da zum Zeitpunkt der Behandlung in diesem Behandlungszentrum keine Gruppentherapien angeboten wurden, wurde mit Frau P. eine Einzeltherapie vereinbart, in welcher auch die Psychoedukation durchgeführt wurde.

Darauf aufbauend wurde die Fallformulierung mit Festlegung des Therapiefokus und weiteren Aspekten der Behandlung (Diagnose, Krisenplan, Umgang mit Substanzkonsum, Zustimmung zu Videoaufnahmen für die Supervision, Festlegung der Medikation) erarbeitet. Es war geplant, für diese Erstellung der Fallformulierung maximal fünf Sitzungen zu verwenden. Aufgrund von krisenhaften Momenten war es seitens der Therapeutin jedoch immer wieder notwendig, vom geplanten Vorgehen abzuweichen und die Sitzungen an die momentanen Erfordernisse anzupassen. Nach neun Sitzungen wurde schließlich eine definitive Fallformulierung verfasst.

Krisenplan: Aufgrund von negativen Vorerfahrungen in der geschlossenen Psychiatrie hatte die Patientin zunächst Schwierigkeiten, sich auf die Vereinbarung einer stationären Krisenintervention im Notfall einzulassen. Dies erforderte viel empathische Validierung ihrer Ängste und Erfahrungen seitens der Therapeutin. Gleichzeitig wurde versucht, gemeinsam die Unterschiede zwischen bisherigen Behandlungen und der Kriseninterventionsstation vor Ort mit spezifischer Expertise in der Behandlung der BPS zu erarbeiten. Erst als die Therapeutin der Patientin Fotos von der Kriseninterventionsstation zeigte, die sie für sie bei einem Besuch vor Ort gemacht hatte, fühlte sich die Patientin in ihren Bedenken ernstgenommen und erklärte sich bereit, im Krisenfall die Kriseninterventionsstation aufzusuchen.

Vereinbarung zum Substanzkonsum: Die Patientin konnte sich zu Beginn der Therapie nicht vorstellen, den Konsum zu reduzieren bzw. gar zu stoppen. Die Auseinandersetzung darüber war sehr aufwändig, da sich zunächst die Notwendigkeit für die Patientin, am Konsum festzuhalten, und die kritische Sicht der Therapeutin auf den anhaltenden Konsum unvereinbar gegenüberstanden. Therapeutin und Patientin entschieden schließlich gemeinsam, den Substanzkonsum nicht in die Fallformulierung mit aufzunehmen, jedoch im Bedarfsfall darauf zurückzukommen bzw. spätestens bei der Überprüfung der Fallformulierung nach sechs Monaten zu evaluieren, ob eine explizite Vereinbarung für den Behandlungsverlauf hilfreich sein könnte.

Als die Patientin überdreht und unter Einfluss von mehreren

antriebssteigernden Substanzen zu einer Sitzung kam, wurde der Konsum erneut im Hinblick darauf hinterfragt, inwieweit ihre Psychotherapie dadurch beeinflusst werde. Sie meinte, dass sie trotz Cannabiskonsum klar denken könne und dieser sie manchmal erst in die Lage versetze, zur Therapie zu kommen. Die Therapeutin äußerte, dass sie da nicht ganz sicher sei. Da jedoch bisher kein anderer Eindruck entstanden war, der ihre Annahme, dass Cannabis die Therapie negativ beeinflussen könne, untermauerte, wurde die getroffene Entscheidung beibehalten, um das Thema bei einer Überprüfung der Fallformulierung nach sechs Monaten erneut aufzugreifen.

Vereinbarung zur Medikation: Weiteres Thema für die Fallformulierung war die von einem Vorbehandler verschriebene antidepressive Medikation. Diese wurde auf Wunsch der Patientin zunächst beibehalten, da sie ihre Stimmung stabilisierte und gegen depressive Symptome half. Auch diesbezüglich wurde vereinbart, dies spätestens bei Überprüfung der Fallformulierung in sechs Monaten erneut zu thematisieren.

Fallformulierung Frau P.

Von Frau P. identifizierte Probleme, die sich durch die Behandlung verändern sollen (»Ziele«)

- Nichtvorankommen bei ihrer Dissertation aufgrund von Stimmungsschwankungen, die viel Energie kosten, und depressiven Phasen, in denen sie tagelang nur im Bett liege → Ziel: Stabilisierung der Stimmung
- Wöchentlich auftretendes selbstverletzendes Verhalten (SVV) und Gedanken über selbstverletzendes Verhalten → Ziel: SVV reduzieren
- Interpersonelle Konflikte durch mangelnde Fähigkeit zur Selbstberuhigung, wodurch Freunde sich überfordert fühlen und zurückziehen → Ziel: Verbesserung der Selbstregulation
- Interpersonelle Konflikte und emotionaler Stress bei der Arbeit (z. B. Weinen vor anderen Personen) durch die Überzeugung, nicht gut genug zu sein → Ziel: Relativierung der negativen Selbstsicht

Probleme im zwischenmenschlichen Bereich

Frau P. und die Therapeutin nehmen an, dass zwischen der grundlegenden Überzeugung, nicht gut genug zu sein, und ihren Stimmungsschwankungen sowie ihren interpersonellen Konflikten ein Zusammenhang bestehe. Zudem vermutet Frau P., dass sie zu rasch Schlussfolgerungen ziehe. Wenn sie von ihrem Vorgesetzten kritisiert werde, sei sie überzeugt, sogleich die Kündigung zu erhalten (Äquivalenz-Modus). Wenn sie in einem Seminar an der Universität die Lösung zu einer Aufgabe nicht gleich wisse, sei sie sicher, dadurch ihre Stelle zu verlieren (Äquivalenz-Modus). In Beziehungen mit Freunden fühle sie sich abhängig von deren Anerkennung. Ohne deren Rückversicherung fühle sie sich rasch unsicher und misstrauisch (ängstlich-anklammernder Bindungsstil). Wenn ein Freund/eine Freundin nicht gleich zurückschreibe, sehe sie das als Beweis dafür, dass er/sie sie hasse (Teleologischer Modus).

Gestaltung der Psychotherapie

Es erfolgen detaillierte und auf inneres Erleben, v.a. Gefühle, fokussierte Explorationen von aktuellen Beziehungserlebnissen, auf konkrete Situationen bezogene depressive Einbrüche und Situationen mit selbstverletzendem Verhalten. Das emotionale Erleben innerhalb dieser Situationen und beim Erzählen der Situation wird gemeinsam untersucht und erlebbar herausgearbeitet. Dabei erfolgt auch die Herstellung des Bezugs zum Empfinden in der Beziehung zur Therapeutin. Auch unangenehme Gefühle sollen dadurch in der therapeutischen Situation erlebbar, benennbar und aushaltbar werden.

Die Therapeutin achtet darauf, dass Frau P. sich in den Sitzungen sicher fühlt. Beide sind sich bewusst, dass es Situationen in der Therapie geben wird, während derer Frau P. unsicher und misstrauisch werden könnte. Frau P. versucht das jeweils anzusprechen. Wenn die Therapeutin eine entsprechende Situation vermutet, spricht sie diese ebenfalls an. Wenn das Gespräch zu allgemein auf Schwierigkeiten in Frau P.s Leben abzuschweifen droht, nimmt die Therapeutin eine aktivere Rolle ein, um den

Fokus auf konkrete Situationen wiederherzustellen. Außerdem offenbart die Therapeutin ihre eigene Sichtweise, wenn es zu kritischen Situationen in der Zusammenarbeit kommt, um die Patientin beim kognitiven Mentalisieren von anderen zu unterstützen. Zudem unterstützt die Therapeutin Frau P. darin, dass aufkommende Emotionen nicht überwältigend und unkontrollierbar werden (affektives Mentalisieren des Selbst).

Verlauf

Wichtig ist die gemeinsame Beobachtung, was sich innerhalb und außerhalb der Therapie entwickelt. Es geht nicht unbedingt darum, jede Sitzung mit einem Wohlgefühl zu verlassen, aber es sollte deutlich werden, dass die Behandlung Frau P. hilft und grundsätzlich auf ihre Ziele hingearbeitet wird, was in ca. sechs Monaten gemeinsam überprüft wird. Gegebenenfalls werden Ziele und/oder das Vorgehen auch modifiziert. Auch ein vorzeitiges Ende der Behandlung ist dann möglich, wenn beide gemeinsam feststellen, dass ihr die Therapie nicht hilft. Sollten Impulse auftreten, die Therapie in schwierigen Situationen bereits vorher zu beenden, sollten diese bis zu diesem Zeitpunkt möglichst nicht ausgeführt werden. Insgesamt wird eine Therapiezeit von max. zwei Jahren[10] vereinbart. Die letzten drei Monate werden vor allem dem Transfer in den Alltag und dem Abschluss dienen. Anschließend können in größeren Abständen (max. einmal monatlich) für ein Jahr Gespräche weitergeführt werden.

In Krisensituationen ist während der Bürozeiten eine Kontaktaufnahme auch außerhalb der Sitzungen möglich (Montag bis Donnerstag von 08:00 bis 17:00). Außerhalb der Bürozeiten bzw. bei Abwesenheiten/Verhinderung der Therapeutin erfolgt im Notfall ein Kontakt mit der Kriseninterventionsstation durch Frau P. selbst.

10 Hier erfolgt ebenfalls eine Anpassung des Settings im Vergleich zum MBT-IOP, bei dem die Behandlung 18 Monate dauert.

Die Behandlung wird auf Video aufgezeichnet. Diese Videos dienen der Qualitätskontrolle der Therapeutin. Sie werden zudem in Intervisionen und in der Lehre eingesetzt. Frau P. erklärt sich bis auf Widerruf damit einverstanden (s. separate Vereinbarung).

Als die Therapeutin Frau P. die vorbereitete Fallformulierung überreicht, sagt sie zunächst, sie freue sich, dass die Therapeutin sich die Mühe gemacht habe. Mit dem Dokument in der Hand wechselte sie anschließend sofort das Thema. Von der Therapeutin darauf angesprochen, sagte sie, dass sie Angst habe, die Fallformulierung zu lesen. Sie fragt daraufhin, wie es der Therapeutin an ihrer Stelle gehen würde. Diese bekannte daraufhin in einer selbstoffenbarenden Weise, dass sie vielleicht auch erst Angst hätte, aber wahrscheinlich interessiert sei, was drinstehe, und fragte die Patientin, ob dies nicht auch für sie ein wenig der Fall sei. Die Patientin las die Fallformulierung daraufhin durch. Direkt danach bedankte sie sich und sagte, dass sie sich darin gesehen und verstanden fühle. Daraufhin berichtete sie ohne Überleitung, dass sie sich in engen Freundschaften, in denen ihr Gegenüber sie gut kenne, rasch manipuliert fühlte. Die Therapeutin hatte Schwierigkeiten, der Patientin in ihren Ausführungen zu folgen, da sie sehr schnell sprach und vom Hundertsten ins Tausende kam. Nachfragen seitens der Therapeutin trugen wenig zur Klärung bei. Diese versuchte deshalb mehrere Male, in fragender Weise zu explorieren, ob das Gefühl des Manipuliertwerdens sich auf die aktuelle Situation und die Besprechung der Fallformulierung beziehen könnte, was die Patientin verneinte und weitersprach. Die Therapeutin wurde sich bewusst, dass die Mentalisierungsfähigkeit der Patientin für das interpersonelle Mentalisieren der aktuellen Situation in Bezug auf die Fallformulierung gegenwärtig nicht ausreichend war, und explorierte und validierte im Weiteren die Beziehungssequenzen, die die Patientin aus ihrem Umfeld berichtete. Am Ende der Sitzung stellte sie erneut die Frage, ob die Fallformulierung nun so passend als gemeinsames Arbeitsinstrument sei. Gemeinsam wurde entschieden, dass die Fallformulierung noch nicht ganz perfekt sei, aber man diese erstmal so stehen lasse und bei Bedarf, spätestens nach sechs Monaten, anpasse.

Klinisches Beispiel: Besprechung der Fallformulierung

Therapeutin reicht Patientin die Fallformulierung. Diese nimmt sie, wirft einen kurzen, unsicher wirkenden Blick darauf und beginnt, von einem anderen Thema zu sprechen.

P (mit Fallformulierung in der Hand): Oh, also die Vase da hinten ist aber auch schön. Also ich mag ja so Glasvasen, da habe ich am Wochenende in einem Laden auch welche gesehen … aber ja, mein Zimmer ist ja eh schon so voll und überhaupt, ich habe ja auch kein Geld für immer neue Dekorationsgegenstände … **Als-ob-Modu**

T: Mhh […] Ich habe beobachtet, dass Sie die Fallformulierung kurz angeschaut haben und dann nach unten gehalten und das Thema gewechselt haben … **Mildes Challenging**

P (lacht verlegen): Mhh … ja, stimmt. Ich bin etwas nervös, die Fallformulierung zu lesen. Wie würde es Ihnen denn damit gehen?

T: Ich glaube, ich hätte auch etwas Angst, sie zu lesen, vielleicht wäre es mir auch etwas peinlich, aber ich wäre, glaube ich … auch etwas neugierig, was drinsteht … **Selbstoffenbarung**

Die Patientin fängt an, die Fallformulierung zu lesen, und äußert währenddessen immer wieder bestätigende Kommentare. Sie wird etwas rot im Gesicht und wirkt nervös.

T (leicht lachend): Und, was meinen Sie? Jetzt bin ich auch etwas nervös, weil ich da ja etwas über Sie aufgeschrieben habe, was Sie jetzt lesen. Und da weiß ich ja auch nicht genau, ob Sie sich darin erkennen … **Selbstoffenbarung**

P: Ich bin überrascht, wie gut Sie mich getroffen haben. Ich fühle mich total verstanden.

T (selbst überrascht): Ach so. Ich bin überrascht, dass Sie das so klar und deutlich sagen. Auf mich haben Sie beim Lesen etwas gestresst gewirkt. **Mildes Challenging**

P: Es ging mir gut. Ich fühle mich komplett verstanden. **Als-ob-Mod**

T: Ok …

P schweift jetzt wieder vom Thema ab und erzählt eine Geschichte von einer Freundin, der sie viel von sich erzählt habe, beispielsweise dass sie Angst habe, verlassen zu werden. Und wenn diese ihr dann nicht gleich zurückschreibe auf ihre Nachrichten, habe sie Angst, von dieser manipuliert zu werden. Die Therapeutin versteht den Zusammenhang nicht mehr. Sie startet nun einen Versuch (Mentalisieren der Beziehung), der im Hinblick auf die aktuelle Mentalisierungskapazität viel zu anspruchsvoll ist

T: Ich bin mir nicht sicher, aber könnte es sein, dass Sie befürchten, dass das Gefühl des Manipuliertwerdens auch hier zwischen uns auftauchen könnte, z.B. mit der Fallformulierung?

P: Nein, hier ist es anders. Sie sind ja professionell und da, um mir zu helfen. **Als-ob-Modus**

T: Ich könnte mir dennoch vorstellen, dass so ein Gefühl auch hier auftauchen könnte. Was halten Sie davon, wenn wir das nicht ganz aus den Augen verlieren?

P: Wie Sie möchten … Aber was ich noch sagen wollte, also meine Freundin … und auch ein anderer Freund … dem habe ich auch erzählt, dass ich Angst habe, irgendwann von allen verlassen zu werden. Aber das ist ihm scheißegal. Er hat trotzdem, als es mir schlecht ging, sich nicht zurückgemeldet …

T: Das verstehe ich, dass das schwer für Sie auszuhalten ist, wenn Sie sich gerade besonders unsicher fühlen in einer Beziehung und sich ihr Gegenüber dann nicht meldet. Das ist echt schwierig! **Empathische Validierung**

P: Ja, eben …

Weiterer Therapieverlauf

1 bis 6 Monate

Es kam immer wieder zu schwierigen Situationen im Alltag der Patientin, die emotionale Krisen auslösten und mit selbstverletzendem Verhalten einhergingen. Dies wurde gemäß Vorgehen in der MBT (s. Kapitel 4) gemeinsam exploriert. Die initiale Sitzungssequenz mit Bestimmung des vorrangigen Themas war häufig schwierig, da die Patientin sich sehr angepasst verhielt und am liebsten die Therapeutin entscheiden ließ. Gleichzeitig passierte es häufig, dass die Patientin dann zu anderen Themen abschweifte. Die Therapeutin versuchte dabei, immer wieder innezuhalten und das Gespräch auf das Ursprungsthema zurückzuführen, um dieses detailliert zu besprechen *(stop and rewind)*, was für die Therapeutin anstrengend war und sich teilweise wie ein Tauziehen anfühlte. Am schwierigsten in der Therapie war es, die Patientin immer wieder auf die zu Beginn der Sitzung vorgesehene aktuelle interpersonelle Situation zurückzuführen und diese gemeinsam zu mentalisieren. Dies erforderte ein häufiges Unterbrechen der Patientin und eine aktive und beharrliche Haltung im gemeinsamen Mentalisierungsprozess.

Klinisches Beispiel: Strukturierung der Sitzung zu Beginn

T: Haben Sie eine Situation aus der letzten Woche, die wir uns gemeinsam anschauen können?

P: Ich weiß nicht … Also, gestern Abend habe ich mich selbstverletzt.

T: Oh, was ist denn passiert?

P: Nichts … Die Woche war insgesamt scheiße. **Äquivalenz-Modus**

T: Oh je, was war denn alles?

P: Am Wochenende hatte ich Streit mit meinen Eltern. Meine Mutter hat gesagt, ich soll mir jetzt endlich mal einen soliden Job suchen. Das, was ich mache, ist doch Träumerei. Am Sonntagabend bin ich dann von einer Freundin versetzt worden. Meine Freunde hassen mich alle. Und gestern habe ich eine Absage für eine Stelle bekommen, die mir sehr gefallen hat. Ich werde nie eine Stelle finden, ich bin für nichts qualifiziert. **Äquivalenz-Modus**

T: Oh, da ist ja einiges passiert. Da würden wir wahrscheinlich viele verschiedene Situationen finden zum Besprechen. Ich frage mich gerade, welche Situation wir da am ehesten gemeinsam anschauen könnten …?

P: Keine Ahnung …

T: Wie wäre es, wenn wir uns zunächst die Situation gestern anschauen, direkt bevor es zur Selbstverletzung kam?

P: Wie Sie möchten …

T: Mhh …

P: Eigentlich kommt es eh nicht so darauf an. Die Woche war scheiße, wie jede andere Woche in meinem Leben auch. Und dann waren auch noch die Abstimmungen … Als ich mich noch politisch engagiert habe, haben wir immer bei Wahlkampagnen mitgemacht. Politische Partizipation … Da denke ich an das Buch von Thomas Hobbes, das war wirklich interessant … Der Mensch ist des Menschen Wolf … Genauso sehe ich das auch.

Äquivalenz-Modus

Als-ob-Modus

T: Es tut mir leid, wenn ich Sie da unterbreche. Einerseits hätte ich Lust, mit Ihnen über Philosophie zu diskutieren. Aber andererseits waren wir noch bei der Auswahl einer Situation, die wir heute anschauen können. Und Sie haben mir ja auch von der Selbstverletzung erzählt. Ich möchte ungern, dass das untergeht. Gleichzeitig kann ich mir auch vorstellen, dass es für Sie nicht so einfach ist, darüber zu sprechen.

Selbst-offenbarung

P: Ah, ok, tut mir leid … Dann besprechen wir doch die Situation mit der Selbstverletzung.

T: Ok, also gut. Sie haben gesagt, es ist gestern Abend passiert. Wo denn?

Klarifikation (Erarbeitung eines Narrativs)

P: Nachdem ich nach Hause gekommen bin …

T: Ach so. Gleich als Sie nach Hause gekommen sind oder erst ein bisschen später?

P: Ich bin zur Tür hereingekommen, habe noch einen Teller Nudeln aus dem Kühlschrank in mich hereingestopft und dann bin ich in mein Zimmer und habe mich selbstverletzt.

T: Womit?

P: Mit einem Messer … Das war aber nicht sehr scharf. Ich habe mir letztens im Internet neue angeschaut. Warten Sie einen Moment … (nimmt ihr Handy) Ich muss Ihnen die Seite zeigen. Hier gibt es nämlich sehr schöne. Oh … Nein, jetzt hat mir eine Freundin geschrieben … Moment, bitte. Ich muss nur kurz antworten …

T: (wartet)

P: So … Jetzt bin ich fertig. Haben Sie schon meine neue Handy-Hülle gesehen? Mit marokkanischem Fliesenmuster. Ich liebe das. Letztes Jahr war ich in Marokko im Urlaub. Da sind wir auf Kamelen geritten. Ich sag es Ihnen, das mache ich nicht mehr … **Als-ob-Modu**

T: Es tut mir leid, wenn ich Sie wieder unterbrechen muss. Aber Sie waren gerade dabei zu beschreiben, was passiert ist, als Sie gestern Abend nach Hause gekommen sind. Also, Sie sind zur Tür hereingekommen … Was haben Sie dabei gedacht? **Stop and rew**

P: Ich habe gedacht, oh nein, keiner da. Meine Mitbewohnerin hatte mir versprochen, dass wir abends kochen. Sie musste dafür ihrem Freund absagen. Den hat sie seit einem halben Jahr. Die beiden sind so verliebt. Das macht mich echt fertig. Ich möchte auch eine Partnerin … Aber mich will eh keine und ich kann das auch nicht. Ich finde sicher nie wieder jemanden … **Äquivalenz-Modus**

T: Oh nein, da kommen Sie nach Hause und freuen sich auf Ihre Mitbewohnerin und dann machen Sie die Tür auf und niemand ist da. Sie haben gedacht, dass sie Sie für ihren Freund versetzt hat. Echt enttäuschend! **Empathische Validierung**

P (mit gesenktem Kopf): Ja …

T: Und was ist dann passiert?

P: Ich sehe also, dass niemand da ist. Aber es liegt eine Notiz auf dem Tisch …

T: Ah, eine Notiz. Was stand denn drauf?

P: (nestelt an ihrer Tasche) Entschuldigung, ich muss schauen, ob ich meinen Schlüssel dabeihabe. **Als-ob-Modu**

7 bis 12 Monate

In der weiteren Therapiephase gelang es Frau P., sich selbst besser affektiv zu mentalisieren. Dies zeigte sich an einer Beziehungsepisode mit einem guten Freund: In einem Gespräch, das zu einer etwas hitzigeren Diskussion geworden war, sagte er etwas zu ihr, das sie verletzte, worüber sie ärgerlich wurde. Ihr erster Impuls war, sich möglichst nichts anmerken zu lassen und zu versuchen, die Situation zu verlassen. Sie wollte nicht, dass er ihren Ärger merkte, dann womöglich selbst ärgerlich würde oder sie zu anstrengend fände und daraufhin die Freundschaft beenden würde. Im Nachgang berichtete sie, dass sie eigentlich am liebsten den Konflikt meiden wollte, gleichzeitig aber auch merkte, dass es für sie mit ihm so noch nicht stimme. Als wichtige Veränderung konnte sie jedoch adäquat benennen, was während des Gesprächs in ihr vorgegangen sei, einschließlich ihrer Sorgen und Ängste hinsichtlich einer möglichen Klärung. Auch konnte sie in dieser Therapiephase affektiv bedeutsame Momente in der Beziehung mit der Therapeutin ansprechen. So konnte sie in einer Sitzung, bevor die Therapeutin in die Ferien ging, ihre Enttäuschung benennen, dass die Therapeutin nun eine Woche nicht da sei.

In einer Sitzung stellte sich heraus, dass die Patientin ihre Medikation nur unregelmäßig eingenommen hatte, auch um Tabletten zu »sparen«, da diese sonst nicht bis zum nächsten Termin ausgereicht hätten. Von der Therapeutin wurde die Notwendigkeit einer regelmäßigen Einnahme betont. Die Patientin gab zunächst an, dass dies aufgrund ihres unregelmäßigen Tagesablaufs nicht möglich sei. Beim Suchen nach Lösungen tauchte schließlich die Idee einer Smartphone-App zur Erinnerung auf. Nach einigem Hin und Her wurde am Ende der Sitzung ein Testlauf mit der besagten App vereinbart.

In der darauf folgenden Sitzung äußerte sie, sich in der vorherigen Sitzung durch die Therapeutin bezüglich der unregelmäßigen Einnahme ihrer Medikation kritisiert gefühlt zu haben.

Klinisches Beispiel: Mentalisieren der Beziehung

T: Gibt es vielleicht etwas aus der letzten Sitzung, was für Sie noch offen ist?

P: Ja, schon … Also … ich habe mich von Ihnen kritisiert gefühlt wegen dem, was Sie wegen der Medikamenteneinnahme gesagt haben.

T: Oh, das habe ich nicht gemerkt. Gut, dass Sie das sagen. Woran machen Sie das denn fest, dass ich Sie kritisiert habe?

P: Naja, weil … wir so lange über das Thema geredet haben …

T: Interessant, auf diese Idee wäre ich jetzt selbst gar nicht gekommen, dass Sie sich kritisiert gefühlt haben, weil wir so lange über das Thema geredet haben. Das finde ich spannend.

Nichtwissend Haltung

P: Ja …

T: Also, ich glaube, dass ich bei dem Thema so hartnäckig geblieben bin, weil ich mir Sorgen um Sie gemacht habe … also, dass es sich negativ auf Ihre Gesundheit auswirkt, wenn Sie die Medikamente nicht regelmäßig nehmen … oder auch dass sie dann nicht wirken …

Selbstoffenbarung

P: Ach so … Sorgen?

T: Ja.

P: Also, ich wollte Ihnen auch noch sagen, dass ich diese App, die mich erinnern soll, ausprobiert habe. Aber das funktioniert nicht für mich. Ich habe so viele Erinnerungen auf meinem Handy. Aber … ich habe mir überlegt, dass ich die Tabletten in die Dose legen werde, wo ich immer mein Mittagessen dabeihabe … Weil das habe ich recht regelmäßig dabei … Und immer wenn ich dann mein Mittagessen auspacke, sehe ich die Tabletten … und kann sie nehmen …

T (sichtlich erfreut): Hey, das finde ich ja toll, dass Sie sich da Gedanken gemacht und eine gute Lösung für sich gefunden haben!

P (verlegen): Danke!

13 bis 18 Monate

Im weiteren Verlauf kam es zu weiteren Verbesserungen in der affektiven Mentalisierung des Selbst. Frau P. ging in dieser Phase eine Liebesbeziehung ein. Sie thematisierte in der Sitzung ihre Schwierigkeiten, sich in der Beziehung authentisch, bzw. ambivalente Gefühle ihrer Partnerin gegenüber sowie Konflikte, die in der Beziehung entstanden, zu zeigen. Ihr Cannabiskonsum reduzierte sich, wenn auch zunächst vor allem aus finanziellen Gründen. Sie fand eine neue Arbeitsstelle, wo ihr die Arbeit mehr Spaß als bei der vorherigen machte. Zudem nahmen auch Häufigkeit und Intensität der Selbstverletzungen ab. Insgesamt fiel auf, dass sie kritische Nachfragen der Therapeutin in Bezug auf ihre Freunde nicht mehr so rasch abblockte und diese in Schutz nahm, sondern auch negative Gefühle ihren Freunden gegenüber benennen konnte. Die therapeutische Beziehung vertiefte sich und bei der Therapeutin entstand der Eindruck, dass die Patientin sich sicherer fühlte. So kam es auch weniger zu außerplanmäßigen Anrufen durch die Patientin und es war leichter, die reguläre Sitzungsdauer einzuhalten.

Ausgehend von diesen positiven Veränderungen konnte die Fallformulierung im Hinblick auf die Therapieziele für die Abschlussphase (18–24 Monate) modifiziert werden.

5.3 MBT der antisozialen Persönlichkeitsstörung

Die im angloamerikanischen Raum als MBT-ASPD bezeichnete MBT für ASPS fokussiert entsprechend des Mentalisierungsprofils antisozialer Patienten (s. Kapitel 3.2) auf die Verbesserung der Fähigkeit, sich in eigene Gefühle und die Gefühle anderer einzudenken und zunehmend auch einzu*fühlen*. Mit diesem übergeordneten Ziel im Hinterkopf muss die Externalisierung von sämtlichen Empfindungen, die Selbstwert, Selbstsicherheit und Selbstkontrolle bedrohen, im Sinne einer Projektion fremder Selbstanteile vom Behandler zunächst ebenso toleriert werden wie die regelhaft fehlende Formulierung eines therapeutischen Auftrags durch den Patienten bzw. eine fehlende genuine Therapiemotivation.

Das Ziel der MBT-ASPD besteht also darin, nach und nach ein »Gefühl für Gefühle« im Sinne einer affektiven Empathie für sich selbst und andere zu entwickeln, das in Bezug auf das Selbst nicht zum Zusammenbruch der Selbstkohärenz führt und in Bezug auf andere den Drang reduziert, sie ohne Berücksichtigung der Konsequenzen zu manipulieren (Bateman et al. 2019b; Euler & Walter 2020).

Das Grundprinzip der MBT, wo immer möglich mentalisierungsfördernde Interventionen einzusetzen und mentalisierungshemmende Prozesse zu vermeiden, ist in der Arbeit mit Patienten mit ASPS alles andere als trivial. Tendenziell erscheinen aus Sicht des Mentalisierungsmodells die häufig priorisierte therapeutische Deliktarbeit mit einer Fokussierung auf die Einfühlung in andere bzw. deren Perspektivenübernahme häufig ebenso wenig zielführend wie ein verhaltenstherapeutisches Trainieren (pro-)sozialer Kompetenzen oder gruppenbasierte Trainings zur Kontrolle von Aggressionen und Ärger.

Menschen mit ASPS sind häufig in Peer-Gruppen sozialisiert. Diese ermöglichen durch ihre meist streng hierarchische Organisation eine rigide, kontrollierbare soziale Ordnung. Diese folgt einem teleologischen Prinzip, bei der Beziehungen keinem dynamischen, affektiv verankerten Prozess folgen. Die vorherrschenden Prinzipien von Loyalität und Unterwerfung ermöglichen zudem das Erleben von das Selbst stabilisierender Anerkennung und Zugehörigkeit (Bateman et al. 2019b).

Aufgrund dieser Sozialisationsaspekte ist die MBT-ASPD primär eine auf einem Gruppensetting basierende Behandlung (s.u.). Das Gruppensetting ermöglicht, das therapeutische Milieu mit den Peer-Aspekten zusammenzubringen. Dies wirkt dem Phänomen entgegen, dass für diese Patienten ein von der Therapie abgespaltenes fortbestehendes Peer-Milieu therapeutische Prozesse konterkariert. Es ist nämlich nicht selten zu beobachten, dass Patienten mit ASPS sich vom therapeutischen Setting und den therapeutischen Prozessen innerlich abschotten (Als-ob-Modus) bzw. diese – zum Teil sehr subtil – kontrollieren, während sie gleichzeitig der Sozialisation ihrer Peers unterliegen. Dies geschieht nicht nur in ambulanten Settings, sondern auch in stationären forensischen Behandlungen, in denen zwei Parallelwelten vorherrschen: ein weitgehend unwirksames, artifizielles therapeutisches Setting sowie ein hierarchisches Peer-System, das gelegentlich einer kriminellen Subkultur innerhalb des Behandlungssettings entspricht. Das therapeutische Team hat hier kaum eine Chance, sich gegen den mächtigen Einfluss der Peer-Prozesse durchzusetzen.

Rahmenbedingungen der MBT im forensischen Setting

Damit MBT im ambulanten Maßnahmevollzug bzw. stationären forensischen Setting gelingen kann, sind folgende Rahmenbedingungen empfehlenswert (modifiziert nach Bateman & Fonagy 2016; Bateman et al. 2019b; Euler & Walter 2020):

- Behördliche Verlaufsberichte werden nach einer fest vereinbarten Zeit (erstmals möglichst nach einigen Monaten der Therapie) erstellt und vor dem Versand in mehreren Sitzungen gemeinsam besprochen.
- Eine enge Zusammenarbeit mit Sozialarbeitern des Justizsystems ist erforderlich, um die Patienten konkret bei der Übertragung der verbesserten interpersonellen Kompetenz in die soziale Alltagsrealität zu unterstützen; ebenso ist es von Vorteil, wenn die involvierten Justizbehörden mit den basalen Prinzipien der MBT-ASPS vertraut sind.
- Eine erfahrene, kompetente Abteilungsleitung, die eine klare konzeptionelle Rahmengebung sichert, ist erforderlich; ebenso ist die uneingeschränkte Unterstützung der übergeordneten Leitung einer Institution für den weniger rigiden, weniger auf Sanktionen basierenden Behandlungsansatz der MBT unabdingbar.
- Weiterbildung und externe Supervisionen für das Behandlungsteam müssen gewährleistet sein.

Therapieauftakt und Therapieziele bei Patienten mit ASPS

Patienten mit ASPS kommen sehr häufig im Rahmen einer gerichtlichen Maßnahme oder Auflage zur Therapie. Selbst wenn formale

Freiwilligkeit besteht, sind es in der Regel die Umstände wie Schwierigkeiten im sozialen Umfeld oder Komorbiditäten wie eine häufige Suchterkrankung (Euler et al. 2015), die die Patienten in Behandlung bringen. Diese schwierigen Ausgangsbedingungen werden noch durch das häufig ausgeprägte Misstrauen gegenüber anderen verschärft, deren Intentionen nicht als benigne oder gewinnbringend angenommen werden (s. Kapitel 2.5). Bei freiwilligen Behandlungen kommt es häufiger bereits in einem frühen Stadium der Therapie zu Behandlungsabbrüchen (McGauley et al. 2011).

Diese Ausgangsbedingungen erfordern eine spezifische Vorgehensweise bei der Erstellung des Behandlungsplans bzw. der Fallformulierung. Zentral dabei ist, herauszuarbeiten, welche persönlichen Aspekte neben dem Auftrag der Allgemeinheit bestehen könnten. Bateman et al. (2019b) schlagen zur Orientierung drei Fragen vor, anhand derer der Behandlungsplan entwickelt wird:

- Hat jemand anderes Ziele für die Behandlung vorgegeben? Ist etwas davon, also z.B. weniger Gewalt, weniger Stress in der Partnerschaft, eine langfristige Arbeitsanstellung, eventuell auch bedeutsam für Sie?
- Wäre das immer noch bedeutsam, wenn niemand anderes davon wüsste und es keine gerichtliche Beurteilung gäbe?
- Könnte etwas davon wichtig für Sie werden, auch wenn es in der aktuellen Lebenssituation vielleicht keine Rolle spielt?

Anhand dieser Fragen lassen sich vorsichtig gemeinsam Therapieziele entwickeln, die für den Patienten jenseits der von außen vorgegebenen Ziele eine gewisse persönliche Bedeutung haben.

Neben dieser spezifischen Form der Zielformulierung gilt es zu Beginn einer Behandlung einige dynamische Aspekte zu berücksichtigen. Die interpersonelle Behandlungssituation aktiviert Bindungsmuster, die von innerer Abschottung (Als-ob-Modus), der Externalisierung von Elementen des fremden Selbst und dem Drang, andere (z.T. teleologisch) unter Kontrolle zu bringen, gekennzeichnet sind. Beim Therapeuten oder dem therapeutischen Team müssen Kapazitäten vorhanden sein, damit umzugehen. Es ist keine therapeutische Lösung, diese Mechanismen durch eine rigide Regel- und Rahmensetzung zu beantworten (»Wenn Sie hier nicht von Anfang an mitmachen, können wir Ihnen keine Lockerungen in Aussicht stellen«).

Ebenso wird es in diesem Stadium der Therapie kaum gelingen, tiefer gehende veränderungsorientierte Entwicklungen in Gang zu bringen. In der Regel spielt sich dann schnell eine Systematik ein, bei der es zu einer oberflächlichen Anpassung an psycho- und soziotherapeutische Erwartungen kommt, die später nur schwer überwunden werden kann.

Im Anfangsstadium der Therapie geht es vielmehr darum, beim Patienten Vertrauen zu generieren, dass aus einer interpersonellen Begegnung etwas Gutes entstehen kann. Der Patient muss sich zunächst sicher fühlen, sodass er sein epistemisches Misstrauen zunehmend überwinden kann. Dafür ist ein authentisches Beziehungsangebot nötig, das mit größtmöglicher Transparenz bezüglich der inneren Prozesse auf Therapeutenseite einhergeht:

- »Für uns ist es auch schwierig. Wir versuchen, für jeden hier die bestmögliche Entwicklung zu fördern, gleichzeitig wissen wir nicht, ob Sie selbst einen Sinn in diesem Aufenthalt sehen können.«
- »Wenn wir Ihre Vorgeschichte anschauen, entstehen natürlich auch Ängste, dass Sie hier jemandem Schaden zufügen könnten. Haben Sie eine Idee, wie wir damit umgehen können?«

Es ist eine enorme Herausforderung in der Behandlung antisozialer Patienten einerseits eine vertrauensvolle Beziehung zu generieren und andererseits das Behandlungsteam vor möglichen destruktiven Einflüssen zu schützen. Die weniger rigide und auf Transparenz beruhende Haltung in der MBT bietet allerdings andererseits die Chance, Patienten für den Behandlungsprozess zu gewinnen, die sich bisher einer Behandlung verweigert haben.

MBT-ASPS-Gruppentherapie

Gruppentherapie (MBT-G) gilt in der MBT-ASPD als primäre Behandlungsform. In der von Bateman entwickelten ambulanten Maßnahmebehandlung steht sie in einem 4 : 1-Verhältnis zu den einzeltherapeutischen Sitzungen und wird prinzipiell von zwei Therapeuten geleitet. Die Einzeltherapie bei einem der Gruppentherapeuten dient vor allem der supportiven Nachbearbeitung von Prozessen in der Gruppe. Sie wird nur angeboten, wenn drei von vier Gruppensitzungen besucht wurden (Bateman & Fonagy 2016). Diese Prinzipien lassen sich grundsätzlich auch auf ein stationär forensisches Behandlungssetting übertragen.

Neben der Etablierung von nichtwissender Neugier, wohlwollender Skepsis und respektvollem Missverstehen als allgemeine Merkmale der Gruppentherapie für Patienten mit ASPS verfolgt diese primär zwei Ziele (Bateman et al. 2019b): Zum einen zielt sie auf die *Verbesserung des affektiven Erlebens und Verstehens von Selbst und anderen.* Hierbei ist zentral, dass im häufig vorherrschenden Als-ob-Modus Emotionen in der Regel vermieden werden. Die Frage danach, wie sich ein Patient aktuell fühlt, ist eher kontraproduktiv. Vielmehr wird durch vorsichtige Exploration der Befindlichkeit eine zunehmende Öffnung induziert (»Wenn Sie jetzt hier sitzen, können Sie sagen, ob Sie sich eher wohl oder unwohl fühlen?«). Im Weiteren Verlauf werden mögliche Ursachen exploriert und das Erleben der Patienten wird validiert (»Wenn Sie sich nicht so wohl fühlen, dann ist das sehr nachvollziehbar. Können Sie uns beschreiben, was dazu beitragen könnte?«). Erst später werden konkrete Gefühle wie Ärger, Sorge, Betroffenheit mentalisierbar. Besonders wird darauf geachtet, die Induktion von negativen Affekten, wie etwa Beschämung oder Kränkung zu vermeiden. Neben der Exploration des Selbst können auch Fragen zur Befindlichkeit der anderen gestellt werden (»Denken Sie, Herr H. fühlt sich gerade eher wohl oder unwohl?«). Diese werden dann anschließend unter Einbezug des Betroffenen verifiziert. Neben der Verbesserung des affektiven Erlebens und Verstehens von Selbst und anderen geht es in der Gruppentherapie um die *Förderung konstruktiver und Minimierung destruktiver interpersoneller Prozesse.* Mit jedem Patienten wird im Rahmen der Fallformulierung das

Bindungs- bzw. Beziehungsmuster (vermeidend, verwickelt, kontrollierend etc.) diskutiert. Der Patient offenbart dieses mit Hilfe des Therapeuten zu Beginn einer Gruppe. Durch den Einbezug der anderen Patienten wird diskutiert, wie sich das Beziehungsmuster in der Gruppe manifestieren könnte. Solche Manifestationen interpersoneller Muster innerhalb der Gruppe werden im Verlauf jeweils explizit thematisiert. Insbesondere in stationären Settings ist der Einbezug von Beziehungssituationen, die zwischen den Patienten außerhalb der Gruppentherapie stattfinden, bedeutsam. Durch die andauernde explizite Exploration aus einer nichtwissenden, neugierigen Haltung heraus wird eine Atmosphäre der Offenheit und Transparenz gefördert. Dadurch wird das von Misstrauen und drohendem Verrat geprägte Klima zunehmend abgelöst.

In Gruppen mit antisozialen Patienten ist besonders darauf zu achten, wenn ein kollektiver Äquivalenz-Modus entsteht, bei dem negative Selbstanteile gemeinsam externalisiert werden (z. B. »das unfaire Justizsystem«, »die unfähigen Politiker«, »die schmarotzenden Ausländer«, »die dummen Weiber«). Die sich daraus entwickelnde Gruppenkohäsion führt nicht zur Verbesserung interpersoneller Mentalisierung und erfordert – nachdem sie als nachvollziehbares Empfinden validiert wurde – ein Challenging. Neben den beiden beschriebenen Grundprinzipien sind weitere Elemente der MBT für die Arbeit mit antisozialen Patienten in Gruppen zentral:

- Beibehalten einer nichtwissenden, neugierigen Haltung auch bei schwer einfühlbaren Erlebensaspekten, die mitunter verstörend sein können
- Rassistische oder sexistische Ausschweifungen nicht versuchen, argumentativ zu widerlegen; stattdessen erfolgt auch hier eine empathisch-explorative Herangehensweise mit anschließendem Challenging
- Der Fokus liegt immer auf dem Mentalisieren des Selbst; der Versuch, einen wütenden Patienten zum Mentalisieren des Objektes der Wut zu bringen, ist aussichtslos
- Ein selbstkritischer und auch selbstironischer Bezug zu sich selbst, bei dem klar wird, dass auch ein Therapeut Fehlern und Missver-

Tabelle 12: Schwierige Gruppensituationen in der MBT-ASPD und Lösungsansätze (modifiziert nach Bateman & Fonagy 2016)

Gruppensituation	Lösungsansatz
Patient affektüberflutet mit Wut und Rachegefühlen beim Bericht über eine interpersonelle Situation außerhalb der Gruppe	Erfahrenen und vermutlich innerlich ruhigen Peer aus der Gruppe direkt fragen, ob er sich vorstellen könne, was mit dem Patienten gerade los sei
Patient fühlt sich vom Therapeuten angegriffen (»respektlos«) und reagiert geradezu paranoid, spricht ggf. sogar Drohungen aus	Klare Verantwortungsübernahme des Therapeuten für die Reaktion und Entschuldigung, dass er sich so ungeschickt verhalten hat; wenn das für Beruhigung sorgt, kurze Offenbarung des eigenen mentalen Prozesses und Frage an die Gruppe, wie die Interaktion von anderen erlebt wurde; bei manifesten Drohungen Situation im Einzelgespräch nachbesprechen
Patient induziert in der Gruppe einen kollektiven Äquivalenz-Modus gegenüber der Gesellschaft draußen (z. B.: man werde überall von jedem ausgenutzt, weil alle nur auf ihren Vorteil aus seien)	Empathisches Validieren des Patienten und des gemeinsamen Erlebens der Gruppe, dann Zurückführen auf konkrete, kürzlich zurückliegende Situation, in der der Patient Ähnliches erlebt hat, vorsichtiger Fokus auf die Empfindung, die ausgelöst wurde (sich ausgenutzt fühlen)
Patient stellt sich durch seine Sicht der Meinung des Therapeuten frontal entgegen und polarisiert das Geschehen	Keinesfalls dagegen argumentieren, eigene Perspektive vorsichtig-fragend in nichtwissender Haltung nochmal kurz darlegen und mit der als valide markierten Gegenposition nebeneinander stellen
Patient droht Mitpatienten, scheint unmittelbar vor der Anwendung körperlicher Gewalt zu stehen	Therapeut übernimmt klar Autorität, ohne autoritär zu handeln, Vermeiden weiterer affektiver Trigger (*contrary move* zum kognitiven Pol), ggf. verlässt er mit dem Patienten den Raum, um das Problem kurz draußen zu diskutieren, während der Co-Therapeut es drinnen mit der Gruppe diskutiert (oder umgekehrt)

ständnissen unterliegt, zu denen er offen stehen kann, ohne dass seine Autorität darunter leidet

Die Gruppentherapie mit antisozialen Patienten bietet eine große Chance für Veränderung, ist jedoch auch mit einigen Risiken verbunden. Tabelle 12 gibt eine Übersicht über mögliche schwierige Gruppensituationen und damit verbundene Lösungsansätze.

Mentalisierungsfördernde Prinzipien in der Behandlung der antisozialen Persönlichkeitsstörung (modifiziert nach Bateman & Fonagy 2016; Bateman et al. 2019b):

- Fremdmotivation wird anerkannt und die sich daraus ergebenden Schwierigkeiten werden immer wieder thematisiert.
- Regelverstöße werden nicht primär durch Sanktionen beantwortet, sondern werden diskutiert und nach Möglichkeit in der Gruppentherapie durch Peers kritisch hinterfragt.
- Machtdemonstrationen durch Therapeuten oder Teams sind sorgfältig zu evaluieren und so gut wie möglich zu vermeiden.
- Primäres Ziel ist Reduktion aggressiver Verhaltensweisen, die analog zu SVV bei der BPS als Ausdruck schwerer oder nicht bewältigbarer affektiver Selbstzustände verstanden werden.
- Eigene Gefühle von Unterlegenheit, Beschämung und Entwertung müssen von Therapeuten und Teams als Träger fremder Selbstanteile passager toleriert werden.
- Mentalisieren des Selbst steht immer im Vordergrund und wird erst ins Mentalisieren von anderen überführt, wenn die Kapazität dafür vorhanden ist.
- Besonders ist auf Pseudomentalisieren im Sinne einer Anpassung an das therapeutisch vorgegebene Vokabular zu achten.

5.4 MBT der narzisstischen Persönlichkeitsstörung

Für die MBT der NPS ist es zentral, dass interpersonell ablehnendes Verhalten nicht als aggressive Projektion einer intrapsychischen Pathologie auf der Beziehungsebene betrachtet, sondern als Resultat einer Bindungsstörung verstanden wird. Der aus dem narzisstischen fremden Selbst resultierende Zwang zur Selbstüberhöhung im

Dienst der Aufrechterhaltung der Selbstkohärenz wird als Schutzmechanismus gesehen, der eine besonders kontingente und feinfühlige Responsivität des Therapeuten erfordert (Bateman & Fonagy 2016; Bennett 2006). Das Ziel der Behandlung besteht darin, dem Patienten zu ermöglichen, weniger auf die Strategie zur Selbstüberhöhung zurückgreifen zu müssen, die die Beziehung zum Selbst und zu anderen sehr fragil und störungsanfällig macht bzw. zu den mit PN und NPS verbundenen Symptomen führt.

Eine sichere Basis in der therapeutischen Beziehung ist die Voraussetzung, um den Patienten neugierig auf mentale Zustände von sich und anderen zu machen. Der Patient muss sich genau verstanden bzw. »gefühlt« fühlen, um epistemisches Vertrauen aufbauen zu können (Choi-Kain et al., in press; Fonagy & Allison 2014; Fonagy et al. 2015); dies wird z. B. durch Einsatz von » gestischen Hinweisen« *(ostensive cues)* erreicht. Dabei sollte das Beziehungsangebot gut austitriert werden, da ein zu ausgeprägtes Mitgefühl den Zusammenbruch des Mentalisierens auslösen kann, wenn dadurch Gefühle von Bedürftigkeit und Abhängigkeit zu stark, d. h. non-kontingent, gespiegelt werden (Lorenzini & Fonagy 2013).

Therapeutische Neutralität und »wissende« Deutungen werden wiederum als iatrogener Fehler betrachtet, da sie die maladaptiven Strategien des Patienten zur Selbstüberhöhung weiter nähren. Sie können als Agieren der durch den Patienten beim Therapeuten induzierten Gegenübertragung verstanden werden, da Entwertungen und Zurückweisungen wiederum unsichere Bindungsanteile des Therapeuten und das Bedürfnis nach Schutz induzieren. Die daraus resultierende Beziehungsdynamik führt zu einem Zusammenbruch des Mentalisierens und zur Verstärkung nonmentalistischer Modi mit zunehmender Selbstzentrierung (Pseudomentalisieren, Als-ob-Modus), Entwertung des Therapeuten (Äquivalenz-Modus) oder Therapieabbruch (Teleologischer Modus).

Die selbstzentrierte, nicht mentalisierende Erzählung von »Storys«, als ob der Therapeut gar nicht anwesend wäre (Als-ob-Modus), ist kennzeichnend für Behandlungen von narzisstischen Patienten.

Zu den bereits erwähnten Interaktionen zwischen Patienten und Therapeuten ergeben sich noch anderweitig vielgestaltige Herausforderungen für das Mentalisieren innerhalb der *Selbst-andere-Dimension* bei Patienten mit PN oder NPS. Vor dem Mentalisieren des Selbst ist es für narzisstische Patienten bedrohlich, andere zu mentalisieren; daher sollte jeweils zunächst auf die Verbesserung des Mentalisierens des Selbst fokussiert werden (Dimaggio et al. 2008). Gleichzeitig besteht die Gefahr, dadurch die Selbstzentrierung der narzisstischen Patienten zu verfestigen (Dimaggio et al. 2007). Insbesondere ist darauf zu achten, dass das erlangte Selbstverständnis nicht zur besseren Kontrolle von anderen angewendet wird. In dieser Hinsicht ist die Berücksichtigung der Dimension *affektiv vs. kognitiv* besonders wichtig. Affektives Mentalisieren ist eine Grundvoraussetzung für soziales Verhalten (Bateman et al. 2013): »Wenn sie sich verletzt fühlt, habe ich dies vielleicht durch subtile Anzeichen von Feindlichkeit in ihr hervorgerufen.«

Folglich wird in der MBT mit narzisstischen Patienten dem Therapeuten empfohlen, besonders sensibel auf die Selbst-andere-Dynamik zu achten und sorgfältig durch Gegenbewegungen *(contrary moves)* zu Gunsten einer integrierteren und ausgeglicheneren Sichtweise von sich und anderen zu intervenieren. Drozek und Unruh (2020) empfehlen darüber hinaus, solche Gegenbewegungen bei narzisstischen Patienten bezüglich der Dimension *Zweifel vs. Gewissheit* zu berücksichtigen. Denn Patienten mit PN bzw. NPS vertreten häufig ausgeprägte Überzeugungen in Bezug auf sich und andere (Äquivalenz-Modus), um ihren Selbstwert zu stabilisieren. Bei zu deutlichen Infragestellungen neigen sie dazu, ihr »Wissen« zu verteidigen, auch wenn sie erahnen, dass dieses nicht korrekt sein könnte (Fonagy & Allison 2014). Gedanken und Meinungen von anderen lösen gewissermaßen eine »allergische Reaktion« aus (Britton 2004, S. 60).

MBT-Interventionen bei Patienten mit NPS

Supportive und empathische Validierung

Eine kontingente Reflexion von Einstellungen, Gedanken und Affektkorrelaten bei narzisstischen Patienten ist besonders wichtig, um ihnen ein Gefühl von Übereinstimmung zu geben und gleichzeitig der Schwierigkeit, Selbstzustände in Worte zu fassen, zu begegnen. Dabei erfolgt grundsätzlich eine supportive Unterstützung der Patientenperspektive, solange sich die therapeutische Beziehung für beide nicht sicher anfühlt. Gleichzeitig sollte der Therapeut mitunter starke Gefühle von Insuffizienz und Abwertung in der Gegenübertragung tolerieren. Bei Schwierigkeiten, die Perspektive des Patienten zu validieren (z. B. bei der Schilderung, dass eine Arbeitskollegin zu Recht mies behandelt wird, weil sie ihren Anteil an Arbeit nicht erledigt), ist es nötig, etwas Validierungswürdiges im Narrativ zu finden, z. B. anzuerkennen, wie sehr sich der Patient um Gerechtigkeit bemüht und wie ärgerlich es ist, dass nicht alle sich so dafür engagieren. Es ist zentral, dass der Therapeut zunächst nicht seine Sicht auf die Dinge darlegt, sondern die Perspektive des Patienten einnimmt und die Welt mit dessen Augen sieht. Solange der Patient sich nicht sicher fühlt, wird die projektive Identifikation des fremden Selbst vom Therapeuten akzeptiert und als Teil der kollaborativen Haltung aufgenommen und entschärft *(contained)*.

Affektelaboration

Die häufig durch Selbstüberhöhung gekennzeichnete »Story« wird durch gezielte Klarifikation zu einem facettenreicheren Narrativ entwickelt, sodass der Therapeut die Abläufe einer Situation gut verstehen kann. Erst anschließend werden die in der spezifischen Situation vorhandenen Affekte erarbeitet, ausgehend von den vom Patienten erlebbaren (z. B. Ärger). Um eine größere Bandbreite von Affekten zu entwickeln, werden die Themen Selbst, Identität und Selbstwert bei der Verknüpfung von Situationen und Affekten gezielt berücksichtigt: »Als Sie erfahren haben, dass Sie zu einem Gespräch zu Ihrem Chef müssen, weil Ihre Kollegin sich über Sie beklagt hat, wie haben Sie sich in Bezug auf sich, auf Sie selbst als Person, gefühlt?« Es geht darum, dann das emotionale Repertoire zu erweitern (z. B. von Ärger zu Sich-bedroht-Fühlen). Erst in zweiter Linie wird auch die Wahrnehmung der mentalen Erlebnisweise von anderen erfragt:

- »Was denken Sie, wie Ihr Chef das eingeschätzt hat, als er Sie dann zum Gespräch gebeten hat?«

- »Was denken Sie über die Motive Ihrer Kollegin, Ihren Chef mit einzubeziehen?«
- »Wie mag sie sich gefühlt haben, als Ihr Chef zugesagt hat, mit Ihnen zu reden?«

Affektfokus

Bezüglich des Affektfokus leitet der Therapeut von Affekten aus einer Situation außerhalb der Therapie über zu momentan in der Sitzung erlebten Affekten: »Wenn Sie mir die Situation jetzt schildern, kommen da auch Gefühle hoch?« Hier ist besonders darauf zu achten, dass nicht pseudomentalisiert wird. Falls Insuffizienzgefühle, Scham, Ängste oder Unsicherheiten zugelassen werden können, ist die Beobachtung wichtig, ob der Patient über ausreichende Kapazitäten verfügt, diese zu mentalisieren. Der Therapeut akzeptiert die geteilte Verantwortung, die durch ihn hervorgerufenen Gefühle in der therapeutischen Situation zu bewältigen.

Challenging

Falls es nicht gelingt, dem Als-ob-Modus des Patienten durch Klarifikation, Affektelaboration und Affektfokus zu begegnen, ist ein Challenging als chancen-, aber auch risikoreiche Alternative möglich. Dabei wird dem Patienten nicht primär inhaltlich widersprochen, sondern eine Bemerkung oder Frage dient dazu, eine situative Irritation auszulösen, um den Patienten aus der aktuellen Schleife zu lösen. Das kann beispielsweise mit Humor, wohlwollender Ironie, Selbstoffenbarung des Affekts des Therapeuten, Konfrontation oder auch Provokation erfolgen. Wichtig ist, dass diese Intervention/Interaktion ein Überraschungsmoment beinhaltet. Die anschließend möglicherweise auftretende Spannung (Anstieg des Arousals) sollte wiederum gut beobachtet werden, um durch supportive und empathische Validierung gegenzusteuern.

Mentalisieren der Beziehung

Ebenso schwierig wie die Gestaltung der therapeutischen Beziehung ist es auch, die Beziehungsstörung des narzisstischen Patienten darin zu bearbeiten. Es ergibt sich eine Fülle an Gelegenheiten, unter sorgfältiger Titration des Arousals die Beziehungssituation explorativ zu reflektieren. So ist eine Reflexion auf Augenhöhe, bei der der Therapeut die eigenen Beiträge zu Spannungen und Brüchen offen anerkennt, besonders hilfreich. Auch hier sollte Pseudomentalisieren im Sinne eines metapsychologischen Diskurses von Mentalisieren der Beziehung sorgfältig unterschieden werden.

Mentalisierungsfördernde Prinzipien in der Behandlung von Patienten mit narzisstischer Persönlichkeitsstörung bzw. pathologischem Narzissmus (modifiziert nach Choi-Kain et al., in press; Drozek & Unruh 2020; Simonsen & Euler 2019):

- Zentrale Bedeutung der Kontingenz (Feinabstimmung) bei Spiegelungen bzw. empathischer Validierung
- Aktive Fokussierung der Themen Selbstwert und narzisstische Vulnerabilität
- Ausreichende Validierung und Mentalisieren des Selbst, bevor ins Mentalisieren anderer überführt wird
- Besondere Chance von Challenge-Interventionen im Als-ob-Modus
- Arousal des Patienten durch aktive Selbstzurücknahme bzw. Demut regulieren
- Mentalisieren der Beziehung als Chance zur Behandlung der sich primär in Beziehungen manifestierenden Störung
- Fortschritte des Patienten bzw. gelungenes Mentalisieren besonders deutlich hervorheben

5.5 Fallbeispiel: Narzisstische Persönlichkeitsstörung mit antisozialen Zügen

Herr S. ist 1971 geboren, ursprünglich aus Norddeutschland stammend, Handelsvertreter bei einem Logistik-Unternehmen in Freiburg i. Br., der nach dem Begehen einer Straftat (Stalking mit Nötigung und Hausfriedensbruch in mehreren Fällen) in Frankreich, wo er acht Wochen im Gefängnis saß, mit einer Abfindung aus der Firma entlassen wurde. Der Patient lebt in langjähriger fester Partnerschaft mit einer gleichaltrigen Frau und hat drei erwachsene Kinder aus früheren Partnerschaften.

Herr S. kommt zur Behandlung aufgrund einer Auflage des Gerichts, ist aber auch selbst interessiert daran, sein Stalking-Verhalten loszuwerden. Zudem berichtet er von Schwierigkeiten in der Beziehung zu seiner Partnerin, die er gern besser verstehen würde. Zum Zeitpunkt der Therapie läuft ein Strafverfahren, der Patient ist aber noch nicht verurteilt. In der Therapie wird entsprechend der gerichtlichen Auflage auf den Umgang mit dem Delikt fokussiert. Dabei sieht der Patient keinen Sinn in dieser Auseinandersetzung, solange er nicht verurteilt ist. Bis dahin sehe er auch keine Veranlassung, andere, außer seiner Partnerin (seine Kinder und Bekannte), darüber zu informieren.

Diagnostisch besteht eine narzisstische Persönlichkeitsstörung mit antisozialen Zügen.

Fallformulierung Herr S.

Behandlungsziele:

»Stalking loswerden«

»Meine Partnerin besser verstehen«

Probleme beim Mentalisieren:

Herr S. verträgt unangenehme Gefühle schlecht (z. B. Unsicherheit, Anspannung). Stalking-Verhalten lenkt ihn davon ab und entspannt ihn, weil sich dann die Aufmerksamkeit des Opfers ganz auf ihn richtet. Er ist in den entsprechenden Situationen auf sein Wohlergehen fixiert (Fokus auf das Selbst) und dabei überzeugt, dass die Opfer ihn begehren (Äquivalenz-Modus).

In der Beziehung zu seiner Partnerin ist er ebenfalls auf sein eigenes emotionales Wohlergehen fixiert. Bei den häufigen Diskussionen und Streits ist er nicht in der Lage, sie zu verstehen. Er kann sich nicht in ihre Bedürfnisse und Gefühle hineinversetzen.

Vorgehen in der Behandlung:

Situationen aus der jüngsten Vergangenheit, in denen der Drang zum Stalking besteht oder Konflikte mit der Partnerin entstehen,

sollen durch detaillierte Exploration genau untersucht werden. Dabei sollen Gefühle in der jeweiligen Situation durch Herrn S. erinnerbar und wieder abrufbar werden. Der Fokus wird neben seinen eigenen Gefühlen auf seine Wahrnehmung anderer und die Einschätzung von deren emotionalem Erleben gesetzt. Das soll auch in der Situation mit der Therapeutin angewendet werden, um die Fähigkeit, die eigenen Gefühle und die Gefühle anderer einzuschätzen, zu verbessern und dadurch auch deren Verhalten besser zu verstehen.
Die Therapeutin achtet darauf, dass sie sich auf das Erleben von Herrn S. abgestimmt verhält, und exploriert offen, interessiert und möglichst ohne Vorannahmen, sodass er sich so frei wie möglich äußern kann. Gleichzeitig fordert sie Herrn S. auch heraus, indem sie manche Dinge hinterfragt. Um die Fähigkeit des Mentalisierens zu verbessern, wendet sie Gegenbewegungen an, d. h. sie leitet zu den anderen über, wenn Herr S. sich zu sehr mit sich selbst beschäftigt, oder versucht, bei der Schilderung seiner Gedanken auch etwas die Gefühle ins Spiel zu bringen. Monologe werden von der Therapeutin rasch unterbrochen, da sie häufig ein Signal sind, dass der Bezug zu den Gefühlen von sich und anderen verloren gegangen ist (Als-ob-Modus).

Verlauf:
Nach sechs Monaten überprüfen Herr S. und die Therapeutin, ob sich der Drang zum Stalking verringert und die Konflikte mit der Partnerin verändert haben. Es wird auch eruiert, ob das Vorgehen in der Therapie mit diesen Veränderungen zusammenhängen könnte. Sollte es zu keinen Änderungen kommen, werden das Vorgehen in der Therapie bzw. die Therapieziele überprüft und revidiert. Bis zu diesem Zeitpunkt wird die Therapie von beiden Seiten nicht beendet.

Anhand der Fallformulierung wird deutlich, dass bei Herrn S. – prototypisch für die NPS – vor allem Schwierigkeiten bestehen, eigene Gefühle zu mentalisieren sowie das innere Erleben anderer zu erfassen bzw. überhaupt in Betracht zu ziehen. In der Behandlung von

Patienten mit NPS ist unabhängig von der Methode eine der großen Herausforderungen (und gleichzeitig das Ziel jedes Therapeuten), das mentale Erleben von anderen in der Psychotherapie zu fokussieren. Die Gefahr besteht hier in einer durch die Behandlung erlernten, gewissermaßen entlehnten, Einschätzung anderer, ohne dass die Fähigkeit entwickelt wird, aus echtem Interesse die Perspektive und das Erleben anderer einzunehmen bzw. sich in diese einzu*fühlen*. Dies gilt insbesondere, wenn eine NPS wie bei Herrn S. mit antisozialen Zügen verbunden ist.

Die folgende Sequenz veranschaulicht die Schwierigkeit, die auch für die MBT daraus entsteht, wenn der Therapeut versucht eine Gegenbewegung vom Selbst zum anderen einzuleiten, ohne dass mit dem Patienten eine Intention dazu entwickelt bzw. die egozentrische Perspektive ausreichend validiert wurde.

Der Patient berichtet hier von einem gemeinsamen Abend mit einem befreundeten Ehepaar, den er als sehr entspannt und kurzweilig erlebt hat. Seine Partnerin hat daraufhin einen Nervenzusammenbruch erlitten. Herr S. hat keinerlei Vorstellung davon, was an so einem lustigen Abend dazu geführt haben könnte. Im anschließenden Streit mit der Partnerin wird deutlich, dass sie darunter gelitten hat, dass der ganze Abend von Unwahrheiten geprägt war, da Herr S. die zu diesem Zeitpunkt sehr prominenten Umstände seiner Frühberentung und das laufende Verfahren ausgeblendet hatte, weshalb beide gemeinsam das Thema umschiffen bzw. aus ihrer Sicht wiederholt lügen mussten. Gleichzeitig hat das andere Paar jeglichen Bezug zu seiner spürbar zerrütteten Ehe vermieden.

Klinisches Beispiel: Schwierigkeiten, das Erleben von anderen zu mentalisieren

T: Ich stell mir diesen Abend vor, der voller Harmonie ist, weil jeder dem anderen irgendetwas, äh, sozusagen, man kann nicht sagen, was weglässt, so. Also die lassen ihre Beziehungsprobleme weg und Sie lassen natürlich das weg, was Sie da getan haben *(lacht)*. Aber was für ein schöner Abend.

P: Es war ein sehr schöner Abend.

T: Na ja, das glaub ich auch, dass … ähm …

P: Wir haben so viele Themen immer wieder, immer wieder, es war, um halb elf, äh, eins hab' ich mich losreißen müssen.

T: Sodass man nicht über die Probleme sprechen muss. Aber kann das sein …

P: Wissen Sie, wie schön das ist, wenn man in Monaten einmal einen Abend mit Freunden hat und nicht über den Scheiß reden muss?

T: Ja. Ja, das glaub ich, dass das für Sie schön ist, aber kann, kann das sein, dass das für Ihre Partnerin sehr anstrengend ist? … Weil sie ja so ein emotionaler Beziehungstyp ist, also, dass die ja auch …

P: Es geht ums Prinzipielle, dass ich eine andere Ansicht über das habe wie sie. *(Ja.)* Für mich ist das nicht lügen, wenn ich etwas nicht ausführlich, alle Themen, wenn ich hinkomme mit zehn Themen und ich besprech' neun, dann hab ich schon gelogen. Oder? Weil ich das zehnte nicht angesprochen hab. *(Mhm.)* Das ist für mich keine Lüge.

T: Na ich meine, meine gar nicht so sehr, dass Sie Ihre Sachen weggelassen haben, sondern dass Ihre Partnerin es vielleicht auch anstrengend findet, dass … dass Sie ja auch wissen, dass, äh, die Freunde Ihnen da ne Fassade bieten, ne? Also, die erzählen, dass sie im Tennisurlaub in Thailand waren und oh wie toll, und dabei weiß Ihre Partnerin wahrscheinlich viel mehr über deren Beziehung und was da grade los ist, …

P: Na, die haben ja auch gravierende Probleme, und wollten sich schon trennen und sind doch noch geblieben, ist eine ewige Geschichte. *(Ja.)* Die eine Randgeschichte für sich, glaub ich, nicht so wichtig ist, aber, auf jeden Fall, äh, die haben ja anscheinend schon zwei Jahre keinen Sex mehr miteinander und so also … *(Ja.)*. Ja!

T: Und das, dass das, das mein ich, ob Sie sich das vorstellen können, dass das vielleicht das Anstrengende auch für Ihre Partnerin ist, also, äh, so ne Fassade aufrechtzuerhalten, wie gesagt. Für Sie ist das, ich glaube, äh, ich glaube, für Sie ist das ein angenehmer Abend. Über alle möglichen, so über den Tellerrand hinaus sonstigen Themen zu sprechen.

P: Ja, und dem seine Themen auch wieder zu hören. Das ist ein Geschäftsmann. Der, dem ist das Geschäft jetzt an einem seidenen Faden gehangen, ja? *(Oh je, ok.)* Und der macht so Vorrichtungen für Wasserleitungen und so Sachen. Und da gibt's immer so einzelne Aufträge und dieses Mal war es ein fester Vertrag und er hat sehr sehr, er hat drei Monate gekämpft, mit x Verhandlungen, ist sogar … man hat nix gehört von ihm. Und er hat, glaub ich, den Tag die Zusage erhalten, ja? Dass er das kriegt. *(Mhm.)* Und der ist jetzt 54, knapp 55, paar Jahre, danach kann er in Pension gehn, ja? Und wenn dieses Geschäft geplatzt wäre, hätte er Leute entlassen müssen, er muss irgendwie, ich weiß nicht, was er dann gemacht hätte. Ja? *(Mhm.)* Und deswegen war der happy und hat schon zwei, drei Flaschen Wein aufgemacht und hab ich mir einmal dem seine Story erzählen lassen, ja? Und so, so das war, war einfach schön.

T: Sie fanden das interessant und schön, und Ihre Partnerin auch? Ist die … auch an solchen Storys interessiert?

P: Das weiß ich nicht.

T: Weil Frauen sind meistens an anderen Themen interessiert.

P: Sex?

T: (lacht) Das, ich glaube nicht.

P: (lacht) Ah, das glaub ich wieder nicht. Was bei Frauen untereinander gesprochen wird, möcht ich auch nicht wissen. Gut, ähm … *(Vielleicht.)* Ob das meine Partnerin spannend gefunden hat, weiß ich nicht.

T: Ne, also das könnt ich mir dann schon vorstellen, also wenn ich jetzt mal versuche, mich in die Situation Ihrer Partnerin hineinzuversetzen, die völlig abgekämpft von Ihnen mitgenommen wird, ähm auf, natürlich ambivalent, auf der einen Seite kriegt sie ein Essen, was ihr vielleicht auch gut schmeckt, und trifft sich da mit Freunden, was sie auch gut findet, aber sie weiß ganz genau, die Gespräche, die dann stattfinden, werden sehr oberflächlich sein. Weil, sie darf nicht über das Eigentliche reden, was sie grade beschäftigt vermutlich, und die reden auch nicht über das, was sie eigentlich grade beschäftigt. Und dann wird's vielleicht auch anstrengend für Ihre Partnerin, dann dabeizusitzen und zu merken, sie wird immer müder, sie interessiert sich nicht, ähm.

P: Ist alles möglich.

T: Mhm, wissen Sie gar nicht so genau.

P: Ich bin nicht meine Partnerin. Deswegen, ist für mich …

T: Ja, ok.

P: Ich kann das nur vermuten, aber sie sagt, sie war müde und das hat sie angestrengt und ob ihr die Themen jetzt gefallen haben oder nicht …

T: Das wär vielleicht spannend, mal nachzufragen, vielleicht hat sie deswegen auch so dramatisch reagiert, mit dem Nervenzusammenbruch, weil sie dann sich bestätigt fühlte. Jetzt bin ich hier über meine Grenzen gegangen, dir zuliebe, ne? Und was hab ich jetzt davon, jetzt bin ich nur noch mehr müder, aber toll war's nicht.

P: Na ja *(mhm)*. So irgendwie war's, genau.

Es gelingt der Therapeutin trotz ihrer wohlwollenden Haltung gegenüber dem Erleben des Patienten nicht, den Fokus auf das Erleben der Partnerin zu lenken. Die Schwierigkeit, die hier aufgezeigt werden soll, besteht darin, dass es selten gelingt, eine Gegenbewegung direkt und unmittelbar einzuleiten.

Hilfreich könnte hier zum einen sein, länger beim Selbst zu bleiben, das Erleben zu validieren und einzelne Aspekte der (Selbst-)Darstellung näher zu beleuchten, auch wenn dieses Vorgehen für die Therapeutin zunächst kontraintuitiv ist. Die Überleitung gelingt dann möglicherweise durch eine den folgenden ähnliche Formulierung:

- »Ich kann mir jetzt bestens vorstellen, was das für ein toller Abend war, und dann dieser Zusammenbruch aus dem Nichts. Ganz schön frustrierend … Vielleicht können wir gemeinsam versuchen, uns zu überlegen, was da dahintersteht.
- Wenn wir den Abend nochmal durchsprechen und dabei Ihre Partnerin mal genauer beobachten … Wäre das in Ihrem Sinne? Vielleicht löst sich das Rätsel ja etwas auf, auch im Hinblick auf

Ihren Wunsch an diese Behandlung, Ihre Partnerin besser zu verstehen?«

Die Gedankenpausen dienen dazu, sich nonverbal mit dem Patienten zu synchronisieren und die weitere Intervention darauf abzustimmen. Wenn er heftige mimische Reaktionen zeigt, die Therapeutin unterbricht etc., würde sie nicht weitergehen, sondern eher wieder einen Schritt zurück.

Ganz zentral ist außerdem, dass die Therapeutin hier versucht, sich von ihren psychologischen Interpretationen, was in der Situation passiert ist, zu lösen und sich gemeinsam mit dem Patienten in eine neugierig-nichtwissende Suchbewegung zu begeben, sodass die Chance entsteht, gemeinsam eine neue Perspektive auf die Situation zu entwickeln.

5.6 MBT der ängstlich-vermeidenden Persönlichkeitsstörung

Die Hauptproblematik bei Patienten mit ÄVPS äußert sich im Rückzug auf das Selbst bei gleichzeitig rigider, kognitiver Hypermentalisierung von eigenen und fremden mentalen Zuständen. Patienten fokussieren auf sehr spezifische Aspekte von Selbst und anderen, die sie mehrfach in verschiedener Hinsicht interpretieren und erwägen, ohne dass eine authentische, »innere« Begegnung mit sich selbst oder dem Gegenüber zustande kommt. Es kann dadurch schwierig sein, den Gedankengängen des Patienten zu folgen. Zudem besteht aufgrund der eher schonenden Gegenübertragungsreaktion eine Hemmung, automatisierte, Sicherheit gebende Gedanken kritisch zu hinterfragen. Intuitive Interventionen bestehen häufig in wohlwollender Bestätigung und ermunternden Ratschlägen. Diese supportive Haltung gegenüber Patienten mit ÄVPS ist allerdings nicht geeignet, Zugang zu ihrem *mind-state* zu finden (Simonsen & Euler 2019).

Die nichtwissende Neugier stellt hier eine Grundhaltung dar, die es ermöglicht, gleichzeitig wohlwollend und vertrauensvoll zu sein, ohne die Sicht des Patienten explizit oder implizit zu bestätigen. Dabei ist die flankierende Intervention für das milde Challenging der Überzeugungen des Patienten eine kontinuierliche empathische Validierung: »Das ist ja eine schreckliche Situation, da stehen Sie an der Kasse und geraten so in Verlegenheit, weil Sie das Geld nicht passend haben. Herrje. … Jetzt würde mich aber noch etwas interessieren … Als Sie den Supermarkt betreten haben, wie ging es Ihnen da? Können Sie sich daran noch erinnern?« Nun erfolgt in *micro slices* das gemeinsame Erarbeiten eines Narrativs der Situation, in der mentale Aspekte differenziert eruiert werden (z. B. »War der ganze Einkauf schon von Stress begleitet?« »Bezog sich das nur auf das Zahlen an der Kasse oder auch auf andere Aspekte?« »War die Situation vorher zu Hause eventuell auch schon angespannt?«). Dabei besteht immer die Gefahr, dass Patienten von der konkreten (in ihrer zunehmenden, auch mentalen Plastizität unangenehmen Situation) in die Generalisierung ausweichen (»Genau, ich fühle mich unter Leuten eben immer schlecht«, »Ich habe schon immer einen Horror davor, einkaufen zu gehen, deswegen vermeide ich es ja wo immer möglich«). Als Therapeut besteht die Aufgabe darin, den Fokus auf die konkrete Situation zu behalten.

Bedeutsam ist außerdem, dass die Tendenz, den Patienten zu entlasten (»Na, das ist doch gar nicht schlimm, die anderen Leute haben es ja oft auch nicht passend«), eine Paradoxie beinhaltet. Scheinbar stellt dies eine den Patienten stützende Intervention dar, die Wahrnehmung des Patienten wird dadurch aber invalidiert. Solche Interventionen können bei Patienten mit Angststörungen zur (kurzfristigen) Entlastung führen, für Patienten mit ÄVPS wird aber ein essenzieller Bestandteil des schützenden Selbstkonzepts dadurch hinterfragt. Dies führt dazu, dass Mentalisieren weniger gut gelingen kann. Durch die gemeinsame, neugierige und wertfreie Exploration der Situation wird hingegen eine mentalisierungsfreundliche Atmosphäre geschaffen und dauerhaft kultiviert, in der für beide auch Überraschungen möglich sind. Eine wesentliche Aufgabe des Therapeuten ist dabei, zwischen dem Vermitteln von Sicherheit und Irritationen des rigiden Selbstkonzepts eine mentalisierungsfördernde Balance zu halten.

Neben dieser zentralen Funktion der nichtwissenden, neugierigen Grundhaltung in der Arbeit mit ÄVPS können auch Übungen z. B. mit Videoaufzeichnungen in die Behandlung integriert werden, die kontrolliertes Mentalisieren erfordern (Simonsen & Euler 2019). Den Patienten in bestimmten Situationen zu filmen und die Aufzeichnung dann sequenziell gemeinsam anzuschauen, hilft dabei, dass der Patient die reale Beobachtung »von außen« seinen automatisierten negativen Zuschreibungen »von innen« gegenüberstellen kann.

Anders als Patienten mit BPS, die in ihrem Affektausdruck sehr instabil sind und häufig auch sehr starke Emotionen zeigen, bleibt die Affektivität bei Patienten mit ÄVPS eher »flach«. Das erschwert die Arbeit mit Emotionen (v. a. bezüglich des Affektfokus) und erfordert eine sehr sensitive Aufmerksamkeit des Therapeuten. Der Therapeut muss häufig Gefühle, die sehr vage offenbart werden, identifizieren und markieren. Dimaggio und Mitarbeiter heben hervor, dass Therapeuten in der Arbeit mit diesen Patienten insbesondere auf nonverbale Hinweise für aktuell präsente Emotionen achten sollten (Dimaggio et al. 2015). Diese werden durch den Therapeuten (nonverbal) markiert gespiegelt und unter Umständen auch nach geeigneten Begrifflichkeiten zu ihrer Beschreibung fragend bzw. gemeinsam danach suchend verbalisiert. Im Umgang mit nonverbalen Hinweisen auf Affekte ist wiederum eine sehr feine Abstimmung auf die Mentalisierungskapazität des Patienten nötig, da die Fokussierung auf Emotionen diese auch rasch übersteigen kann, sodass es zum ängstlich-vermeidenden inneren Rückzug kommt.

Neben der oben beschriebenen supportiven Gegenübertragungsreaktion kann die erlebte Unnahbarkeit und Rückzugstendenz zu Langeweile, Frustration und Hilflosigkeit führen. Daraus entsteht wiederum Ärger beim Therapeuten. Wenn diese Reaktion in der Gegenübertragung dem Patienten als dessen Aggression zugeschrieben wird, kommt es ggf. zu einer unmittelbaren Konfrontation des Patienten (»Ich werde etwas ärgerlich und glaube, das hat auch mit Ihnen zu tun«) oder – wahrscheinlich häufiger – wird dem Patienten theoretisch abgewehrte oder passive Aggression unterstellt, die beim Therapeuten diagnostisch »verbucht« wird und im Folgenden seine nichtwissende Haltung konterkariert. Anders als bei Patienten mit BPS führt eine direkte Konfrontation im Sinne eines starken Challenge im Als-ob-Modus nicht so unmittelbar zur Mobilisierung von Affekten, die im Sinne einer Rupture-Repair bzw. einer Rupture-Resolution-Episode mentalisierungsfördernd genutzt werden kann (Boritz et al. 2018), sondern eher zu einer Zementierung des Rückzugs bei Patienten mit ÄVPS.

Natürlich besteht die Möglichkeit, dass Aggression vorhanden ist und ähnlich wie die anderen Affekte vom Patienten mit ÄVPS nicht unmittelbar erlebt bzw. direkt offenbart werden kann. Die Aggression in der Gegenübertragung wird aus Sicht des MBT-Modells nicht als indirekter Ausdruck des Affekts des Patienten verstanden, sondern als Reaktion des Therapeuten, der in seinen Bemühungen um die Beziehung zurückgewiesen wird und emotional auf die Frustration seines eigenen Bedürfnisses nach sicherer Bindung reagiert. Der Zugang zu den aggressiven Anteilen des Patienten gelingt vermutlich nicht durch Interpretation über die direkte Fokussierung seiner Aggression (schon gar nicht intentional gegen den Therapeuten gerichtet), sondern mit Hilfe der oben beschriebenen Haltung einer offen interessierten Neugier, die in einem vertrauensvollen Prozess auch das Entdecken von Affekten wie Ärger und Aggression beim Patienten ermöglichen kann.

Zusammenfassend lässt sich festhalten, dass in der Arbeit mit Patienten mit ÄVPS das Bewahren einer nichtwissenden, neugierigen Grundhaltung und ein kreativ-spielerisches Angebot des Therapeuten die zentralen Momente darstellen. Dies ist ausgesprochen anspruchsvoll. Insofern gilt auch für die Behandlung dieser Patienten, dass Therapeuten in regelmäßigen Super- oder Intervisionen mit Videoaufzeichnungen und Rollenspielen ihre eigene Kapazität, Mentalisieren aufrechtzuerhalten, monitorisieren.

Mentalisierungsfördernde Prinzipien in der Behandlung von Patienten mit ängstlich-vermeidender Persönlichkeitsstörung (ÄVPS) (modifiziert nach Simonsen & Euler 2019):

- Eine nichtwissende Neugier ist der Grundpfeiler der MBT. Dabei ist für die ÄVPS eine sorgfältige Balance zwischen Wohlwollen und Hinterfragen besonders bedeutsam.
- Intuitive Affirmationen und ermunternde Ratschläge sind hingegen nicht geeignet, Mentalisieren zu fördern. Diese können sogar als invalidierend erlebt werden und Mentalisieren dadurch »ausschalten«.
- Empathisches Validieren umfasst auch die (u. U. kontraintuitive) Validierung der negativen Selbstwahrnehmung des Patienten.
- Für den Affektfokus muss behutsam mit nonverbalen Affektausdrücken gearbeitet werden.
- Frustration und Ärger beim Therapeuten werden nicht als Ausdruck aggressiver Anteile des Patienten verstanden, sondern als Aktivierung eigener Bindungsrepräsentanzen.
- Um in der Arbeit kreativ und spielerisch zu bleiben, ist regelmäßige Super- oder Intervision erforderlich.

KAPITEL 6

Schlussbemerkung

Im Wissen um die Entwicklungen in der ICD-11, die als spezifische Persönlichkeitsstörung nur noch die Borderline-Persönlichkeitsstörung beinhalten wird, sind in diesem Buch die klinisch bedeutsamsten Persönlichkeitsstörungen (BPS, ASPS, NPS und ÄVPS) behandelt worden. Wenngleich viel für eine dimensionale und differenzierte Diagnostik von Persönlichkeitsstörungen spricht, sind viele Leserinnen und Leser mit den klinischen Bildern der genannten Persönlichkeitsstörungen vertraut und mit spezifischen Schwierigkeiten in der Behandlung konfrontiert. Im Zusammenspiel mit den dargestellten Unterschieden des jeweils beeinträchtigten Mentalisierens und der entsprechenden MBT-Vorgehensweise sollten unsere Ausführungen geeignet sein, die Arbeit mit dem *Mentalisieren bei Persönlichkeitsstörungen* zu fördern. Nichtsdestotrotz ist für die Zukunft eine spannende Entwicklung zu erwarten, was die Einbettung der neuen Klassifikation der ICD-11 in die klinische Praxis betrifft. Das betrifft nicht zuletzt auch die Frage der Ausarbeitung von qualifier- (bzw. trait-)spezifischen Konzepten aus Sicht des Mentalisierungsmodells.

Die weiterhin diagnostizierbare Borderline-Persönlichkeitsstörung ist klinisch und wissenschaftlich die am besten verankerte Persönlichkeitsstörung und gleichzeitig jenes Störungsbild, das aufgrund der Entwicklung des Mentalisierungsmodells am engsten mit MBT und MBT-G verbunden ist. Es wäre schön, wenn dieses Buch den Leserinnen und Lesern ermöglichen könnte, anhand dieses Prototyps der Persönlichkeitsstörungen beeinträchtigtes Mentalisieren im klinischen Kontext auch bei anderen Persönlichkeitsstörungen sowie diagnoseübergreifend besser zu erkennen und das Mentalisierungsmodell als Behandlungstechnik im jeweiligen individuellen

Arbeitskontext anzuwenden. Für die nähere Zukunft werden neben der erwähnten traitspezifischen Ausarbeitung noch spezifischere Konzepte der MBT für Persönlichkeitsstörungen mit Komorbiditäten (z. B. Traumafolgestörungen, stoff- und nicht stoffgebundene Abhängigkeiten, ADHS) bedeutsam. Zudem ist in Kürze die Publikation von großen Studien zur Behandlung von anderen Persönlichkeitsstörungen als der BPS (besonders der ASPS) zu erwarten, die die klinische Darstellung in diesem Buch auch empirisch weiter untermauern werden.

Literatur

Agrawal, H. R., Gunderson, J., Holmes, B. M. & Lyons-Ruth, K. (2004). Attachment studies with borderline patients: A review. *Harvard Review of Psychiatry, 12* (2), S. 94–104.

Alden, L. E., Laposa, J. M., Taylor, C. T. & Ryder, A. G. (2002). Avoidant personality disorder: Current status and future directions. *Journal of Personality Disorders, 16* (1), S. 1–29.

Allen, J. G., Fonagy, P. & Bateman, A. W. (2011). *Mentalisieren in der psychotherapeutischen Praxis.* 2. Aufl., Stuttgart 2016: Klett-Cotta.

Amad, A., Ramoz, N., Thomas, P., Jardri, R. & Gorwood, P. (2014). Genetics of borderline personality disorder: Systematic review and proposal of an integrative model. *Neuroscience & Biobehavioral Reviews, 40*, S. 6–19.

American Psychiatric Association (APA) (2001). *Practice Guideline for the Treatment of Patients with Borderline Personality Disorder.* Washington, D. C.: American Psychiatric Publishing.

American Psychiatric Association (APA) (2013). *Diagnostic and Statistical Manual of Mental Disorders (DSM-5®).* Washington, D. C.: American Psychiatric Publishing.

Ames, D. R. & Kammrath, L. K. (2004). Mind-reading and metacognition: Narcissism, not actual competence predicts self-estimated ability. *Journal of Nonverbal Behavior, 28* (3), S. 187–209.

Arbeitskreis OPD (2006). *Operationalisierte Psychodynamische Diagnostik OPD-2.* Bern: Huber.

Arntz, A., van den Hoorn, M., Cornelis, J., Verheul, R., van den Bosch, W. M. C. & de Bie, A. J. (2003). Reliability and validity of the borderline personality disorder severity index. *Journal of Personality Disorders, 17* (1), S. 45–59.

Arntz, A., Bernstein, D., Oorschot, M. & Schobre, P. (2009). Theory of mind in borderline and cluster-C personality disorder. *The Journal of Nervous and Mental Disease, 197* (11), S. 801–807.

Bach, B. & First, M. B. (2018). Application of the ICD-11 classification of personality disorders. *BMC Psychiatry, 18* (1), S. 351–365.

Bach, B., Kerber, A., Aluja, A., Bastiaens, T., Keeley, J. W., Claes, L. et al. (2020). International assessment of DSM-5 and ICD-11 personality disorder traits: Toward a common nosology in DSM-5.1. *Psychopathology, 53* (3–4), S. 179–188.

Bales, D., van Beek, N., Smits, M., Willemsen, S., Busschbach, J. J., Verheul, R. et al. (2012). Treatment outcome of 18-month day hospital mentalization-based treatment (MBT) in patients with severe borderline personality disorder in the Netherlands. *Journal of Personality Disorders, 26* (4), S. 568–582.

Bales, D., Timman, R., Andrea, H., Busschbach, J. J., Verheul, R. & Kamphuis, J. H. (2015). Effectiveness of day hospital mentalization-based treatment for patients with severe Borderline Personality Disorder: A matched control study. *Clinical Psychology & Psychotherapy, 22* (5), S. 409–417.

Bales, D., Timman, R., Luyten, P., Busschbach, J., Verheul, R. & Hutsebaut, J. (2017a). Implementation of evidence-based treatments for borderline personality disorder: The impact of organizational changes on treatment outcome of mentalization-based treatment. *Personal Mental Health, 11* (4), S. 266–277.

Bales, D., Verheul, R. & Hutsebaut, J. (2017b). Barriers and facilitators to the implementation of mentalization-based treatment (MBT) for borderline personality disorder. *Personal Mental Health, 11* (2), S. 118–131.

Bales, D. & Bateman, A. W. (2019). Partial hospitalization settings. In: Bateman, A. W. & Fonagy, P. (Eds.), *Handbook of Mentalizing in Mental Health Practice* (2nd ed., S. 197–210). Washington, D. C.: American Psychiatric Publishing.

Bamelis, L. L., Evers, S. M., Spinhoven, P. & Arntz, A. (2014). Results of a multicenter randomized controlled trial of the clinical effectiveness of schema therapy for personality disorders. *American Journal of Psychiatry, 171* (3), S. 305–322.

Barnow, S. (2007). Persönlichkeitsstörungen. Was versteht man darunter? In: Barnow, S. (Hrsg.), *Persönlichkeitsstörungen: Ursachen und Behandlung: Mit fünf Fallbeispielen* (S. 17–60), Bern: Hans Huber.

Baskin-Sommers, A., Krusemark, E. & Ronningstam, E. (2014). Empathy in narcissistic personality disorder: from clinical and empirical perspectives. *Personality Disorders: Theory, Research, and Treatment, 5* (3), S. 323–333.

Bateman, A. W. (1998). Thick- and thin-skinned organisations and enactment in borderline and narcissistic disorders. *The International Journal of Psychoanalysis, 79* (1), S. 13–25.

Bateman, A. W. & Fonagy, P. (1999). Effectiveness of partial hospitalization in the treatment of borderline personality disorder: A randomized controlled trial. *American Journal of Psychiatry, 156* (10), S. 1563–1569.

Bateman, A. W. & Fonagy, P. (2008). 8-year follow-up of patients treated for borderline personality disorder: Mentalization-based treatment versus treatment as usual. *American Journal of Psychiatry, 165* (5), S. 631–638.

Bateman, A. W. & Fonagy, P. (2013). Impact of clinical severity on outcomes of mentalisation-based treatment for borderline personality disorder. *The British Journal of Psychiatry, 203* (3), S. 221–227.

Bateman, A. W. & Fonagy, P. (2016). *Mentalization-Based Treatment for Personality Disorders: A Practical Guide.* Oxford: Oxford University Press.

Bateman, A. W. & Fonagy, P. (2019a). *Handbook of Mentalizing in Mental Health Practice* (2nd ed.). Washington, D. C.: American Psychiatric Publishing.

Bateman, A. W. & Fonagy, P. (2019b). Introduction. In: dies., *Handbook of Mentalizing in Mental Health Practice* (2nd ed., S. 3–20). Washington, D. C.: American Psychiatric Publishing.

Bateman, A. W., Bolton, R. & Fonagy, P. (2013). Antisocial personality disorder: A mentalizing framework. *Focus, 11* (2), S. 178–186.

Bateman, A. W., Gunderson, J. & Mulder, R. (2015). Treatment of personality disorder. *Lancet, 385* (9969), S. 735–743.

Bateman, A. W., O'Connell, J., Lorenzini, N., Gardner, T. & Fonagy, P. (2016). A randomized controlled trial of mentalization-based treatment versus structured clinical management for patients with comorbid borderline personality disorder and antisocial personality disorder. *BMC Psychiatry, 16* (1), S. 304.

Bateman, A. W., Fonagy, P. & Campbell, C. (2019a). Borderline Personality Disorder. In: Bateman, A. W. & Fonagy, P. (Eds.), *Handbook of Mentalizing in Mental Health Practice* (2nd ed., S. 323–334). Washington, D. C.: American Psychiatric Publishing.

Bateman, A. W., Motz, A. & Yakeley, J. (2019b). Anti-social personality disorder prison & forensic settings. In: Bateman, A. W. & Fonagy, P. (Eds.), *Handbook of Mentalizing in Mental Health Practice* (2nd ed., S. 335–350). Washington, D. C.: American Psychiatric Publishing.

Bateman, A. W., Unruh, B. T. & Fonagy, P. (2019c). Individual therapy techniques. In: Bateman, A. W. & Fonagy, P. (Eds.), *Handbook of Mentalizing in Mental Health Practice* (2nd ed., S. 103–116). Washington, D. C.: American Psychiatric Publishing.

Beck, E., Bo, S., Jørgensen, M. S., Gondan, M., Poulsen, S., Storebø, O. J. et al. (2020). Mentalization-based treatment in groups for adolescents with borderline personality disorder: A randomized controlled trial. *Journal of Child Psychology and Psychiatry, 61* (5), S. 594–604.

Beeney, J. E., Stepp, S. D., Hallquist, M. N., Scott, L. N., Wright, A. G., Ellison, W. D. et al. (2015). Attachment and social cognition in borderline personality disorder: Specificity in relation to antisocial and avoidant personality disorders. *Personality Disorders: Theory, Research, and Treatment, 6* (3), S. 207–215.

Beesdo-Baum, K., Zaudig, M. & Wittchen, H.-U. (2019). *SCID-5-CV Strukturiertes Klinisches Interview für DSM-5-Störungen – Klinische Version: Deutsche Bearbeitung des Structured Clinical Interview for DSM-5 Disorders – Clinician Version von Michael B. First, Janet B. W. Williams, Rhonda S. Karg, Robert L. Spitzer*. Göttingen: Hogrefe.

Bender, D. S., Morey, L. C. & Skodol, A. E. (2011). Toward a model for assessing level of personality functioning in DSM–5, part I: A review of theory and methods. *Journal of Personality Assessment, 93* (4), S. 332–346.

Bennett, C.S. (2006). Attachment theory and research applied to the conceptualization and treatment of pathological narcissism. *Clinical Social Work Journal, 34* (1), S.45–60.

Beyer, F., Münte, T.F., Erdmann, C. & Krämer, U.M. (2014). Emotional reactivity to threat modulates activity in mentalizing network during aggression. *Social Cognitive and Affective Neuroscience, 9* (10), S.1552–1560.

Bilotta, E., Carcione, A., Fera, T., Moroni, F., Nicolò, G., Pedone, R. et al. (2018). Symptom severity and mindreading in narcissistic personality disorder. *PLoS One, 13* (8), e0201216.

Biskin, R.S. (2013). Treatment of borderline personality disorder in youth. *Journal of the Canadian Academy of Child and Adolescent Psychiatry, 22* (3), S.230–234.

Blankers, M., Koppers, D., Laurenssen, E.M.P., Peen, J., Smits, M.L., Luyten, P. et al. (2019). Mentalization-based treatment versus specialist treatment as usual for borderline personality disorder: Economic evaluation alongside a randomized controlled trial with 36-month follow-up. *Journal of Personality Disorders, 35* (8), S.1–20.

Blatt, S.J. & Levy, K.N. (2003). Attachment theory, psychoanalysis, personality development, and psychopathology. *Psychoanalytic Inquiry, 23* (1), S.102–150.

Bo, S., Sharp, C., Fonagy, P. & Kongerslev, M. (2017). Hypermentalizing, attachment, and epistemic trust in adolescent BPD: Clinical illustrations. *Personality Disorders: Theory, Research, and Treatment, 8* (2), S.172.

Bohus, M., Limberger, M.F., Frank, U., Chapman, A.L., Kühler, T. & Stieglitz, R.-D. (2007). Psychometric properties of the borderline symptom list (BSL). *Psychopathology, 40* (2), S.126–132.

Bohus, M. & Kröger, C. (2011). Psychopathologie und Psychotherapie der Borderline-Persönlichkeitsstörung. *Der Nervenarzt, 82* (1), S.16–24.

Boritz, T., Barnhart, R., Eubanks, C.F. & McMain, S. (2018). Alliance rupture and resolution in dialectical behavior therapy for Borderline Personality Disorder. *Journal of Personality Disorders, 32* (Suppl), S.115–128.

Bouchard, M.-A., Target, M., Lecours, S., Fonagy, P., Tremblay, L.-M., Schachter, A. et al. (2008). Mentalization in adult attachment narratives: Reflective functioning, mental states, and affect elaboration compared. *Psychoanalytic Psychology, 25* (1), S.47–66.

Bowlby, J. (1969). *Attachment and Loss, Vol. 1: Attachment.* London: The Hogarth Press and the Institute of Psycho-Analysis.

Bowlby, J. (1973). *Attachment and Loss, Vol. 2: Separation, Anxiety and Anger.* London: The Hogarth Press and the Institute of Psycho-Analysis.

Brand, T., Barzynski, E., Fuhrländer, S., Hecke, D. & Schultz-Venrath, U. (2013). Psychodynamische versus mentalisierungsbasierte Gruppenpsychotherapie – Versorgungsforschung in einer Tagesklinik. *Gruppenpsychotherapie und Gruppendynamik, 49* (4), S.350–369.

Brand, T., Hecke, D., Rietz, C. & Schultz-Venrath, U. (2016). Therapieeffekte mentalisierungsbasierter und psychodynamischer Gruppenpsychotherapie in einer randomisierten Tagesklinik-Studie. *Gruppenpsychother Gruppendynamik,* 52 (2), S. 156–175.

Britton, R. (2004). Narcissistic disorders in clinical practice. *Journal of Analytical Psychology, 49* (4), S. 477–490; discussion S. 491–493.

Brockmann, J. & Kirsch, H. (2010). Konzept der Mentalisierung. *Psychotherapeut,* 55 (4), S. 279–290.

Buchheim, A. (2011). Borderline Persönlichkeitsstörung und Bindungserfahrung. In: Dulz, B., Herpertz, S., Kernberg, O. F. & Sachsse, U. (Hrsg.), *Handbuch der Borderline Persönlichkeitsstörungen* (2. Aufl., S. 158–167). Stuttgart: Schattauer.

Buchheim, A. & George, C. (2011). Attachment disorganization in borderline personality disorder and anxiety disorder. In: Solomon, J. & George, C. (Eds.), *Disorganization of Attachment and Caregiving* (Vol. 2, S. 343–383). New York: Guilford Press.

Busmann, M. & Euler, S. (2019). Narzissmus in der therapeutischen Beziehung. *PiD – Psychotherapie im Dialog,* 20 (03), S. 31–37.

Busmann, M., Wrege, J., Meyer, A. H., Ritzler, F., Schmidlin, M., Lang, U. E. et al. (2019). Alternative model of personality disorders (DSM-5) predicts dropout in inpatient psychotherapy for patients with personality disorder. *Frontiers in Psychology, 10*, S. 952.

Cain, N. M., Pincus, A. L. & Ansell, E. B. (2008). Narcissism at the crossroads: Phenotypic description of pathological narcissism across clinical theory, social/personality psychology, and psychiatric diagnosis. *Clinical Psychology Review, 28* (4), S. 638–656.

Caligor, E., Levy, K. N. & Yeomans, F. E. (2015). Narcissistic personality disorder: diagnostic and clinical challenges. *American Journal of Psychiatry, 172* (5), S. 415–422.

Campbell, C., Tanzer, M., Saunders, R., Booker, B., Allison, E., Li, E. et al. (2021). Development and validation of a self-report measure of epistemic trust. *PLOS One.* DOI: 10.1371/journal.pone.0250264

Carpenter, R. W. & Trull, T. J. (2013). Components of emotion dysregulation in borderline personality disorder: A review. *Current Psychiatry Reports, 15* (1), S. 1–8.

Chanen, A. M. & Kaess, M. (2012). Developmental pathways to borderline personality disorder. *Current Psychiatry Reports, 14* (1), S. 45–53.

Chiesa, M. & Fonagy, P. (2014). Reflective function as a mediator between childhood adversity, personality disorder and symptom distress. *Personality and Mental Health, 8* (1), S. 52–66.

Choi-Kain, L. W., Albert, E. B. & Gunderson, J. G. (2016). Evidence-based treatments for borderline personality disorder: Implementation, integration, and stepped care. *Harvard Review of Psychiatry, 24* (5), S. 342–356.

Choi-Kain, L. W., Simonsen, E. & Euler, S. (in press). Mentalization-Based Treatment for Narcissistic Personality Disorder. *American Journal of Psychiatry.*

Clarkin, J. F., Yeomans, F. E. & Kernberg, O. F. (2008). *Psychotherapie der Borderline-Persönlichkeit. Manual zur psychodynamischen Therapie.* Stuttgart: Schattauer.

Cloninger, C. R. (2005). Genetics. In: Oldham, J. M., Skodol, A. E. & Bender, D. S. (Eds.), *Textbook of Personality Disorders* (S. 143–154). Washington, D. C.: American Psychiatric Publishing.

Coid, J., Yang, M., Tyrer, P., Roberts, A. & Ullrich, S. (2006). Prevalence and correlates of personality disorder in Great Britain. *The British Journal of Psychiatry, 188* (5), S. 423–431.

Coid, J. & Ullrich, S. (2010). Antisocial personality disorder is on a continuum with psychopathy. *Comprehensive Psychiatry, 51* (4), S. 426–433.

Colli, A., Tanzilli, A., Dimaggio, G. & Lingiardi, V. (2014). Patient personality and therapist response: An empirical investigation. *American Journal of Psychiatry, 171* (1), S. 102–108.

Costa, P. T. & McCrae, R. R. (1992). *Professional manual: Revised NEO personality inventory (NEO-PI-R) and NEO five-factor inventory (NEO-FFI).* Odessa, FL: Psychological Assessment Resources.

Cristea, I. A., Gentili, C., Cotet, C. D., Palomba, D., Barbui, C. & Cuijpers, P. (2017). Efficacy of psychotherapies for Borderline Personality Disorder: A systematic review and meta-analysis. *JAMA Psychiatry, 74* (4), S. 319–328.

Csibra, G. & Gergely, G. (2011). Natural pedagogy as evolutionary adaptation. *Philosophical Transactions of the Royal Society B: Biological Sciences, 366* (1567), S. 1149–1157.

Cummings, M. A. (2015). The neurobiology of psychopathy: Recent developments and new directions in research and treatment. *CNS spectrums, 20* (3), S. 200–206.

Daudert, E. (2002). Die Reflective Self Functioning Scale. In: Strauss, B., Buchheim, A. & Kächele, H. (Hrsg.), *Klinische Bindungsforschung: Theorien – Methoden – Ergebnisse* (S. 54–67). Stuttgart: Schattauer.

De Meulemeester, C., Lowyck, B., Vermote, R., Verhaest, Y. & Luyten, P. (2017). Mentalizing and interpersonal problems in borderline personality disorder: The mediating role of identity diffusion. *Psychiatry Research, 258*, S. 141–144.

De Meulemeester, C., Vansteelandt, K., Luyten, P. & Lowyck, B. (2018). Mentalizing as a mechanism of change in the treatment of patients with borderline personality disorder: A parallel process growth modeling approach. *Personality Disorders: Theory, Research, and Treatment, 9* (1), S. 22.

Denny, B. T., Fan, J., Liu, X., Ochsner, K. N., Guerreri, S., Mayson, S. J. et al. (2015). Elevated amygdala activity during reappraisal anticipation predicts anxiety in avoidant personality disorder. *Journal of Affective Disorders, 172*, S. 1–7.

Diamond, D., Levy, K. N., Clarkin, J. F., Fischer-Kern, M., Cain, N. M., Doering, S. et al. (2014). Attachment and mentalization in female patients with comorbid narcissistic and borderline personality disorder. *Personality Disorders, 5* (4), S. 428–433.

Dickinson, K. A. & Pincus, A. L. (2003). Interpersonal analysis of grandiose and vulnerable narcissism. *Journal of Personality Disorders, 17* (3), S. 188–207.

Dieckmann, E. (2014). *Die narzisstische Persönlichkeitsstörung mit Schematherapie behandeln.* Serie Leben lernen, Bd. 246. 2. Aufl., Stuttgart 2018: Klett-Cotta.

Diez Grieser, M. T. & Müller, R. (2018). *Mentalisieren mit Kindern und Jugendlichen.* 3. Aufl., Stuttgart 2021: Klett-Cotta.

Dilling, H., Freyberger, H. J., Mombour, W. & Schulte-Markwort, E. (2006). *Internationale Klassifikation Psychischer Störungen: ICD-10 Kapitel V (F): Diagnostische Kriterien für Forschung und Praxis.* Geneva: World Health Organization.

Dimaggio, G., Semerari, A., Carcione, A., Nicolò, G. & Procacci, M. (2007). *Psychotherapy of Personality Disorders: Metacognition, States of Mind and Interpersonal Cycles.* Hove, UK: Routledge.

Dimaggio, G., Nicolò, G., Fiore, D., Centenero, E., Semerari, A., Carcione, A. et al. (2008). States of minds in narcissistic personality disorder: Three psychotherapies analyzed using the grid of problematic states. *Psychotherapy Research, 18* (4), S. 466–480.

Dimaggio, G., Montano, A., Popolo, R. & Salvatore, G. (2015). *Metacognitive Interpersonal Therapy for Personality Disorders: A Treatment Manual.* Hove, UK: Routledge.

Dinsdale, N. & Crespi, B. J. (2013). The borderline empathy paradox: Evidence and conceptual models for empathic enhancements in borderline personality disorder. *Journal of Personality Disorders, 27* (2), S. 172–195.

Doering, S. & Sachse, R. (2017). Persönlichkeitsstörungen. In: Herpertz, S. C., Caspar, F. & Lieb, K. (Hrsg.), *Psychotherapie – Funktions- und störungsorientiertes Vorgehen* (S. 373–386). München: Elsevier.

Dolan, M. & Fullam, R. (2004). Theory of mind and mentalizing ability in antisocial personality disorders with and without psychopathy. *Psychological Medicine, 34* (6), S. 1093–1102.

Domes, G., Schulze, L. & Herpertz, S. C. (2009). Emotion recognition in borderline personality disorder – a review of the literature. *Journal of Personality Disorders, 23* (1), S. 6–19.

Dornes, M. (2004). Über Mentalisierung, Affektregulierung und die Entwicklung des Selbst. Paper presented at the Forum der Psychoanalyse.

Drozek, R. P. & Unruh, B. T. (2020). Mentalization-based treatment for pathological narcissism. *Journal of Personality Disorders, 34* (Supplement), S. 177–203.

Dyson, H. & Brown, D. (2016). The experience of mentalization-based treatment: An interpretative phenomenological study. *Issues in Mental Health Nursing, 37* (8), S. 586–595.

Dziobek, I., Fleck, S., Kalbe, E., Rogers, K., Hassenstab, J., Brand, M. et al. (2006). Introducing MASC: A movie for the assessment of social cognition. *Journal of Autism and Developmental Disorders, 36* (5), S. 623–636.

Eikenaes, I., Hummelen, B., Abrahamsen, G., Andrea, H. & Wilberg, T. (2013). Personality functioning in patients with avoidant personality disorder and social phobia. *Journal of Personality Disorders, 27* (6), S. 746–763.

Eikenaes, I., Egeland, J., Hummelen, B. & Wilberg, T. (2015). Avoidant personality disorder versus social phobia: The significance of childhood neglect. *PLoS One, 10* (3).

Eikenaes, I., Pedersen, G. & Wilberg, T. (2016). Attachment styles in patients with avoidant personality disorder compared with social phobia. *Psychology and Psychotherapy: Theory, Research and Practice, 89* (3), S. 245–260.

Ellison, W. D., Levy, K. N., Cain, N. M., Ansell, E. B. & Pincus, A. L. (2013). The impact of pathological narcissism on psychotherapy utilization, initial symptom severity, and early-treatment symptom change: A naturalistic investigation. *Journal of Personality Assessment, 95* (3), S. 291–300.

Emmelkamp, P. M. G., Benner, A., Kuipers, A., Feiertag, G. A., Koster, H. C. & Van Apeldoorn, F. J. (2006). Comparison of brief dynamic and cognitive-behavioural therapies in avoidant personality disorder. *British Journal of Psychiatry, 189* (1), S. 60–64.

Euler, S. & Schultz-Venrath, U. (2014). Theorie und Praxis der Mentalisierungsbasierten Therapie (MBT) bei der Borderline-Persönlichkeitsstörung. *PSYCHup2date, 8* (6), S. 393–407.

Euler, S. & Walter, M. (2020). *Mentalisierungsbasierte Psychotherapie (MBT)*: Stuttgart: Kohlhammer.

Euler, S., Sollberger, D., Bader, K., Lang, U. E. & Walter, M. (2015). Persönlichkeitsstörungen und Sucht: Systematische Literaturübersicht zu Epidemiologie, Verlauf und Behandlung. *Fortschritte der Neurologie Psychiatrie, 83* (10), S. 544–554.

Euler, S., Dammann, G., Endtner, K., Leihener, F., Perroud, N., Reisch, T. et al. (2018a). Borderline-Störung: Behandlungsempfehlungen der SGPP. *Swiss Archives of Neurology, Psychiatry and Psychotherapy, 169* (5), S. 135–143.

Euler, S., Stalujanis, E. & Spitzer, C. (2018b). Aktueller Stand der Psychotherapie von Persönlichkeitsstörungen. *Zeitschrift für Psychiatrie, Psychologie und Psychotherapie, 66*, S. 95–105.

Euler, S., Stöbi, D., Sowislo, J., Wrege, J., Ritzler, F., Huber, C. G. et al. (2018c). Grandiose and vulnerable narcissism in borderline personality disorder. *Psychopathology, 51* (2), S. 110–121.

Euler, S., Wrege, J., Busmann, M., Lindenmeyer, H. J., Sollberger, D., Lang, U. E. et al. (2018d). Exclusion-proneness in Borderline Personality Disorder inpatients impairs alliance in Mentalization-Based Group Therapy. *Frontiers in Psychology, 9*, S. 824.

Euler, S., Nolte, T., Constantinou, M., Griem, J., Montague, P. R. & Fonagy, P. (2019a). Interpersonal problems in borderline personality disorder: Associations with mentalizing, emotion regulation, and impulsiveness. *Journal of Personality Disorders, 35* (2), S. 177–193.

Euler, S., Stalujanis, E., Allenbach, G., Kolly, S., De Roten, Y., Despland, J.-N. et al. (2019b). Dialectical behavior therapy skills training affects defense mechanisms in borderline personality disorder: An integrative approach of mechanisms in psychotherapy. *Psychotherapy Research, 29* (8), S. 1074–1085.

Euler, S., Dammann, G., Endtner, K., Leihener, F., Perroud, N., Reisch, T. et al. (2020). Borderline personality disorder: The treatment recommendations of the Swiss Society of Psychiatry and Psychotherapy (SSPP). *L'information Psychiatrique, 96* (1), S. 35–43.

Fan, Y., Wonneberger, C., Enzi, B., de Greck, M., Ulrich, C., Tempelmann, C. et al. (2011). The narcissistic self and its psychological and neural correlates: an exploratory fMRI study. *Psychological Medicine, 41* (8), S. 1641–1650.

Fiedler, A., Hömberg, R., Oessenich-Lücke, U., Sahm, S., Venrath, D. & Schultz-Venrath, U. (2011). Körperpsychotherapie(n) und Mentalisieren: Wahrnehmen –Vernetzen – Integrieren. In: Schultz-Venrath, U. (Hrsg.), *Psychotherapien in Tageskliniken. Methoden, Konzepte, Strukturen* (S. 119–150). Berlin: Medizinisch Wissenschaftliche Verlagsgesellschaft.

Fiedler, P. (2007). *Persönlichkeitsstörungen*, (6. Aufl.). Weinheim: Beltz Psychologie Verlags-Union.

Fiedler, P. (2011). Persönlichkeitsstörungen. In: Wittchen, H. U. & Hoyer, J. (Hrsg.), *Klinische Psychologie und Psychotherapie* (S. 1101–1119). Heidelberg, Berlin: Springer.

Fiedler, P. & Herpertz, S. C. (2016). *Persönlichkeitsstörungen*. Weinheim, Basel: Beltz.

Fiedler, P. & Marwitz, M. (2016). Selbstunsichere und ängstlich-vermeidende Persönlichkeitsstörungen. *PSYCHup2date, 10* (03), S. 215–234.

Fonagy, P. (1995). Playing with reality: The development of psychic reality and its malfunction in borderline personalities. *The International Journal of Psychoanalysis, 76*, S. 39–44.

Fonagy, P. & Target, M. (2000). Playing with reality: III. The persistence of dual psychic reality in borderline patients. *International Journal of Psycho-Analysis, 81* (5), S. 853–873.

Fonagy, P. & Target, M. (2002). Early intervention and the development of self-regulation. *Psychoanalytic Inquiry, 22* (3), S. 307–335.

Fonagy, P. & Allison, E. (2014). The role of mentalizing and epistemic trust in the therapeutic relationship. *Psychotherapy, 51* (3), S. 372.

Fonagy P. & Luyten P. (2009). A developmental, mentalization-based approach to the understanding and treatment of borderline personality disorder. *Development and Psychopathology, 21* (4), S. 1355–1381.

Fonagy, P. & Luyten, P. (2016). A multilevel perspective on the development of borderline personality disorder. In: Cicchetti, D. (Ed.), *Developmental Psychopathology* (3rd ed., vol. *Maladaptation and Psychopathology*, S. 726–792). Hoboken, NJ: John Wiley & Sohns Inc.

Fonagy, P., Target, M., Steele, H. & Steele, M. (1998). *Reflective-Functioning Manual, Version 5.0, for Application to Adult Attachment Interviews.* London: University College London.

Fonagy, P., Gergely, G. & Jurist, E. L. & Target, M. (2004). *Affect Regulation, Mentalization and the Development of the Self.* London: Karnac. Dt.: Affektregulierung, Mentalisierung und die Entwicklung des Selbst, 7. Aufl. 2019. Stuttgart: Klett-Cotta.

Fonagy, P., Gergely, G. & Target, M. (2008). Chapter: Psychoanalytic constructs and attachment theory and research. In: *Handbook of Attachment: Theory, Research, and Clinical Applications* (2nd ed., S. 783–810). New York, NY: Guilford Press.

Fonagy, P., Bateman, A. W. & Bateman, A. (2011). The widening scope of mentalizing: A discussion. *Psychology and Psychotherapy: Theory, Research and Practice, 84* (1), S. 98–110.

Fonagy, P., Luyten, P. & Allison, E. (2015). Epistemic petrification and the restoration of epistemic trust: A new conceptualization of borderline personality disorder and its psychosocial treatment. *Journal of Personality Disorders, 29* (5), S. 575–609.

Fonagy, P., Luyten, P., Moulton-Perkins, A., Lee, Y.-W., Warren, F., Howard, S. et al. (2016). Development and validation of a self-report measure of mentalizing: The reflective functioning questionnaire. *PLoS One, 11* (7), S. e0158678.

Fonagy, P., Luyten, P., Allison, E. & Campbell, C. (2017a). What we have changed our minds about: Part 1. Borderline personality disorder as a limitation of resilience. *Borderline Personality Disorder and Emotion Dysregulation, 4* (1), S. 1–11.

Fonagy, P., Luyten, P., Allison, E. & Campbell, C. (2017b). What we have changed our minds about: Part 2. Borderline personality disorder, epistemic trust and the developmental significance of social communication. *Borderline Personality Disorder and Emotion Dysregulation, 4* (9).

Fonagy, P., Allison, E. & Campbell, C. (2019). Mentalizing, resilience, and epistemic trust. In: Bateman, A. W. & Fonagy, P. (Eds.), *Handbook of Mentalizing in Mental Health Practice* (2nd ed., S. 63–78). Washington, D. C.: American Psychiatric Publishing.

Fonagy, P., Yakeley, J., Gardner, T., Simes, E., McMurran, M., Moran, P. et al. (2020). Mentalization for Offending Adult Males (MOAM): Study protocol for a randomized controlled trial to evaluate mentalization-based treatment for antisocial personality disorder in male offenders on community probation. *Trials, 21* (1), S. 1–17.

Freud, S. (1914). Zur Einführung des Narzissmus. *Jahrbuch für psychoanalytische und psychopathologische Forschung, 6* (1), S. 1–24.

Fydrich, T. H., Renneberg, B., Schmitz, B. & Wittchen, H. U. (1997). *Strukturiertes Klinisches Interview für DSM-IV Achse II: Persönlichkeitsstörungen (SKID-II).* Göttingen: Hogrefe.

Gabbard, G. O. (2011). Die Borderline-Persönlichkeitsstörung als Schnittstelle zwischen Psychoanalyse und Neurobiologie. In: Dulz, B., Herpertz, S. C., Kernberg, O. F. & Sachsse, U. (Hrsg.), *Handbuch der Borderline Störungen* (2. Aufl., S. 123–133). Stuttgart: Schattauer.

Galen, L.W., Brower, K.J., Gillespie, B.W. & Zucker, R.A. (2000). Sociopathy, gender, and treatment outcome among outpatient substance abusers. *Drug and Alcohol Dependence, 61* (1), S. 23–33.

Gamache, D., Savard, C., Lemelin, S., Côté, A. & Villeneuve, E. (2018). Premature psychotherapy termination in an outpatient treatment program for personality disorders: A survival analysis. *Comprehensive Psychiatry, 80*, S. 14–23.

George, C., Kaplan, N. & Main, M. (1996). *Adult Attachment Interview*. University of California at Berkeley.

Gergely, G. & Watson, J.S. (1996). The social biofeedback theory of parental affect-mirroring: The development of emotional self-awareness and self-control in infancy. *The International Journal of Psychoanalysis, 77* (6), S. 1181–1212.

Gibbon, S., Duggan, C., Stoffers, J., Huband, N., Vollm, B.A., Ferriter, M. et al. (2010). Psychological interventions for antisocial personality disorder. *Cochrane Database of Systematic Reviews* (6), S. CD007668.

Glenn, A.L., Johnson, A.K. & Raine, A. (2013). Antisocial personality disorder: A current review. *Current Psychiatry Reports, 15* (12), S. 1–8.

Gore, W.L. & Widiger, T.A. (2016). Fluctuation between grandiose and vulnerable narcissism. *Personality Disorders: Theory, Research, and Treatment, 7* (4), S. 363.

Grant, B.F., Hasin, D.S., Stinson, F.S., Dawson, D.A., Chou, S.P., Ruan, W.J. et al. (2004). Prevalence, correlates, and disability of personality disorders in the United States: Results from the national epidemiologic survey on alcohol and related conditions. *Journal of Clinical Psychiatry, 65* (7), S. 948–958.

Grant, B.F., Chou, S.P., Goldstein, R.B., Huang, B., Stinson, F.S., Saha, T.D. et al. (2008). Prevalence, correlates, disability, and comorbidity of DSM-IV borderline personality disorder: Results from the Wave 2 National Epidemiologic Survey on Alcohol and Related Conditions. *The Journal of Clinical Psychiatry, 69* (4), S. 533–545.

Gregory, S., Simmons, A., Kumari, V., Howard, M., Hodgins, S. & Blackwood, N. (2012). The antisocial brain: Psychopathy matters: A structural MRI investigation of antisocial male violent offenders. *Archives of General Psychiatry, 69* (9), S. 962–972.

Griem, J., Euler, S., Nolte, T., Montague, P.R., Fonagy, P. (under review). Hypomentalizing mediates psychopathy and aggression in antisocial personality disorder.

Grilo, C.M., Sanislow, C.A., Skodol, A.E., Gunderson, J.G., Stout, R.L., Bender, D.S. et al. (2007). Longitudinal diagnostic efficiency of DSM-IV criteria for borderline personality disorder: A 2-year prospective study. *The Canadian Journal of Psychiatry, 52* (6), S. 357–362.

Gunderson, J.G. (2010). Revising the borderline diagnosis for DSM-V: An alternative proposal. *Journal of Personality Disorders, 24* (6), S. 694–708.

Gunderson, J. G. (2016). The emergence of a generalist model to meet public health needs for patients with borderline personality disorder. *American Journal of Psychiatry, 173* (5), S. 452–458.

Gunderson, J. G. & Singer, M. T. (1975). Defining borderline patients: An overview. *American Journal of Psychiatry, 132* (1), S. 1–10.

Gunderson, J. G. & Lyoo, I. K. (1997). Family problems and relationships for adults with borderline personality disorder. *Harvard Review of Psychiatry, 4* (5), S. 272–278.

Gunderson, J. G., Stout, R. L., McGlashan, T. H., Shea, M. T., Morey, L. C., Grilo, C. M. et al. (2011). Ten-year course of borderline personality disorder: Psychopathology and function from the Collaborative Longitudinal Personality Disorders study. *Archives of General Psychiatry, 68* (8), S. 827–837.

Gunderson, J. G., Weinberg, I. & Choi-Kain, L. W. (2013). Borderline personality disorder. *Focus, 11* (2), S. 129–145.

Gunderson, J. G., Herpertz, S. C., Skodol, A. E., Torgersen, S. & Zanarini, M. C. (2018). Borderline personality disorder. *Nature Reviews Disease Primers, 4* (18029).

Hageman, T. K., Francis, A. J. P., Field, A. M. & Carr, S. N. (2015). Links between childhood experiences and avoidant personality disorder symptomatology. *International Journal of Psychology and Psychological Therapy, 15* (1), S. 101–116.

Hallquist, M. N. & Pilkonis, P. A. (2012). Refining the phenotype of borderline personality disorder: Diagnostic criteria and beyond. *Personality Disorders: Theory, Research, and Treatment, 3* (3), S. 228–246.

Hannibal, N. & Schwantes, M. (2017). *Mentalization based treatment (MBT): A possible theoretical frame for music therapy practice in clinical psychiatry.* Paper presented at the Voices: A World Forum for Music Therapy.

Hausberg, M. C., Schulz, H., Piegler, T., Happach, C. G., Klöpper, M., Brütt, A. L. et al. (2012). Is a self-rated instrument appropriate to assess mentalization in patients with mental disorders? Development and first validation of the Mentalization Questionnaire (MZQ). *Psychotherapy Research, 22* (6), S. 699–709.

Hauser, N. C., Herpertz, S. C. & Habermeyer, E. (2021). Das überarbeitete Konzept der Persönlichkeitsstörungen nach ICD-11: Neuerungen und mögliche Konsequenzen für die forensisch-psychiatrische Tätigkeit. *Forensische Psychiatrie, Psychologie, Kriminologie, 15*, S. 30–38.

Havsteen-Franklin, D. (2019). Creative arts therapies. In: Bateman, A. & Fonagy, P. (Eds.), *Handbook of Mentalizing in Mental Health Practice* (2nd ed., S. 181–197), Washington, D. C.: American Psychiatric Publishing.

Hecke, D., Brand, T., Rietz, C. & Schultz-Venrath, U. (2016). Prozess-Outcome-Studie zum Gruppenklima in psychodynamischer (PDGT) und mentalisierungsbasierter Gruppenpsychotherapie (MBT-G) in einem tagesklinischen Setting – Was verändert wen? *Gruppenpsychother Gruppendynamik, 52* (2), S. 175–193.

Hengartner, M. P., Ajdacic-Gross, V., Rodgers, S., Muller, M., Haker, H. & Rossler, W. (2014). Fluid intelligence and empathy in association with personality disorder trait-scores: exploring the link. *European Archives of Psychiatry and Clinical Neuroscience, 264* (5), S. 441–448.

Herpertz, S. C. (2015). Was bringt das DSM-V Neues zur Klassifikation der Persönlichkeitsstörungen? *Zentrum für Psychiatrie, Psychotherapie und Psychoanalyse,* 59, S. 261–266.

Herpertz, S. C. (2018). Neue Wege der Klassifikation von Persönlichkeitsstörungen in ICD-11. *Fortschritte der Neurologie Psychiatrie, 86* (03), S. 150–155.

Herpertz, S. C. & Habermeyer, E. (2004). Psychopathy: A subtype of antisocial personality disorder. *Persönlichkeitsstörungen. Theorie und Therapie, 8* (2), S. 73.

Herpertz, S. C., Rudolf, G. & Lieb, K. (2017). Borderline-Persönlichkeitsstörungen. In: Herpertz, S. C., Caspar, F. & Lieb, K. (Hrsg.), *Psychotherapie – Funktions- und störungsorientiertes Vorgehen* (S. 395–412). München: Elsevier.

Herpertz, S. C., Bertsch, K. & Jeung, H. (2018). Neurobiology of criterion A: Self and interpersonal personality functioning. *Current Opinion in Psychology, 21*, S. 23–27.

Hyatt, C. S., Sleep, C. E., Lynam, D. R., Widiger, T. A., Campbell, W. K. & Miller, J. D. (2018). Ratings of affective and interpersonal tendencies differ for grandiose and vulnerable narcissism: A replication and extension of Gore and Widiger (2016). *Journal of Personality, 86* (3), S. 422–434.

Jansson, I., Hesse, M. & Fridell, M. (2009). Influence of personality disorder features on social functioning in substance-abusing women five years after compulsive residential treatment. *European Addiction Research, 15* (1), S. 25–31.

Johansen, M. S., Normann-Eide, E., Normann-Eide, T. & Wilberg, T. (2013). Emotional dysfunction in avoidant compared to borderline personality disorder: A study of affect consciousness. *Scandinavian Journal of Psychology, 54* (6), S. 515–521.

Jonason, P. K. & Krause, L. (2013). The emotional deficits associated with the Dark Triad traits: Cognitive empathy, affective empathy, and alexithymia. *Personality and Individual Differences, 55* (5), S. 532–537.

Jorgensen, C. R., Freund, C., Boye, R., Jordet, H., Andersen, D. & Kjolbye, M. (2013). Outcome of mentalization-based and supportive psychotherapy in patients with borderline personality disorder: A randomized trial. *Acta Psychiatrica Scandinavica, 127* (4), S. 305–317.

Jørgensen, M. S., Storebø, O. J., Bo, S., Poulsen, S., Gondan, M., Beck, E. et al. (2020). Mentalization-based treatment in groups for adolescents with borderline personality disorder: 3- and 12-month follow-up of a randomized controlled trial. *European Child & Adolescent Psychiatry, 61* (5), S. 594–604.

Kaess, M., Brunner, R. & Chanen, A. (2014). Borderline personality disorder in adolescence. *Pediatrics, 134* (4), S. 782–793.

Karterud, S. (2015). *Mentalization-Based Group Therapy (MBT-G): A Theoretical, Clinical, and Research Manual.* Oxford: OUP Oxford.

Karterud, S. & Wilberg, T. (2007). From general day hospital treatment to specialized treatment programmes. *International Review of Psychiatry, 19* (1), S. 39–49.

Karterud, S. & Bateman, A. W. (2012). Group therapy techniques. In: Bateman, A. W. & Fonagy, P. (Eds.), *Handbook of Mentalizing in Mental Health Practice* (S. 81–105). Washington, D. C., London: American Psychiatric Publishing.

Karterud, S., Pedersen, G., Engen, M., Johansen, M. S., Johansson, P. N., Schlüter, C. et al. (2013). The MBT Adherence and Competence Scale (MBT-ACS): Development, structure and reliability. *Psychotherapy Research, 23* (6), S. 705–717.

Karterud, S., Pedersen, G., Johansen, M., Wilberg, T., Davis, K. & Panksepp, J. (2016). Primary emotional traits in patients with personality disorders. *Personality and Mental Health, 10* (4), S. 261–273.

Katznelson, H. (2014). Reflective functioning: A review. *Clinical Psychology Review, 34* (2), S. 107–117.

Kealy, D., Ogrodniczuk, J. S., Joyce, A. S., Steinberg, P. I. & Piper, W. E. (2015). Narcissism and relational representations among psychiatric outpatients. *Journal of Personality Disorders, 29* (3), S. 393–407.

Kerber, A., Schultze, M., Wright, A. G. C., Spitzer, C., Krueger, R. F., Knaevelsrud, C. et al. (2019). Development of a short and reliable measure for DSM-5 and ICD-11 maladaptive personality traits using ant colony optimization algorithms [Electronic Version]. *PsyArXiv.*

Kernberg, O. F. (1967). Borderline personality organization. *Journal of the American Psychoanalytic Association, 15* (3), S. 641–685.

Kernberg, O. F. (1970). Factors in the psychoanalytic treatment of narcissistic personalities. *Journal of the American Psychoanalytic Association, 18* (1), S. 51–85.

Kernberg, O. F. (1984). *Severe Personality Disorders: Psychotherapeutic Strategies.* New Haven: Yale University Press.

Kernberg, O. F. (1985). *Borderline Conditions and Pathological Narcissism.* Lanham: Rowman & Littlefield.

Kernberg, O. F. & Michels, R. (2009). Borderline personality disorder. *American Journal of Psychiatry, 166* (5), S. 505–508.

Koenigsberg, H. W., Denny, B. T., Fan, J., Liu, X., Guerreri, S., Mayson, S. J. et al. (2014). The neural correlates of anomalous habituation to negative emotional pictures in borderline and avoidant personality disorder patients. *American Journal of Psychiatry, 171* (1), S. 82–90.

Kohut, H. (1966). Forms and transformations of narcissism. *Journal of the American Psychoanalytic Association, 14* (2), S. 243–272.

Krause-Utz, A., Winter, D., Niedtfeld, I. & Schmahl, C. (2014). The latest neuroimaging findings in borderline personality disorder. *Current Psychiatry Reports, 16* (3), S. 438.

Kvarstein, E. H., Pedersen, G., Folmo, E., Urnes, Ø., Johansen, M. S., Hummelen, B. et al. (2019). Mentalization-based treatment or psychodynamic treatment programmes for patients with borderline personality disorder – the impact of clinical severity. *Psychology and Psychotherapy: Theory, Research and Practice, 92* (1), S. 91–111.

Lammers, C.-H., Jacob, G. & Eismann, G. (2014). *Psychotherapie narzisstisch gestörter Patienten: Ein verhaltenstherapeutisch orientierter Therapieansatz.* Stuttgart: Schattauer.

Lampe, L. (2016). Avoidant personality disorder as a social anxiety phenotype: Risk factors, associations and treatment. *Current Opinion in Psychiatry, 29* (1), S. 64–69.

Laurenssen, E., Luyten, P., Kikkert, M. J., Westra, D., Peen, J., Soons, M. B. et al. (2018). Day hospital mentalization-based treatment versus specialist treatment as usual in patients with borderline personality disorder: Randomized controlled trial. *Psychological Medicine, 48* (15), S. 2522–2529.

Leichsenring, F., Leibing, E., Kruse, J., New, A. S. & Leweke, F. (2011). Borderline personality disorder. *The Lancet, 377* (9759), S. 74–84.

Levy, K. N. (2005). The implications of attachment theory and research for understanding borderline personality disorder. *Development and Psychopathology, 17* (4), S. 959–986.

Lewis, K. L. & Grenyer, B. F. S. (2009). Borderline personality or complex posttraumatic stress disorder? An update on the controversy. *Harvard Review of Psychiatry, 17* (5), S. 322–328.

Lieberman, M. D. (2007). Social cognitive neuroscience: A review of core processes. *Annual Review of Psychology, 58*, S. 259–289.

Linehan, M. M. (1993). *Cognitive-Behavioral Treatment of Borderline Personality Disorder.* New York: Guilford Press.

Links, P. S. & Prakash, A. (2014). Strategic issues in the psychotherapy of patients with narcissistic pathology. *Journal of Contemporary Psychotherapy, 44* (2), S. 97–107.

Links, P. S., Shah, R. & Eynan, R. (2017). Psychotherapy for borderline personality disorder: Progress and remaining challenges. *Current Psychiatry Reports, 19*, S. 1–16.

Liu, N., Zhang, Y., Brady, H. J., Cao, Y., He, Y. & Zhang, Y. (2012). Relation between childhood maltreatment and severe intrafamilial male – perpetrated physical violence in chinese community: The mediating role of borderline and antisocial personality disorder features. *Aggressive Behavior, 38* (1), S. 64–76.

Lohmer, M. & Wernz, C. (2019). Narzissmus und Übertragungsfokussierte Psychotherapie (TFP). *PiD – Psychotherapie im Dialog, 20* (03), S. 48–52.

Lohmer, M. & Schultz-Venrath, U. (2020). Mentalisierungsbasierte (MBT) und Übertragungsfokussierte Psychotherapie (TFP). *PDP – Psychodynamische Psychotherapie, 19* (2), S. 138–152.

Lonargáin, D. Ó., Hodge, S. & Line, R. (2017). Service user experiences of mentalisation-based treatment for borderline personality disorder. *Mental Health Review Journal, 22* (1), S. 16–27.

Loranger, A. W., Sartorius, N., Andreoli, A., Berger, P., Buchheim, P., Channabasavanna, S. M. et al. (1994). The international personality disorder examination: The World Health Organization/Alcohol, Drug Abuse, and Mental Health Administration international pilot study of personality disorders. *Archives of General Psychiatry, 51* (3), S. 215–224.

Lorenzini, N. & Fonagy, P. (2013). Attachment and personality disorders: A short review. *Focus, 11* (2), S. 155–166.

Luchner, A. F., Mirsalimi, H., Moser, C. J. & Jones, R. A. (2008). Maintaining boundaries in psychotherapy: Covert narcissistic personality characteristics and psychotherapists. *Psychotherapy, 45* (1), S. 1–14.

Luyten, P. & Fonagy, P. (2015). The neurobiology of mentalizing. *Personality Disorders: Theory, Research, and Treatment, 6* (4), S. 366–379.

Luyten, P. & Fonagy, P. (2019). Mentalizing and trauma. In: Bateman, A. W. & Fonagy, P. (Eds.), *Handbook of Mentalizing in Mental Health Practice* (2nd ed., S. 79–88). Washington, D. C.: American Psychiatric Publishing.

Luyten, P., Fonagy, P., Lowyck, B. & Vermote, R. (2012). Assessment of mentalization. In: Bateman, A. W. & Fonagy, P. (Eds.), *Handbook of Mentalizing in Mental Health Practice* (S. 43–65). Washington, D. C., London: American Psychiatric Publishing.

Luyten, P., Campbell, C. & Fonagy, P. (2020). Borderline personality disorder, complex trauma, and problems with self and identity: A social-communicative approach. *Journal of Personality, 88* (1), S. 88–105.

MacDonald, K., Berlow, R. & Thomas, M. L. (2013). Attachment, affective temperament, and personality disorders: a study of their relationships in psychiatric outpatients. *Journal of Affective Disorders, 151* (3), S. 932–941.

Malda-Castillo, J., Browne, C. & Perez-Algorta, G. (2019). Mentalization-based treatment and its evidence – base status: A systematic literature review. *Psychology and Psychotherapy: Theory, Research and Practice, 92* (4), S. 465–498.

Marissen, M. A., Deen, M. L. & Franken, I. H. (2012). Disturbed emotion recognition in patients with narcissistic personality disorder. *Psychiatry Research, 198* (2), S. 269–273.

Marsh, A. A. & Blair, R. J. R. (2008). Deficits in facial affect recognition among antisocial populations: A meta-analysis. *Neuroscience & Biobehavioral Reviews, 32* (3), S. 454–465.

McCullough, L. & McGill, M. (2009). Affect-focused short-term dynamic therapy: Empirically supported strategies for resolving affect phobias. In: Levy, R. A. & Ablon, J. S. (Eds.), *Handbook of Evidence-based Psychodynamic Psychotherapy* (S. 249–277). New York: Humana Press.

McGauley, G., Yakeley, J., Williams, A. & Bateman, A. (2011). Attachment, mentalization and antisocial personality disorder: The possible contribution of mentalization-based treatment. *European Journal of Psychotherapy & Counselling, 13* (4), S. 371–393.

Metcalfe, J. & Mischel, W. (1999). A hot/cool-system analysis of delay of gratification: Dynamics of willpower. *Psychological Review, 106* (1), S. 3.

Meuldijk, D., McCarthy, A., Bourke, M. E. & Grenyer, B. F. (2017). The value of psychological treatment for borderline personality disorder: Systematic review and cost offset analysis of economic evaluations. *PloS One, 12* (3), S. e0171592.

Meyer, B., Pilkonis, P. A. & Beevers, C. G. (2004). What's in a (neutral) face? Personality disorders, attachment styles, and the appraisal of ambiguous social cues. *Journal of Personality Disorders, 18* (4), S. 320–336.

Miller, J. D. & Campbell, W. K. (2008). Comparing clinical and social-personality conceptualizations of narcissism. *Journal of Personality, 76* (3), S. 449–476.

Miller, J. D., Dir, A., Gentile, B., Wilson, L., Pryor, L. R. & Campbell, W. K. (2010). Searching for a vulnerable dark triad: Comparing factor 2 psychopathy, vulnerable narcissism, and borderline personality disorder. *Journal of Personality, 78* (5), S. 1529–1564.

Mitmansgruber, H. (2020). *Die »neue« Borderline-Persönlichkeitsstörung: Dimensionale Klassifikation im DSM-5 und ICD-11.* Paper presented at the Psychotherapie Forum.

Moore, B. E. & Fine, D. (1967). *A Glossary of Psychoanalytic Terms and Concepts.* New York: American Psychoanalytic Association.

Morf, C. C. & Rhodewalt, F. (2001). Unraveling the paradoxes of narcissism: A dynamic self-regulatory processing model. *Psychological Inquiry, 12* (4), S. 177–196.

Morken, K. T. E. & Karterud, S. W. (2019). Mentalisierungsbasierte Gruppentherapie (MBT-G) – eine Pilotstudie über Patientinnen mit Persönlichkeitsstörungen und Substanzmissbrauch. *Gruppenpsychotherapie und Gruppendynamik,* 55, S. 183–205.

Morken, K. T. E., Binder, P.-E., Arefjord, N. M. & Karterud, S. W. (2019). Mentalization-based treatment from the patients' perspective – What ingredients do they emphasize? *Frontiers in Psychology, 10*, S. 1327.

Moroni, F., Procacci, M., Pellecchia, G., Semerari, A., Nicolo, G., Carcione, A. et al. (2016). Mindreading dysfunction in avoidant personality disorder compared with other personality disorders. *Journal of Nervous and Mental Disease, 204* (10), S. 752–757.

Müller, C., Kaufhold, J., Overbeck, G. & Grabhorn, R. (2006). The importance of reflective functioning to the diagnosis of psychic structure. *Psychology and Psychotherapy: Theory, Research and Practice, 79* (4), S. 485–494.

Narayan, V. M., Narr, K. L., Kumari, V., Woods, R. P., Thompson, P. M., Toga, A. W. et al. (2007). Regional cortical thinning in subjects with violent antisocial personality disorder or schizophrenia. *American Journal of Psychiatry, 164* (9), S. 1418–1427.

Newbury-Helps, J., Feigenbaum, J. & Fonagy, P. (2017). Offenders with antisocial personality disorder display more impairments in mentalizing. *Journal of Personality Disorders, 31* (2), S. 232–255.

Newton-Howes, G., Clark, L. A. & Chanen, A. (2015). Personality disorder across the life course. *The Lancet, 385* (9969), S. 727–734.
Nolte, T., Guiney, J., Fonagy, P., Mayes, L. C. & Luyten, P. (2011). Interpersonal stress regulation and the development of anxiety disorders: an attachment-based developmental framework. *Frontiers in Behavioral Neuroscience, 5*, S. 55.
Nolte, T., Bolling, D. Z., Hudac, C., Fonagy, P., Mayes, L. C. & Pelphrey, K. A. (2013). Brain mechanisms underlying the impact of attachment-related stress on social cognition. *Frontiers in Human Neuroscience, 7*, S. 816.
Olajide, K., Munjiza, J., Moran, P., O'Connell, L., Newton-Howes, G., Bassett, P. et al. (2018). Development and psychometric properties of the Standardized Assessment of Severity of Personality Disorder (SASPD). *Journal of Personality Disorders, 32* (1), S. 44–56.
Olsson, I., Svindseth, M. F. & Dahl, A. A. (2016). Is there an association between the level of grandiose narcissism severity of psychopathology? *Nordic Journal of Psychiatry, 70* (2), S. 121–127.
Paris, J. (2005). The development of impulsivity and suicidality in borderline personality disorder. *Development and Psychopathology, 17* (4), S. 1091–1104.
Paris, J., Chenard-Poirier, M.-P. & Biskin, R. S. (2013). Antisocial and borderline personality disorders revisited. *Comprehensive Psychiatry, 54* (4), S. 321–325.
Perez-Rodriguez, M. M., Bulbena-Cabré, A., Nia, A. B., Zipursky, G., Goodman, M. & New, A. S. (2018). The neurobiology of borderline personality disorder. *Psychiatric Clinics of North America, 41* (4), S. 633–650.
Petersen, B., Toft, J., Christensen, N. B., Foldager, L., Munk-Jørgensen, P., Windfeld, M. et al. (2010). A 2-year follow-up of mentalization-oriented group therapy following day hospital treatment for patients with personality disorders. *Personality and Mental Health, 4* (4), S. 294–301.
Philips, B., Wennberg, P., Konradsson, P. & Franck, J. (2018). Mentalization-based treatment for concurrent borderline personality disorder and substance use disorder: A randomized controlled feasibility study. *European Addiction Research, 24* (1), S. 1–8.
Pincus, A. L. & Lukowitsky, M. R. (2010). Pathological narcissism and narcissistic personality disorder. *Annual Review of Clinical Psychology, 6*, S. 421–446.
Pincus, A. L. & Roche, M. J. (2014). Narcissistic grandiosity and narcissistic vulnerability in psychotherapy [Electronic Version], 5, S. 439–443.
Pincus, A. L., Cain, N. M. & Wright, A. G. C. (2014). Narcissistic grandiosity and narcissistic vulnerability in psychotherapy. *Personality Disorders: Theory, Research, and Treatment, 5* (4), S. 439.
Preissler, S., Dziobek, I., Ritter, K., Heekeren, H. R. & Roepke, S. (2010). Social cognition in borderline personality disorder: Evidence for disturbed recognition of the emotions, thoughts, and intentions of others. *Frontiers in Behavioral Neuroscience, 4*, S. 182.

Raine, A. (2018). Antisocial personality as a neurodevelopmental disorder. *Annual Review of Clinical Psychology, 14*, S. 259–289.

Rek, K., Thielmann, I., Henkel, M., Crawford, M., Piccirilli, L., Graff, A. et al. (2020). A psychometric evaluation of the Standardized Assessment of Severity of Personality Disorder (SASPD) in nonclinical and clinical German samples. *Psychological Assessment, 32* (10), S. 984.

Renneberg, B. & Ströhle, A. (2006). Soziale Angststörungen. *Der Nervenarzt, 77* (9), S. 1123–1132.

Rentrop, M., Reicherzer, M. & Bäuml, J. (2007). *Psychoedukation Borderline-Störung: Manual zur Leitung von Patienten- und Angehörigengruppen; mit 18 Folien und 6 Formblättern im Anhang und als CD-ROM.* München: Elsevier, Urban und Fischer.

Ritter, K. & Lammers, C.-H. (2007). Narzissmus-Persönlichkeitsvariable und Persönlichkeitsstörung. *PPmP – Psychotherapie – Psychosomatik – Medizinische Psychologie, 57* (02), S. 53–60.

Ritter, K., Dziobek, I., Preissler, S., Rüter, A., Vater, A., Fydrich, T. et al. (2011). Lack of empathy in patients with narcissistic personality disorder. *Psychiatry Research, 187* (1), S. 241–247.

Ritter, K., Vater, A., Rüsch, N., Schröder-Abé, M., Schütz, A., Fydrich, T. et al. (2014). Shame in patients with narcissistic personality disorder. *Psychiatry Research, 215* (2), S. 429–437.

Ritzl, A., Csukly, G., Balázs, K. & Égerházi, A. (2018). Facial emotion recognition deficits and alexithymia in borderline, narcissistic, and histrionic personality disorders. *Psychiatry Research, 270*, S. 154–159.

Ronningstam, E. (2005). Narcissistic Personality Disorder: A review. *Personality Disorders, 8*, S. 277–327.

Ronningstam, E. (2009). Narcissistic personality disorder: Facing DSM-V. *Psychiatric Annals, 39* (3), S. 111–121.

Ronningstam, E. (2010). Narcissistic personality disorder: A current review. *Current Psychiatry Reports, 12* (1), S. 68–75.

Ronningstam, E. (2017). Intersect between self-esteem and emotion regulation in narcissistic personality disorder – implications for alliance building and treatment. *Borderline Personality Disorder and Emotion Dysregulation, 4* (3), S. 1–13.

Rosenfeld, H. (1987). Afterthought: Changing theories and changing techniques in psychoanalysis. In: ders., *Impasse and Interpretation* (S. 265–279), London, New York: Tavistock.

Rosenthal, M. Z., Kim, K., Herr, N. R., Smoski, M. J., Cheavens, J. S., Lynch, T. R. et al. (2011). Speed and accuracy of facial expression classification in avoidant personality disorder: A preliminary study. *Personality Disorders: Theory, Research, and Treatment, 2* (4), S. 327–334.

Ross, S., Dermatis, H., Levounis, P. & Galanter, M. (2003). A comparison between dually diagnosed inpatients with and without Axis II comorbidity and the relationship to treatment outcome. *The American Journal of Drug and Alcohol Abuse, 29* (2), S. 263–279.

Rottländer, P. (2015). Mentalisieren in der Paartherapie. *Psychoanalytische Familientherapie, 16* (31-II), S. 5–37.

Rudolf, G. (2013). *Strukturbezogene Psychotherapie: Leitfaden zur psychodynamischen Therapie struktureller Störungen*. Stuttgart: Schattauer.

Sachse, R., Sachse, M. & Fasbender, J. (2011). *Klärungsorientierte Psychotherapie der narzisstischen Persönlichkeitsstörung*. Göttingen: Hogrefe.

Schmeck, K. & Birkhölzer, M. (2020). The classification of personality disorders in ICD-11. *Zeitschrift für Kinder- und Jugendpsychiatrie und Psychotherapie*, S. 1–6.

Schultz-Venrath, U. (2020). Mentalisierungsbasierte Gruppenpsychotherapie (MBT-G). *PiD – Psychotherapie im Dialog, 21* (02), S. 44–49.

Schultz-Venrath, U. (2021). *Mentalisieren des Körpers*. Stuttgart: Klett-Cotta.

Schultz-Venrath, U. & Felsberger, H. (2016). *Mentalisieren in Gruppen*. Stuttgart: Klett-Cotta.

Schultz-Venrath, U., Brand, T., Euler, S. & Fuhrländer, S. (2012). Mentalisierungsbasierte Therapie (MBT) für Persönlichkeitsstörungen – ein (neues) Paradigma für behaviorale und psychodynamische Psychotherapien. *SNAP, 162*, S. 179–186.

Schulze, L., Dziobek, I., Vater, A., Heekeren, H. R., Bajbouj, M., Renneberg, B. et al. (2013). Gray matter abnormalities in patients with narcissistic personality disorders. *Journal of Psychiatry Research, 47* (10), S. 1363–1369.

Semerari, A., Colle, L., Pellecchia, G., Buccione, I., Carcione, A., Dimaggio, G. et al. (2014). Metacognitive dysfunctions in personality disorders: correlations with disorder severity and personality styles. *Journal of Personality Disorders, 28* (6), S. 751–766.

Sharp, C. & Fonagy, P. (2015). Practitioner Review: Borderline personality disorder in adolescence – recent conceptualization, intervention, and implications for clinical practice. *Journal of Child Psychology and Psychiatry, 56* (12), S. 1266–1288.

Sharp, C. & Kalpakci, A. (2015). Mentalization in borderline personality disorder: From bench to bedside. *Personality Disorders: Theory, Research, and Treatment, 6* (4), S. 347.

Shi, Z., Bureau, J. F., Easterbrooks, M. A., Zhao, X. & Lyons-Ruth, K. (2012). Childhood maltreatment and prospectively observed quality of early care as predictors of antisocial personality disorder features. *Infant Mental Health Journal, 33* (1), S. 55–69.

Silberschmidt, A., Lee, S., Zanarini, M. & Schulz, S. C. (2015). Gender differences in borderline personality disorder: Results from a multinational, clinical trial sample. *Journal of Personality Disorders, 29* (6), S. 828–838.

Simonsen, S. & Euler, S. (2019). Avoidant and narcissistic personality disorder. In: Bateman, A. W. & Fonagy, P. (Eds.), *Handbook of Mentalizing in Mental Health Practice*. Washington D. C.: American Psychiatric Association Publishing.

Simonsen, S., Heinskou, T., Sorensen, P., Folke, S. & Lau, M. E. (2017). Personality disorders: Patient characteristics and level of outpatient treatment service. *Nordic Journal of Psychiatry, 71* (5), S. 325–331.

Simonsen, S., Bateman, A. W., Bohus, M., Dalewijk, H. J., Doering, S., Kaera, A. et al. (2019). European guidelines for personality disorders: Past, present and future. *Borderline Personality Disorder and Emotion Dysregulation, 6* (1), S. 9.

Skodol, A. E., Gunderson, J. G., Pfohl, B., Widiger, T. A., Livesley, W. J. & Siever, L. J. (2002). The borderline diagnosis I: Psychopathology, comorbidity, and personality structure. *Biological Psychiatry,* 52 (12), S. 936–950.

Skodol, A. E., Bender, D. S. & Morey, L. C. (2014). Narcissistic personality disorder in DSM-5. *Personality Disorders,* 5 (4), S. 422–427.

Smits, M. L., Feenstra, D. J., Bales, D. L., Blankers, M., Dekker, J. J. M., Lucas, Z. et al. (2020a). Day hospital versus intensive outpatient mentalization-based treatment: 3-year follow-up of patients treated for borderline personality disorder in a multicentre randomized clinical trial. *Psychological Medicine,* 30, S. 1–11.

Smits, M. L., Feenstra, D. J., Eeren, H. V., Bales, D. L., Laurenssen, E. M. P., Blankers, M. et al. (2020b). Day hospital versus intensive out-patient mentalisation-based treatment for borderline personality disorder: multicentre randomised clinical trial. *British Journal of Psychiatry, 216* (2), S. 79–84.

Smolewska, K. & Dion, K. L. (2005). Narcissism and adult attachment: A multivariate approach. *Self and Identity,* 4 (1), S. 59–68.

Sowislo, J. & Euler, S. (2017). Psychodynamische Therapien der Borderline-Persönlichkeitsstörung. *Psychiatrie und Neurologie,* 4, S. 26–29.

Spitzer, C., Armbrust, M., Aalderink, T., Dreyße, K., Masuhr, O., Jaeger, U. et al. (2019). Dialektisch-Behaviorale Therapie bei Männern mit Borderline-Persönlichkeitsstörung. *Psychotherapeut,* 64 (3), S. 232–240.

Spitzer, C., Zimmermann, J., Brähler, E., Euler, S., Wendt, L. & Müller, S. (2020). Die deutsche Version des Reflective Functioning Questionnaire (RFQ): Eine teststatistische Überprüfung in der Allgemeinbevölkerung. *PPmP – Psychotherapie – Psychosomatik– Medizinische Psychologie.*

Spitzer, R. L., Endicott, J. & Gibbon, M. (1979). Crossing the border into borderline personality and borderline schizophrenia: The development of criteria. *Archives of General Psychiatry,* 36 (1), S. 17–24.

Spitzer, R. L. & Williams, J. B. W. (1980). *Classification of Mental Disorders and DSM-III.* Baltimore: Williams & Wilkins.

Staebler, K., Helbing, E., Rosenbach, C. & Renneberg, B. (2011). Rejection sensitivity and borderline personality disorder. *Clinical Psychology & Psychotherapy, 18,* S. 275–283.

Stalujanis, E. & Euler, S. (2019). Mentalisierungsbasierte Therapie bei Narzisstischer Persönlichkeitsstörung. *Psychotherapie im Dialog, 20* (03), S. 44–47.

Staun, L., Kessler, H., Buchheim, A., Kächele, H. & Taubner, S. (2010). Mentalisierung und chronische Depression. *Psychotherapeut,* 55 (4), S. 299–305.

Stepp, S. D., Lazarus, S. A. & Byrd, A. L. (2016). A systematic review of risk factors prospectively associated with borderline personality disorder:

Taking stock and moving forward. *Personality Disorders: Theory, Research, and Treatment, 7* (4), S. 316–323.

Stern, A. (1938). Psychoanalytic investigation of and therapy in the border line group of neuroses. *The Psychoanalytic Quarterly, 7* (4), S. 467–489.

Stern, A. (1945). Psychoanalytic therapy in the borderline neuroses. *The Psychoanalytic Quarterly, 14* (2), S. 190–198.

Stieglitz, R.-D. & Ermer, A. (2007). Diagnostik von Persönlichkeitsstörungen. *Psychiatrie und Psychotherapie Up2date, 1* (06), S. 413–432.

Stinson, F. S., Dawson, D. A., Goldstein, R. B., Chou, S. P., Huang, B., Smith, S. M. et al. (2008a). Prevalence, correlates, disability, and comorbidity of DSM-IV narcissistic personality disorder: Results from the wave 2 national epidemiologic survey on alcohol and related conditions. *The Journal of Clinical Psychiatry, 69* (7), S. 1033.

Stinson, F. S., Dawson, D. A., Goldstein, R. B., Chou, S. P., Huang, B., Smith, S. M., et al. (2008b). Prevalence, correlates, disability, and comorbidity of DSM-IV narcissistic personality disorder: Results from the wave 2 national epidemiologic survey on alcohol and related conditions. *The Journal of Clinical Psychiatry, 69* (7), S. 1033–1045.

Stoffers, J., Vollm, B. A., Rucker, G., Timmer, A., Huband, N. & Lieb, K. (2012). Psychological therapies for people with borderline personality disorder. *Cochrane Database of Systematic Reviews* (8), S. CD005652.

Storebø, O. J., Stoffers-Winterling, J. M., Völlm, B. A., Kongerslev, M. T., Mattivi, J. T., Jørgensen, M. S. et al. (2020). Psychological therapies for people with borderline personality disorder. *Cochrane Database of Systematic Reviews* (5).

Strack, F. & Deutsch, R. (2004). Reflective and impulsive determinants of social behavior. *Personality and Social Psychology Review, 8* (3), S. 220–247.

Streeck, U. (2011). Die psychoanalytisch-interaktionnelle Therapiemethode. In: Dulz, B., Herpertz, S. C., Kernberg, O. F. & Sachsse, U. (Hrsg.), *Handbuch der Borderline-Störungen* (S. 576–583). Stuttgart: Schattauer.

Streeck, U. & Leichsenring, F. (2015). *Handbuch psychoanalytisch-interaktionelle Therapie – Behandlung von strukturellen Störungen und schweren Persönlichkeitsstörungen*. Göttingen: Vandenhoeck & Ruprecht.

Strehlow, G. (2014). Förderung der Mentalisierungsfähigkeit in der Gruppenmusiktherapie. *Jahrbuch Musiktherapie, 10*, S. 197–214.

Talia, A., Miller-Bottome, M., Katznelson, H., Pedersen, S. H., Steele, H., Schröder, P. et al. (2019). Mentalizing in the presence of another: Measuring reflective functioning and attachment in the therapy process. *Psychotherapy Research, 29* (5), S. 652–665.

Tanzilli, A., Muzi, L., Ronningstam, E. & Lingiardi, V. (2017). Countertransference when working with narcissistic personality disorder: An empirical investigation. *Psychotherapy, 54* (2), S. 184–194.

Target, M. & Fonagy, P. (1996). Playing with reality: II. The development of psychic reality from a theoretical perspective. *International Journal of Psycho-Analysis, 77* (Pt. 3), S. 459–479.

Taubner, S., Kessler, H., Buchheim, A., Kächele, H. & Staun, L. (2011). The role of mentalization in the psychoanalytic treatment of chronic depression. *Psychiatry: Interpersonal & Biological Processes, 74* (1), S. 49–57.

Taubner, S., Hörz, S., Fischer-Kern, M., Doering, S., Buchheim, A. & Zimmermann, J. (2013a). Internal structure of the reflective functioning scale. *Psychological Assessment, 25* (1), S. 127–135.

Taubner, S., White, L. O., Zimmermann, J., Fonagy, P. & Nolte, T. (2013b). Attachment-related mentalization moderates the relationship between psychopathic traits and proactive aggression in adolescence. *Journal of Abnormal Child Psychology, 41* (6), S. 929–938.

Taubner, S., Zimmermann, L., Ramberg, A. & Schröder, P. (2016). Mentalization mediates the relationship between early maltreatment and potential for violence in adolescence. *Psychopathology, 49*, S. 236–246.

Taubner, S., Fonagy, P. & Bateman, A. W. (2019). *Mentalisierungsbasierte Therapie*. Göttingen: Hogrefe.

Terzi, L., Martino, F., Berardi, D., Bortolotti, B., Sasdelli, A. & Menchetti, M. (2017). Aggressive behavior and self-harm in borderline personality disorder: The role of impulsivity and emotion dysregulation in a sample of outpatients. *Psychiatry Research, 249*, S. 321–326.

Thomas, N. & Jenkins, H. (2019). The journey from epistemic vigilance to epistemic trust: Service-users experiences of a community mentalization-based treatment programme for anti-social personality disorder (ASPD). *The Journal of Forensic Psychiatry & Psychology, 30* (6), S. 909–938.

Tomko, R. L., Trull, T. J., Wood, P. K. & Sher, K. J. (2014). Characteristics of borderline personality disorder in a community sample: Comorbidity, treatment utilization, and general functioning. *Journal of Personality Disorders, 28* (5), S. 734–750.

Torgersen, S. (2009). The nature (and nurture) of personality disorders. *Scandinavian Journal of Psychology, 50* (6), S. 624–632.

Torgersen, S., Kringlen, E. & Cramer, V. (2001). The prevalence of personality disorders in a community sample. *Archives of General Psychiatry, 58* (6), S. 590–596.

Torvik, F. A., Welander-Vatn, A., Ystrom, E., Knudsen, G. P., Czajkowski, N., Kendler, K. S. et al. (2016). Longitudinal associations between social anxiety disorder and avoidant personality disorder: A twin study. *Journal of Abnormal Psychology, 125* (1), S. 114–124.

Tragesser, S. L. & Robinson, R. J. (2009). The role of affective instability and UPPS impulsivity in borderline personality disorder features. *Journal of Personality Disorders, 23* (4), S. 370–383.

Vater, A., Roepke, S., Ritter, K. & Lammers, C.-H. (2013). Narzisstische Persönlichkeitsstörung. *Psychotherapeut, 58* (6), S. 599–615.

Velotti, P., Garofalo, C., D'Aguanno, M., Petrocchi, C., Popolo, R., Salvatore, G. et al. (2016). Mindfulness moderates the relationship between aggression and antisocial personality disorder traits: Preliminary investigation with an offender sample. *Comprehensive Psychiatry, 64*, S. 38–45.

Volkert, J., Gablonski, T.-C. & Rabung, S. (2017). *A systematic review and meta-analysis on the prevalence of personality disorders in the general adult population in Western countries.* Paper presented at the 15th International Society for the Study of Personality Disorders (ISSPD).

Volkert, J. & Euler, S. (2018). Mentalisierungsbasierte Therapie (MBT). *PDP – Psychodynamische Psychotherapie, 17* (3), S. 138–146.

Volkert, J., Hauschild, S. & Taubner, S. (2019). Mentalization-based treatment for personality disorders: Efficacy, effectiveness, and new developments. *Current Psychiatry Reports, 21* (4), S. 25.

Wälte, D. (2003). Selbstunsichere Persönlichkeitsstörung. In: Herpertz, S. C. & Sass, H. (Hrsg.), *Persönlichkeitsstörungen* (S. 117–131). Stuttgart: Thieme.

Walter, M., Sollberger, D. & Euler, S. (2015). *Persönlichkeitsstörungen und Sucht.* Stuttgart: Kohlhammer.

Walter, M. & Bilke-Hentsch, O. (2020). *Narzissmus: Grundlagen – Formen – Interventionen.* Stuttgart: Kohlhammer.

Ware, A., Wilson, C., Tapp, J. & Moore, E. (2016). Mentalisation-based therapy (MBT) in a high-secure hospital setting: Expert by experience feedback on participation. *The Journal of Forensic Psychiatry & Psychology, 27* (5), S. 722–744.

Weekers, L. C., Hutsebaut, J. & Kamphuis, J. H. (2019). The Level of Personality Functioning Scale – Brief Form 2.0: Update of a brief instrument for assessing level of personality functioning. *Personality and Mental Health, 13* (1), S. 3–14.

Wilson, H. A. (2014). Can antisocial personality disorder be treated? A meta-analysis examining the effectiveness of treatment in reducing recidivism for individuals diagnosed with ASPD. *International Journal of Forensic Mental Health, 13* (1), S. 36–46.

Wink, P. (1991). Two faces of narcissism. *Journal of Personality and Social Psychology, 61* (4), S. 590–597.

World Health Organization (WHO) (1992). *The ICD-10 Classification of Mental and Behavioural Disorders: Clinical Descriptions and Diagnostic Guidelines.* Geneva: World Health Organization.

Yang, Y. & Raine, A. (2009). Prefrontal structural and functional brain imaging findings in antisocial, violent, and psychopathic individuals: A meta-analysis. *Psychiatry Research: Neuroimaging, 174* (2), S. 81–88.

Young, J. E., Klosko, J. S. & Weishaar, M. E. (2003). *Schema Therapy: A Practitioner's Guide.* New York: Guilford Press.

Young, J. E., Klosko, J. S. & Weishaar, M. E. (2005). *Schematherapie: Ein praxisorientiertes Handbuch.* Paderborn: Junfermann.

Zanarini, M. C., Frankenburg, F. R., Hennen, J., Reich, D. B. & Silk, K. R. (2005). Psychosocial functioning of borderline patients and axis II comparison subjects followed prospectively for six years. *Journal of Personality Disorders, 19* (1), S. 19–29.

Zanarini, M. C., Frankenburg, F. R., Reich, D. B. & Fitzmaurice, G. (2010a). The 10-year course of psychosocial functioning among patients with borderline personality disorder and axis II comparison subjects. *Acta Psychiatrica Scandinavica, 122* (2), S. 103–109.

Zanarini, M. C., Frankenburg, F. R., Reich, D. B. & Fitzmaurice, G. (2010b). Time to attainment of recovery from borderline personality disorder and stability of recovery: A 10-year prospective follow-up study. *American Journal of Psychiatry, 167* (6), S. 663–667.

Zeeck, A., Flößer, K. & Euler, S. (2018). Mentalisierungsbasierte Therapie (MBT) für die Behandlung von Essstörungen (MBT-ED) in der Tagesklinik. Behandlungsmanual. *Psychotherapeut, 63,* S. 129–134.

Zeeck, A., Endorf, K., Euler, S., Schaefer, L., Lau, I., Flößer, K. et al. (2021). Implementation of mentalization-based treatment in a day hospital for eating disorders – a pilot study. *Journal of Eating Disorders.* DOI: 10.1002/erv.2853

Zeeck, A. & Euler, S. (2021). *Mentalisierungsbasierte Therapie für die Behandlung von Essstörungen (MBT-ED).* Stuttgart: Klett-Cotta.

Zettl, M., Volkert, J., Vögele, C., Herpertz, S. C., Kubera, K. M. & Taubner, S. (2020). Mentalization and criterion a of the alternative model for personality disorders: Results from a clinical and nonclinical sample. *Personality Disorders: Theory, Research, and Treatment, 11* (3), S. 191.

Zimmerman, M., Rothschild, L. & Chelminski, I. (2005). The prevalence of DSM-IV personality disorders in psychiatric outpatients. *American Journal of Psychiatry, 162* (10), S. 1911–1918.

Zimmermann, J., Altenstein, D., Krieger, T., Holtforth, M. G., Pretsch, J., Alexopoulos, J. et al. (2014). The structure and correlates of self-reported DSM-5 maladaptive personality traits: Findings from two German-speaking samples. *Journal of Personality Disorders, 28* (4), S. 518–540.

Zimmermann, J., Brakemeier, E.-L. & Benecke, C. (2015). Alternatives DSM-5-Modell zur Klassifikation von Persönlichkeitsstörungen. *Psychotherapeut, 60* (4), S. 269–279.

Zimmermann, J., Müller, S., Bach, B., Hutsebaut, J., Hummelen, B. & Fischer, F. (2020). A common metric for self-reported severity of personality disorder. *Psychopathology, 53* (3), S. 161–171.

Der Autor

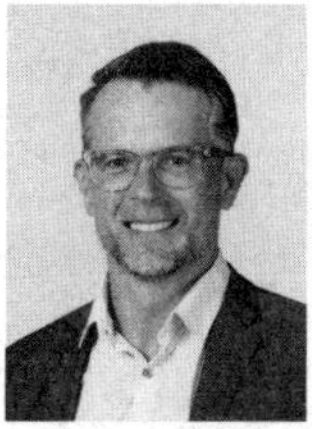

PD Dr. med. Sebastian Euler, Facharzt für Psychiatrie und Psychotherapie mit Zusatzqualifikation Psychosomatik (SAPPM) und Konsiliar- und Liaisonpsychiatrie (SSCLPP), Psychoanalytischer Psychotherapeut (EFPP) und Gruppenanalytiker (D3G), Ausbildung zum Trainer und Supervisor für Mentalisierungsbasierte Therapie (MBT) bei Anthony Bateman am Anna Freud Centre (AFCCF) in London, Forschungsaufenthalt 2017/18 am University College London (UCL) bei Peter Fonagy, Habilitation zur Psychotherapie der Borderline-Persönlichkeitsstörung an der Universität Zürich (UZH).

Stv. Klinikdirektor der Klinik für Konsiliarpsychiatrie und Psychosomatik am Universitätsspital Zürich (USZ). Stv. Vorsitzender MBT D-A-CH (www.MBT-D-A-CH.net), Co-Herausgeber der *Psychodynamischen Psychotherapie (PDP)*.